纪念童绎教授

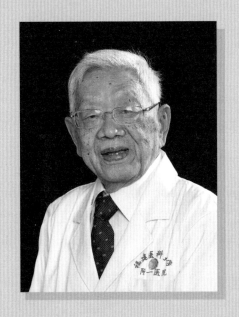

U0245881

童 绎 教授

（1932—2022）

　　童绎教授在神经眼科学和眼遗传学领域从事临床、教学和科研工作60余年，是我国神经眼科学主要奠基者之一，以毕生心血推动我国神经眼科专业发展，为神经眼科学组的创立作出了重要贡献，填补了我国眼科学领域学科专业建设的空白，获我国神经眼科学"终身成就奖"；他勇于开拓，孜孜不倦，呕心沥血，几十年如一日致力于 Leber 遗传性视神经病变研究并取得突出成就，获国家科技进步奖二等奖，奠定了神经眼科临床科研的坚实基础，为盲人患者解除痛苦，带来光明；他为人谦和朴实，公而忘私，不顾高龄而事无巨细亲力亲为临床、教学工作，为学科建设、学术发展及人才培养鞠躬尽瘁、无私奉献。童绎教授是我国眼科学经典学术巨著《中华眼科学》第 3 版神经眼科学分卷主编，主编《视路疾病基础与临床进展》《神经眼科病例集锦》等学术专著，并参编全国高等学校临床医学专业八年制及七年制教材《眼科学》第 1 版、第 2 版。童绎教授不懈追求和严谨治学的一生为我国眼科学事业留下了宝贵的医学财富、精神财富和文化财富。

神经眼科病例集锦

主　编　童　绎
副主编　杨　薇　汪　泽
编　委（以姓氏汉语拼音为序）

柏　梅　中国中医科学院眼科医院
姜　波　浙江大学医学院附属第一医院
姜文澜　威海市立医院
李　满　中国中医科学院眼科医院
李维娜　中国人民解放军联勤保障部队第910医院
李学晶　中国中医科学院眼科医院
李学喜　中国人民解放军联勤保障部队第910医院
梁　俊　中国中医科学院眼科医院
莫雅婷　中国中医科学院眼科医院
邵义泽　天津市中西医结合医院·南开医院
宋剑涛　中国中医科学院眼科医院
童　绎　福建医科大学附属第一医院
　　　　福州东南眼科医院
汪　泽　南京东南眼科医院
王　影　中国中医科学院眼科医院
王剑勇　浙江大学医学院附属第一医院
吴瑜瑜　福建医科大学附属第二医院
夏　博　南京东南眼科医院
杨　薇　中国中医科学院眼科医院
杨　先　青岛大学附属医院眼科
张洪星　山东第一医科大学第一附属医院（山东省千佛山医院）
郑贵海　福建医科大学附属第一医院
朱益华　福建医科大学附属第一医院
庄　鹏　福建医科大学附属漳州市医院
庄淑流　福州东南眼科医院

人民卫生出版社
·北　京·

图书在版编目(CIP)数据

神经眼科病例集锦 / 童绎主编 .—北京：人民卫生出版社，2023.12

ISBN 978-7-117-34818-8

I. ①神… Ⅱ. ①童… Ⅲ. ①神经眼科学 – 病案 Ⅳ. ①R774

中国国家版本馆 CIP 数据核字（2023）第 092484 号

人卫智网	www.ipmph.com	医学教育、学术、考试、健康，购书智慧智能综合服务平台
人卫官网	www.pmph.com	人卫官方资讯发布平台

神经眼科病例集锦

Shenjingyanke Bingli Jijin

主　　编：童　绎
出版发行：人民卫生出版社（中继线 010-59780011）
地　　址：北京市朝阳区潘家园南里 19 号
邮　　编：100021
E - mail：pmph @ pmph.com
购书热线：010-59787592　010-59787584　010-65264830
印　　刷：中煤（北京）印务有限公司
经　　销：新华书店
开　　本：787 × 1092　1/16　印张：13.5
字　　数：329 千字
版　　次：2023 年 12 月第 1 版
印　　次：2024 年 1 月第 1 次印刷
标准书号：ISBN 978-7-117-34818-8
定　　价：139.00 元

打击盗版举报电话：010-59787491　E-mail：WQ @ pmph.com
质量问题联系电话：010-59787234　E-mail：zhiliang @ pmph.com
数字融合服务电话：4001118166　E-mail：zengzhi @ pmph.com

前　言

　　神经眼科学涉及面极其广泛，包含眼科学和神经内外科学，且其相互密切关联，同时也牵涉耳鼻咽喉科学、放射影像学等多学科的交叉和渗透。这要求临床医生具备眼科学技巧性和神经科学逻辑性能力，并树立全身整体化动态观念。本书立足于神经眼科学这一涵盖宽泛而迷人的领域，旨在对神经眼科学知识进行介绍的同时，对其内在逻辑关系进行阐释。

　　本书主要通过病例分析，将神经眼科理论与实践有机结合，使其能形象融入读者心中。初学者踏足神经眼科领域会感到一定困惑，我们从多年来所积累的病例中，将对临床有参考意义的病例挑选出来——书中对疑似病例，特别是涉及多学科、多领域或交叉学科的病例，误诊的经验教训病例，诊断明确的常见病例，治疗棘手的病例均有所提及。

　　本书主要邀请国内从事神经眼科及从事眼肌学的同道共同编写。本书主要作者中国中医科学院眼科医院杨薇主任医师做了很多工作，她的研究生莫雅婷、李丹玉也做了很多具体工作，以上均表谢意！

　　近年来，国内各医学会诸多相关疾病的共识已问世，盼读者多加关注。由于编者水平有限，欠妥之处尚请广大读者指正。

　　本书得到人民卫生出版社的支持关注，特表谢忱。

童　绎

术　　语

ATP	腺苷三磷酸	adenosine triphosphate
CT	计算机断层扫描	computed tomography
CTA	计算机体层血管成像	computed tomography angiography
DNA	脱氧核糖核酸	deoxyribonucleic acid
DSA	数字减影血管造影	digital subtraction angiography
EOG	眼电图	electrooculogram
ERG	视网膜电图	electroretinogram
F-ERG	闪光视网膜电图	flash electroretinogram
FFA	眼底荧光素血管造影	fundus fluorescein angiography
F-VEP	闪光视觉诱发电位	flash-visual evoked potential
ICGA	吲哚菁绿血管造影	indocyanine green angiography
MRA	磁共振血管成像	magnetic resonance angiography
MRI	磁共振成像	magnetic resonance imaging
MRV	磁共振静脉成像	magnetic resonance venography
mtDNA	线粒体DNA	mitochondrial DNA
NCT	非接触式眼压计	non-contact tonometer
OCT	相干光断层成像	optical coherence tomography
P-VEP	图像视觉诱发电位	pattern visual evoked potential
RAPD	相对传入性瞳孔障碍	relative afferent papillary defect
VEP	视觉诱发电位	visual evoked potential

目　　录

第二篇　神经眼科疾病

第一篇

眼球运动异常和相关斜视

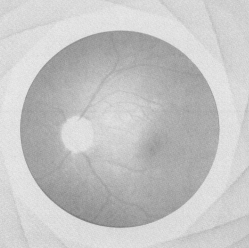

第一章

第Ⅲ对脑神经（动眼神经）麻痹

第一节　一条眼外肌麻痹

一、单独上直肌麻痹

【病例资料】

男,19岁,于2003年7月3日就诊。

病史: 复视近1m,无视物倾斜,无外伤史。

临床表现: 双眼运动(versions)提示右眼外上、正上方运动轻度障碍(图1-1-1);单眼运动(ductions)未见明显运动障碍。Hess屏、复视像检查结果提示右眼上直肌麻痹,同时有轻度水平交叉复像(图1-1-2、图1-1-3)。双马氏杆检查提示左眼有外旋(图1-1-4),同视机检查右上方位L/R最明显,提示右上直肌麻痹(图1-1-5)。相关科室会诊及辅助检查未能获得有价值诊断信息。

诊断: 后天性(特发)右眼上直肌麻痹。

【病例特点与简评】

复视像轻度水平交叉复像可能是右上直肌主要功能是上转,次要功能是内转和内旋,麻痹后表现轻度外斜和外旋斜视,故表现为轻度水平交叉复像。

双马氏杆检查左眼(健眼)有外旋偏斜。上斜肌麻痹患者在双马氏杆检查时可以获得类似的结果,von Noorden对这种表现的解释是:患者习惯用麻痹眼作为注视眼,麻痹眼在知觉层面发生了适应。Olivier和von Noorden强调对单眼上斜肌麻痹患者行双马氏杆检查时,要注意患者的主导眼别。因为患者仅有1个月的病史,在知觉层面发生适应似乎快了点儿,故我们是这样理解的:右上直肌麻痹后因为其次要的内旋功能受损表现外旋,右眼可能通过运动方面加以克服(向内旋方向运动),连带对侧眼向外旋方向运动,故表现对侧眼主观外旋偏斜。[上斜肌麻痹少数患者有类似表现。我们近期遇到一例外伤性单眼上斜肌麻痹患者,双马氏杆检查表现交替性外旋,即红杆放在右眼前表现右眼外旋,红杆放在左眼前表现左眼外旋。既然上斜肌麻痹有这种表现,上直肌麻痹就可能有类似表现。]还要注意与(反向)偏斜视(skew deviation)相鉴别。偏斜视高位眼眼底表现内旋,而不是高位眼外旋,同时有其他神经系统临床表现。本病例高位眼(左眼)虽然没有做眼底客观旋转偏斜检查,但主观检查表现外旋,也没有其他神经系统临床症状和体征,可以排除偏斜视。偏斜视的另一特征表现为,从直立位转为仰卧位时(坐起-仰卧试验)垂直斜视度通常会减小至少50%。

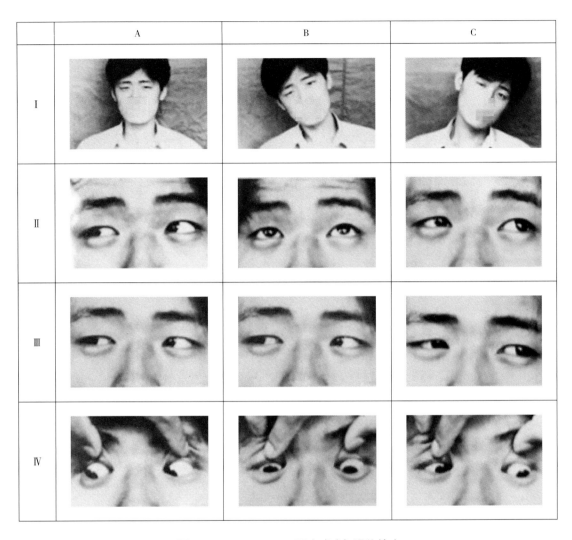

图1-1-1　Bielschowsky歪头试验与眼位检查

　Ⅰ：无明显代偿头位，双侧Bielschowky歪头试验阴性；ⅡA、ⅡB：双眼运动提示正上方及右上转方位：右上直肌运动轻度障碍。

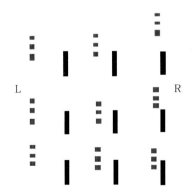

图1-1-2　复视像检查（红色为右眼像）

提示：垂直分离最大方位在右上方，周边像为右眼，轻度水平交叉复像，提示右上直肌麻痹。

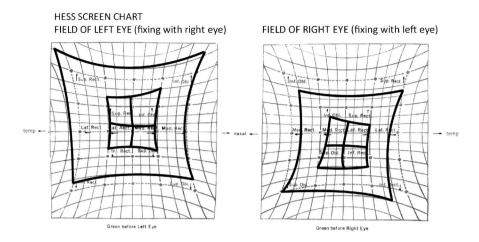

图1-1-3　Hess屏检查

　　右图：显示右上直肌作用方位图形面积缩小(第一斜视角)；左图：其配偶肌(左眼下斜肌)作用方位图形面积代偿性扩大(第二斜视角)，提示右上直肌麻痹。

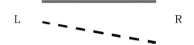

图1-1-4　双马氏杆检查（虚线为左眼所见）

提示：左眼主观外旋15°。

右眼注视

L/R7°	L/R8°	L/R10°
+4°	+6°	+6°
L/R6°	L/R6°	L/R8°
+4°	+5°	+5°
L/R3°	L/R4°	L/R7°
+5°	+5°	+5°

左眼注视

L/R8°	L/R8°	L/R12°
+2°	+2°	+6°
L/R5°	L/R6°	L/R7°
+2°	+4°	+5°
L/R4°	L/R4°	L/R7°
+1°	+5°	+3°

图1-1-5　同视机检查

提示：右上方位L/R最明显，符合右上直肌麻痹。第一斜视角(左眼注视)和第二斜视角(右眼注视)基本相等。

　　同视机检查右上方位L/R最明显，符合右上直肌麻痹。依据我们的经验，Bielschowky歪头试验阳性对旋转功能占比重大的眼外肌(上斜肌)麻痹的诊断价值大，对轻度的上、下直肌麻痹者不宜过分强调阳性与否，主要诊断依据还是最大垂直分离的所在注视方位。

　　综合各项检查结果，诊断为后天性(特发)右眼上直肌麻痹。

参 考 文 献

1. von NOORDEN G K, CAMPOS E C. Binocular vision and ocular motility：theory and management of strabismus. 6th ed. St. Louis：C.V. Mosby, 2002：435.

2. OLIVIER P, von NOORDEN G K. Excyclotropia of the nonparetic eye in unilateral superior oblique muscle paralysis. Am J Ophthamol, 1982, 93(1): 30-33.

3. American Academy of Ophthalmology. 2019-2020 Basic and clinical science course, section 6: pediatric ophthalmology and strabismus. Washington, D.C.: American Academy of Ophthalmology, 2019: 120.

4. 色斯塔瑞, 汉特. 斜视手术病例解析. 赵堪兴, 译. 天津: 天津科技翻译出版有限公司, 2017: 140-145.

二、单独下直肌麻痹

（一）先天性左眼下直肌麻痹

【病例资料与简评】

女, 12岁, 于1992年3月17日就诊。

病史: 2岁前发现视物歪头。

临床表现(图1-1-6): 患者第一眼位左眼内上斜视, 不能控制正位。右侧各诊断眼位双眼运动大致正常。上转眼位左眼上斜视。左侧各诊断眼位左眼均上斜视, 左下转眼位最著, 提示左眼下直肌麻痹。代偿头位: 头向左肩倾约20°, 面向左侧转, 下颌内收, 左面部肌肉

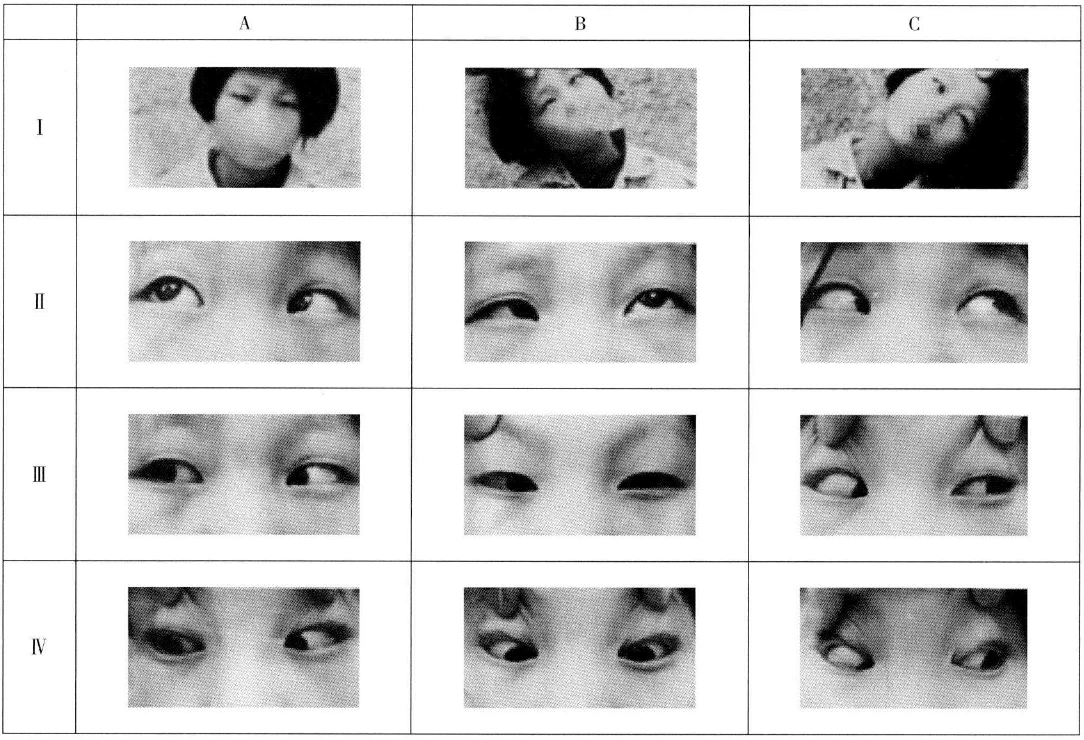

图1-1-6　术前Bielschowsky歪头试验与眼位检查

ⅠA: 表现头向左倾斜、下颌轻度内收代偿头位; ⅠB: 右侧Bielschowsky歪头试验阳性(较之原在位和左侧歪头时, 垂直偏斜度数增大): 右眼注视时L/R15°~20°; ⅠC: 左侧Bielschowsky歪头试验阴性: 左眼注视时L/R10°, 和原在位垂直偏斜度数基本相同。

ⅡB: 正上注视方位: 左眼显著高于右眼; ⅡC: 左上方注视方位: 左眼显著高于右眼。

ⅢB: 第一眼位左眼内上斜视(+35△, L/R15△); ⅢC: 左侧注视方位: 左眼显著高于右眼。

ⅣC: 左下注视方位: 左眼下转显著不足, 提示左眼下直肌功能明显减退。

发育差,符合左眼下直肌麻痹代偿头位。牵拉试验:左眼下直肌收缩无力,左眼上直肌无阻力。立体视(–)。

　　诊断:先天性左下直肌麻痹合并内斜视。

　　手术:针对性选择左上直肌徙后+左内直肌徙后。术后4年9个月:头位、斜视度及眼球运动显著改善(图1-1-7)。

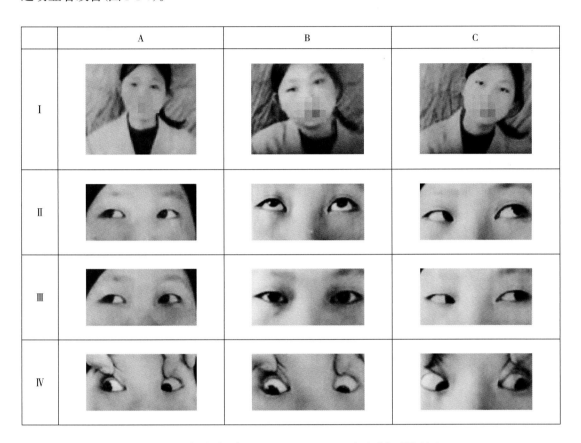

	A	B	C
I			
II			
III			
IV			

图1-1-7　术后4年9个月,Bielschowsky歪头试验与眼位检查

　　Ⅰ A:头向左肩倾斜的代偿头位明显改善;Ⅰ B:右侧Bielschowsky歪头试验阴性;Ⅰ C:左侧Bielschowsky歪头试验阴性。

　　Ⅱ、Ⅲ:各注视方位双眼运动协调到位。

　　ⅣC:左下注视方位左眼下直肌功能减退显著改善。

(二)后天性左眼下直肌麻痹

【病例资料与简评】

　　男,42岁,于2003年6月17日就诊。

　　病史:9d前因摩托车事故致头部、眼眶部受伤,伤后即出现复视。

　　临床表现:眉弓部有缝合伤痕。双眼运动左下直肌功能稍显不足(图1-1-8)。虽然代偿头位不明显,但采用左下直肌麻痹代偿头位(头向左肩倾斜,面向左侧转,下颌内收)复视消失。Hess屏、复视像分析结果提示左眼下直肌麻痹(图1-1-9、图1-1-10)。同视机检查左右眼分别注视均显示左下方位L/R最明显,且左眼(麻痹眼)注视时左下方位L/R更加明显(第二斜视角>第一斜视角)(图1-1-11)。

诊断：外伤性左下直肌麻痹。

据报道，在44例(资料来自4个神经科诊所和2个眼科诊所)后天性下直肌麻痹的病因中，外伤占27%，我们的数据要高于这一比例，可能与资料来源不同有关。

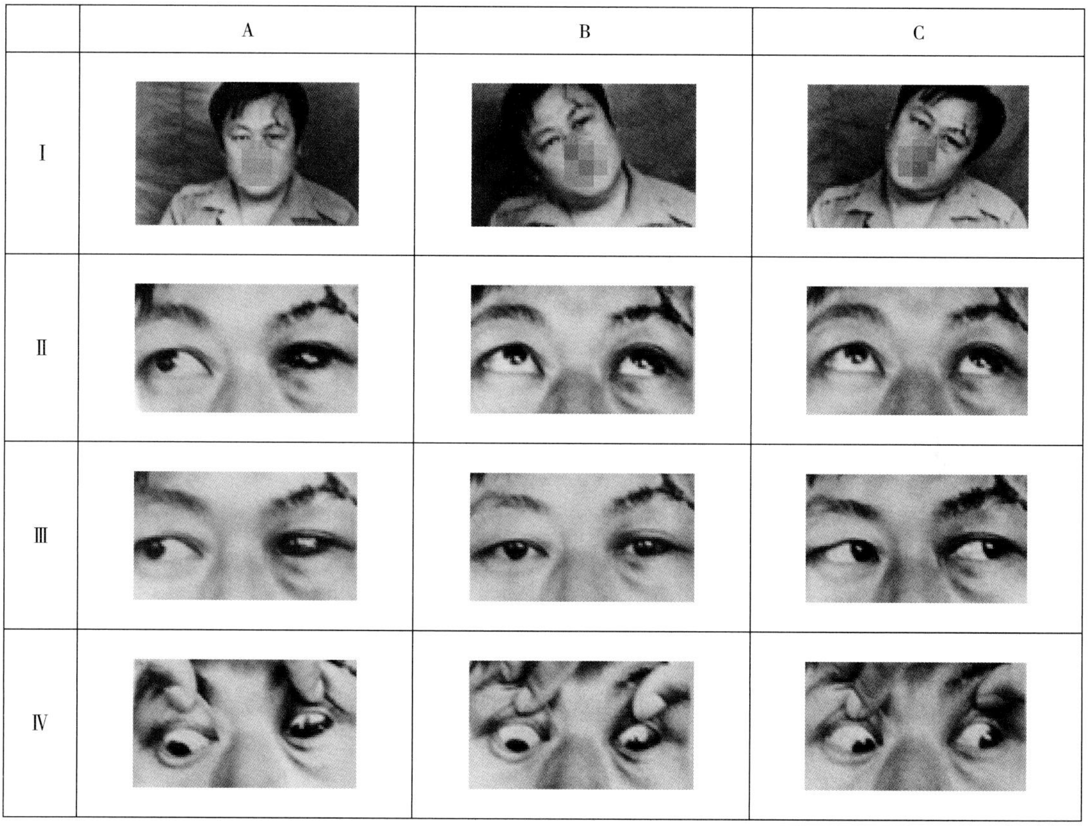

	A	B	C
Ⅰ			
Ⅱ			
Ⅲ			
Ⅳ			

图1-1-8 Bielschowsky歪头试验与眼位检查

Ⅰ A：左眉弓部缝合伤痕，无明显代偿头位(但患者采用左下直肌麻痹头位复视消失)；Ⅰ B：右侧Bielschowky歪头试验阴性；Ⅰ C：左侧Bielschowky歪头试验阴性。

Ⅳ C：左下转方位：左下直肌运动轻度障碍。

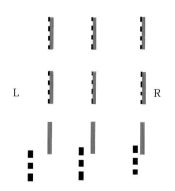

图1-1-9 复视像检查（红色为右眼像）

垂直分离最大方位在左下方，周边像为左眼，提示：左眼下直肌麻痹。

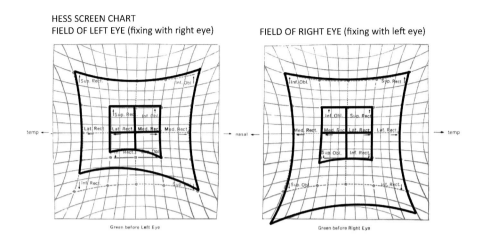

图1-1-10　Hess屏检查

左图：显示左下直肌作用方位图形面积缩小(第一斜视角)；右图：显示其配偶肌(右眼上斜肌)作用方位图形面积代偿性扩大(第二斜视角),提示：左眼下直肌麻痹。

R/L1°	R/1°	θ		L/R1°	L/R1°	L/R1°	
+3°	+3°	+3°		+3°	+3°	+3°	
L/R1°	L/R1°	L/R1°		L/R5°	L/R2°	L/R2°	
+2°	+2°	+2°	L/R1° L/R2°	+8°	+8°	+6°	L/R3°
L/R4°	L/R3°	L/R3°		**L/R16°**	L/R7°	L/R7°	
+3°	+3°	+3°		+4°	+3°	+3°	

L θ（左侧）　　　右眼注视　　　　　　　　　　左眼注视

图1-1-11　同视机检查

θ：垂直偏斜0°。后文中符号含义相同。提示：左下方位L/R最明显,第二斜视角(左眼注视)>第一斜视角(右眼注视)。符合左下直肌麻痹。

参 考 文 献

CHOL K D, CHOI J H, HEE Y, et al. Inferior rectus as an isolated ocularmotor sign: acquired etiologies and outcome. J Neurol, 2013,(260):47-54.

三、单独内直肌麻痹

（一）先天性右眼内直肌麻痹

【病例资料】

男,18岁,于2001年11月15日就诊。

病史: 生后不久就表现外斜视伴眼球运动异常。

临床表现: 原在位：左眼注视：右眼外斜35°(第一斜视角)；右眼注视：左眼外斜40°(第二斜视角)；右眼内转显著受限(图1-1-12)。

诊断: 先天性右内直肌麻痹。

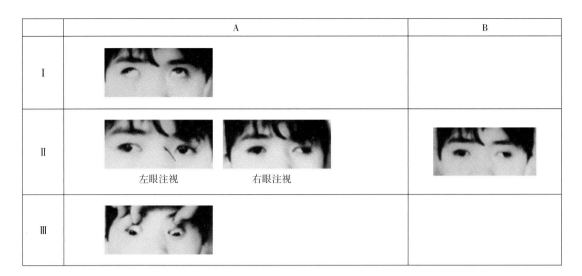

	A	B
Ⅰ		
Ⅱ	左眼注视　　右眼注视	
Ⅲ		

图1-1-12　眼位检查

Ⅰ A：上转方位：右眼外斜35°。

Ⅱ A：原在位：左眼注视：右眼外斜35°（第一斜视角）。原在位：右眼注视：左眼外斜40°（第二斜视角）。Ⅱ B：左转方位：右眼内转显著受限。

Ⅲ A：下转方位：右眼外斜20°。

【病例特点与简评】

von Noorden 和 Helveston 认为单独内直肌麻痹（不累及动眼神经支配的其他眼外肌）的情况很少见。30多年来，我们诊治了2 000多例各类麻痹性斜视病例，仅遇不足30例单独内直肌麻痹者，符合这一规律。该病例有 V 型外斜表现，但右眼内外转动时无眼球后退及睑裂变化，不支持 Duane 眼球后退综合征诊断。

本例患者需要排除先天性眼外肌发育异常。倘若进一步处理，似有必要做眼眶和眼外肌影像学检查。如果手术矫正，手术中需要做牵拉试验并探查内、外直肌。

参 考 文 献

von NOORDEN G K. HELVESTON E M. 斜视诊治思路与策略 . 李筠萍，译 . 长沙：中南大学出版社，2017：153.

（二）后天性内直肌麻痹——左眼内直肌麻痹和多发性硬化

【病例资料】

女，27岁，于2007年1月16日就诊。

病史： 复视伴步态不稳1年余。

临床表现： 在某三甲医院诊断为多发性硬化，经激素冲击治疗后病情显著改善。视力：右1.0，左1.0。原在位：左眼外斜10°左右，双眼运动：左眼内转轻度障碍。同视机检查：正前方位和右侧方位注视显示外斜视，且向右侧方位注视外斜视显著加重，左眼注视时外斜角度>右眼注视时外斜角度（第二斜视角>第一斜视角），结果符合左眼内直肌麻痹（图1-1-13）。瞳孔及眼底未见明显异常。

诊断： 多发性硬化继发后天性左内直肌麻痹。

	R/L2° -3°	R/L2° -3°	R/L2° *-15°*		-3°	-3°	*-20°*
L	R/L2° -3°	R/L2° -5°	R/L2° *-15°*		R/L1° -5°	-8°	*-20°*	R
	R/L1° -3°	R/L1° -5°	R/L2° *-15°*		-5°	-8°	*-20°*
		右眼注视				左眼注视	

图1-1-13　同视机检查

【病例特点与简评】

据介绍,多发性硬化是一种中枢神经系统脱髓鞘疾病,多见于20～30岁女性,属于自身免疫性疾病,复视或视力减退多见。本例患者临床表现有复视和步态不稳等神经系统疾病症状和体征,激素治疗有效。遗憾的是没有眼球运动照片。

参 考 文 献

谢立科,童绎,唐由之.视神经萎缩诊断与治疗.北京:人民军医出版社,2007:141-143.

四、单独下斜肌麻痹

(一)先天性左眼下斜肌麻痹

【病例资料】

女,24岁,于2013年5月12日就诊。

病史:自幼左眼向下偏斜,具体发病年龄不详。

临床表现:视力:右0.8,左0.1,不能矫正。右眼为注视眼,无明显代偿头位,原在位:R/L25$^{\triangle}$, +15$^{\triangle}$(33cm/>5m),双眼运动:右上注视方位(即左眼下斜肌作用方位),正上注视方位和左上注视方位均显示R/L,下斜肌作用方位最著,右下注视方位(右眼下直肌和左眼上斜肌作用方位),R/L也很明显,提示左眼上斜肌功能过强或右眼下直肌功能不足(图1-1-14)。单眼运动仍显示左眼下斜肌功能不足。眼底照相:按照Guyton的分级标准,左眼(麻痹眼)无客观内、外旋,右眼(健眼)客观内旋3+～4+(图1-1-15)。被动牵拉试验左眼各牵拉方向无明显抵抗。

诊断:①先天性左下斜肌麻痹;②左眼重度弱视。

【病例特点与简评】

有必要讨论以下七个问题:

1. 患者就诊时往往不能确切描述发病年龄(实际上其他先天性眼外肌麻痹的情况大致相同)。

2. 在下斜肌麻痹病例中,先天性麻痹占有一定比例。

3. 下斜肌麻痹需要和单眼双上转肌麻痹相鉴别,后者常常伴有真性或假性上睑下垂,如果下斜肌麻痹发生共同化改变,就不太好鉴别了。

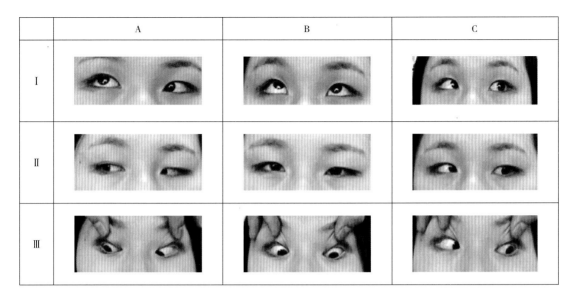

	A	B	C
Ⅰ			
Ⅱ			
Ⅲ			

图1-1-14　眼位检查

ⅠA、ⅠB、ⅠC：右上、正上、左上注视方位左眼上转不足，右上方位左下斜肌功能显著不足。

ⅡA、ⅡB、ⅡC：R/L均明显。

ⅢA：右下注视方位左眼上斜肌功能亢进。

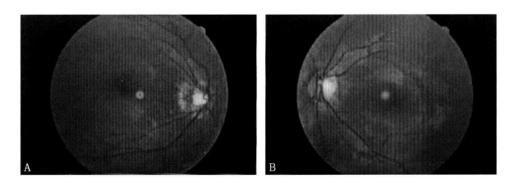

图1-1-15　眼底照相

A：右眼眼底；B：左眼眼底。

4. 下斜肌麻痹需要和甲状腺相关眼外肌病变造成的下斜视相鉴别，后者有几个特征：①发病年龄较晚；②被动牵拉试验通常有抵抗或限制；③实验室检查常有相应的阳性结果。

5. 根据我们的经验，与先天性上斜视（如先天性上斜肌麻痹所致）相比，先天性下斜视对斜视眼的视力损害通常比较严重，往往造成重度弱视（包括单眼双上转肌麻痹造成的下斜视）。提示对下斜视患者应尽早手术干预，矫正下斜视恢复正常或接近正常眼位，为弱视治疗铺垫良好的眼位条件。

6. 至于麻痹眼并没有表现眼底客观内旋斜视，反而健眼有显著客观内旋问题，用麻痹眼用作注视眼的机制（参考上直肌麻痹相应内容）不太适合（因为患者麻痹眼重度弱视，不能用作注视眼）。提示我们眼底客观旋转斜视的表现对诊断只能作为参考，起不到"一锤定音"的作用，不能过分依赖。主要依据临床表现综合考虑并作出诊断。

7. 鉴别诊断问题，参考Brown综合征病例。

参 考 文 献

HUNTER D G，LAM G C，GUYTON D L. Inferior oblique muscle injury from local anesthesia for cataract surgery. Ophthalmology，1995，102(3)：501-509.

（二）特发性左眼下斜肌麻痹

【病例资料】

男，35岁，于2011年4月22日就诊。

病史： 发现左眼下斜5年余，似有缓慢加重倾向。

临床表现： 双眼运动明确显示左眼下斜肌运动障碍，即左眼内上转方位受限最著。左眼下斜肌的直接拮抗肌——左眼上斜肌运动功能显著亢进(图1-1-16)。同视机检查结果显示右侧转三个方位(左眼球内转三个方位)R/L>其他方位(图1-1-17)。右侧(高位眼侧)Bielschowsky歪头试验阳性，且R/L的垂直偏斜于麻痹眼(左眼)注视(第二斜视角)>健眼(右眼)注视(第一斜视角)。双马氏杆检查：未查到主观内旋或主观外旋。神经内科、内分泌科、耳鼻喉科均排除相关疾病，头颅MRI正常。

诊断： 特发性左下斜肌麻痹。

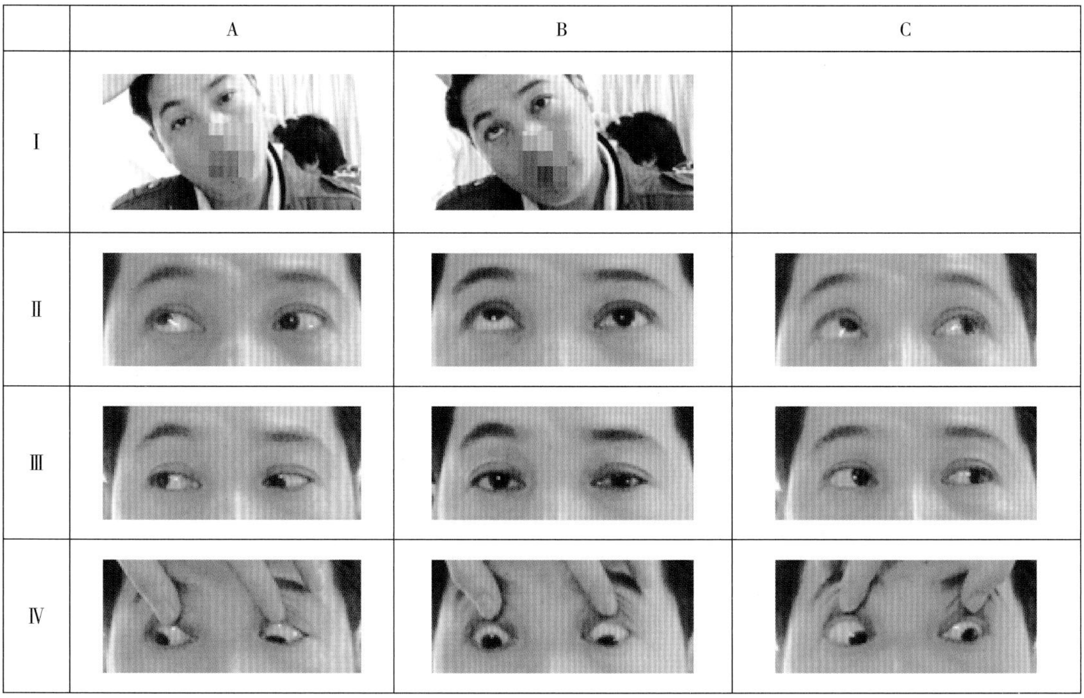

	A	B	C
Ⅰ			
Ⅱ			
Ⅲ			
Ⅳ			

图1-1-16　Bielschowsky歪头试验与眼位检查

ⅠA：健眼注视右侧Bielschowsky歪头试验阳性(R/L明显)；ⅠB：麻痹眼注视右侧Bielschowsky歪头试验阳性(R/L更明显)，第二斜视角>第一斜视角。

ⅡA：右上注视方位左眼下斜肌功能显著不足。

ⅣA：右下注视方位左眼上斜肌功能显著亢进。

	右眼注视				左眼注视		
	R/L19°	R/L24°	**R/L28°**		R/L20°	R/L22°	R/L22°
	φ	φ	φ		φ	φ	−3°
L	R/L12°	R/L20°	**R/L23°**		R/L20°	R/L23°	R/L25°	**R**
	−4°	−5°	−4°		−2°	−3°	−3°	
	R/L6°	R/L18°	**R/L23°**		R/L13°	R/L23°	R/L25°
	−4°	−7°	−4°		−3°	φ	−3°

图1-1-17　同视机检查

φ：水平偏斜0°。后文中符号含义相同。提示：右侧转三个方位(左眼球内转三个方位)R/L大于其他方位,右上方位更明显。

【病例特点与简评】

青年男性,无明显诱因发现左眼下斜视。右上转方位R/L是左眼下斜肌功能不足的表现,右下转(左眼内下转)方位R/L则是左上斜肌功能亢进所致。左眼上斜肌功能亢进与左眼上斜肌麻痹后,其直接拮抗肌——左眼下斜肌功能亢进的发生机制相同。虽然双马氏杆主观旋转斜视检查和眼底照相客观旋转斜视检查未查到内旋偏斜,但眼球运动和同视机检查足以证实左下斜肌麻痹的临床诊断。右侧(高位眼侧)Bielschowsky歪头试验阳性是诊断左下斜肌麻痹的重要支持。相关科室及头颅影像检查均未见异常,因此,诊断特发性左下斜肌麻痹。

单独下斜肌麻痹少见。von Noorden 和 Helveston 认为,在单独眼外肌麻痹中,下斜肌麻痹可能最少,且通常属于先天性麻痹;而Wright的描述是相当罕见,且大多数属于(获得性)特发。我们的经验和von Noorden、Helveston相似:总体来看,单独下斜肌麻痹的发生率的确不高,但略高于单独内直肌麻痹和单独上直肌麻痹,其中先天性麻痹者居多。

参 考 文 献

1. von NOORDEN G K, HELVESTON E M. 斜视诊治思路与策略. 李筠萍, 译. 长沙: 中南大学出版社, 2017: 155.

2. von NOORDEN G K, CAMPOS E C. Binocular vision and ocular motility: theory and management of strabismus. 6th ed. St. Louis: C.V. Mosby, 2002: 431-432.

3. WRIGHT K W. Pediatric ophthalmology and strabismus. Oxford: Oxford University Press, 2012: 328.

（三）医源性（泪囊术后）左眼下斜肌麻痹

【病例资料】

女,36岁,于1998年11月6日就诊。

病史：3d前做左眼泪囊鼻腔吻合术,次日去除眼部包扎后出现复视。

临床表现：视力：右1.0,左1.0。左眼内眦部纵行缝合切口,局部肿胀,球结膜下有片状出血。观察原在位：正位(33cm/>5m),单双眼运动未见明显异常。复视像、同视机和Hess屏三项主观检查均显示左眼下斜肌麻痹(图1-1-18～图1-1-20)。1周后眼部肿胀基本消肿,复视也随之自然消失。

诊断：医源性(泪囊术后)左下斜肌麻痹。

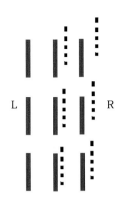

图1-1-18 复视像检查（红色为右眼像）

垂直分离最大方位在右上方,周边像为左眼,提示左下斜肌麻痹。

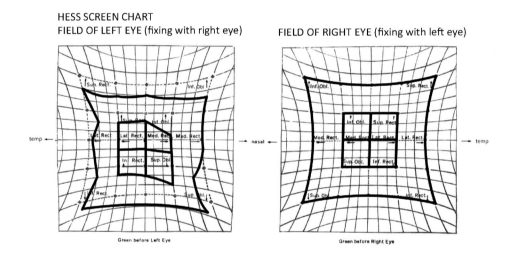

图1-1-19 Hess屏检查

左图:显示左下斜肌作用方位图形面积缩小(第一斜视角);右图:正常图形,没有显示典型的第二斜视角>第一斜视角。

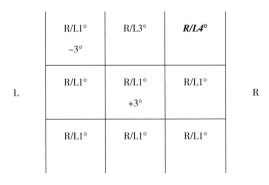

图1-1-20 右眼注视同视机检查

【病例特点与简评】

青年女性,病因明确(泪囊手术后即表现复视)。虽然客观观察眼球运动不能明确显示某条眼外肌运动障碍和/或功能过强,但是复视像、同视机和Hess屏主观检查均表现左眼下斜肌麻痹。提示:①主观检查对发现、诊断轻度麻痹者更敏感(尤其是复视像检查,可能与复视像检查过程中眼球各方向转动幅度大有关)。②各种检查方法都有自身的特点或优势且有互补性。③当患者有主诉复视,但是观察单、双眼眼球运动不能确诊。一项主观检查为阴性结果,就需要换另一种主观检查来加以解释。如同癫痫极少有发作的情况相似,只要有一次典型发作就可以诊断。一小部分斜视医生因为工作忙没有时间,未能做深入细致的检查,有时导致漏诊,而不是水平的原因。

von Noorden介绍了一例额窦根治术后,上穹窿结膜大面积瘢痕化造成机械性限制,进而引起医源性双下转肌麻痹的病例。泪囊部位与下斜肌起点毗邻,医源性创伤反应累及下斜肌导致其麻痹的可能性很大,且随着创伤反应基本消退,复视亦随之消失,可以解释两者之间的因果关系。不足之处是未能留下实时眼位照片。

参 考 文 献

1. DUKE-ELDER S. System of ophthalmology. Vol 6. Ocular motility and strabismus. London：Henry，Kimpton，1973：662-664.

2. von NOORDEN G K，CAMPOS E C. Binocular vision and ocular motility：theory and management of strabismus. 6th ed. St. Louis：C.V.Mosby，2002：443-444.

第二节　动眼神经支配的两条眼外肌麻痹

一、单眼上转不足——先天性左眼双上转肌麻痹型合并真性上睑下垂

【病例资料】

男,7岁,于1995年5月20日就诊。

于1995年8月14日全麻下行麻痹肌直接拮抗肌(左下直肌、左上斜肌)减弱和左上直肌加强手术,术中下直肌牵拉试验无抵抗。半年后又行左眼上睑下垂矫正术联合外斜矫正术。

病史:生后眼位偏斜伴左眼上睑下垂,无明显产伤及外伤史。

临床表现:视力:右1.0,左0.05(不能矫正)。左上睑下垂,单、双眼运动提示左眼内上、正上、外上方位运动障碍(图1-2-1)。

诊断:①单眼上转不足——先天性左眼双上转肌麻痹型(double elevator paralysis)合并真性上睑下垂;②外斜视。

两次手术分别行麻痹肌直接拮抗肌(左下直肌、左上斜肌)减弱和左上直肌加强手术、左眼上睑下垂矫正术联合外斜矫正术(半年后)。术后1年10个月随访(图1-2-2),效果较好,家长满意。

【病例特点与简评】

诊断名称问题:比较新的观点叫作单眼上转不足(monocular elevation deficiency),分为

三种类型：①下直肌限制；②一条或两条上转肌麻痹，或单眼核上性注视疾病(monocular supranuclear gaze disorder)；③上述两种原因同时兼有。本例患者属于第②类。

　　如果是假性上睑下垂，垂直斜视矫正后就应该消失；反之，就是真性上睑下垂。本病例属于后者。

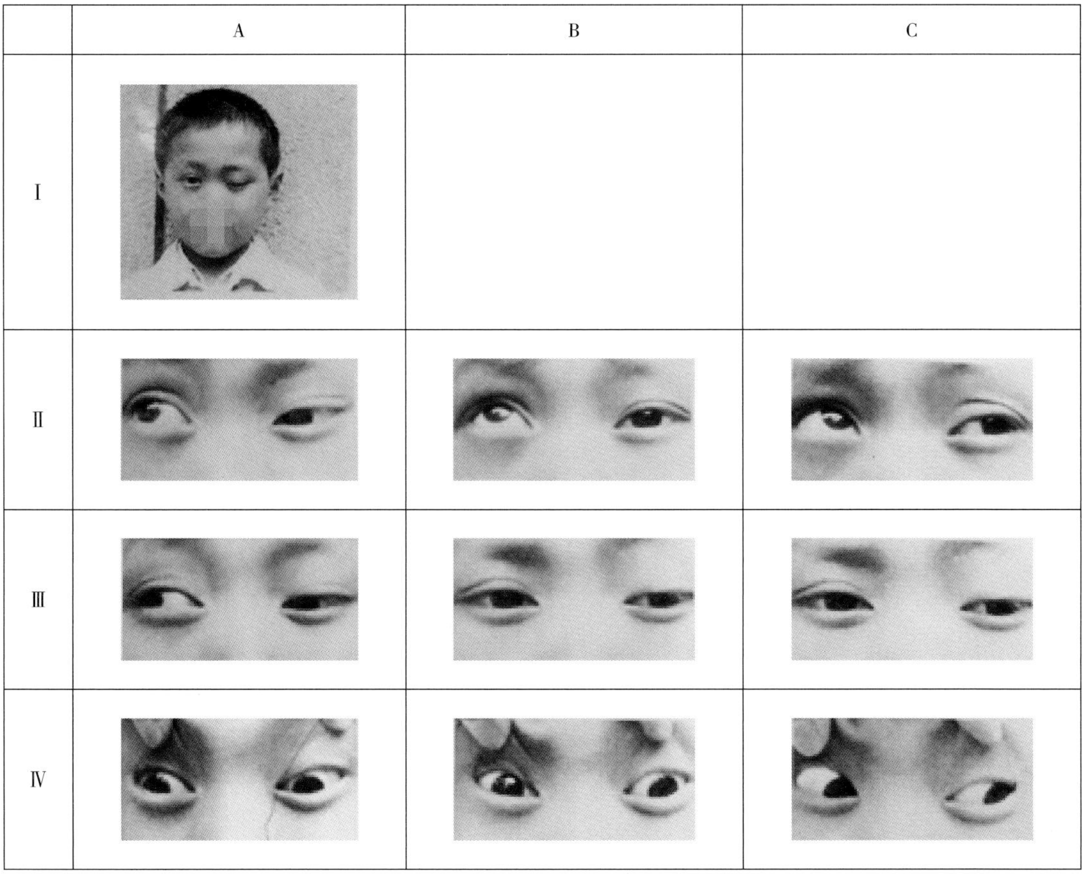

	A	B	C
Ⅰ			
Ⅱ			
Ⅲ			
Ⅳ			

图1-2-1　术前临床照片与眼位检查

　ⅠA：左眼重度上睑下垂。
　Ⅱ：左眼向内上、正上、外上注视方位运动均不足。

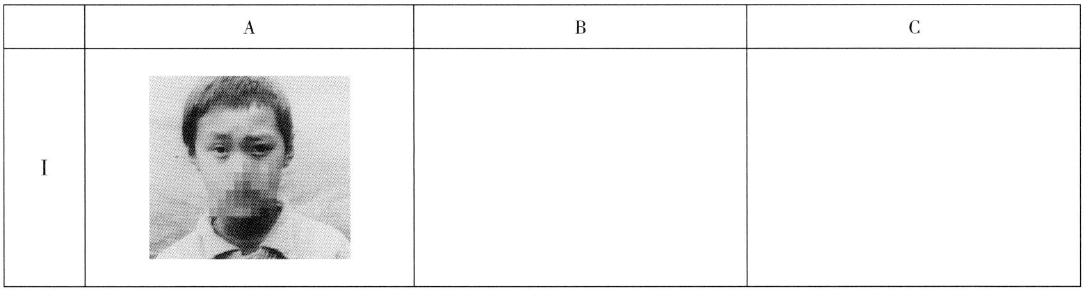

	A	B	C
Ⅰ			

图1-2-2　术后1年10个月临床照片与眼位检查
左眼上睑下垂和上转障碍改善。

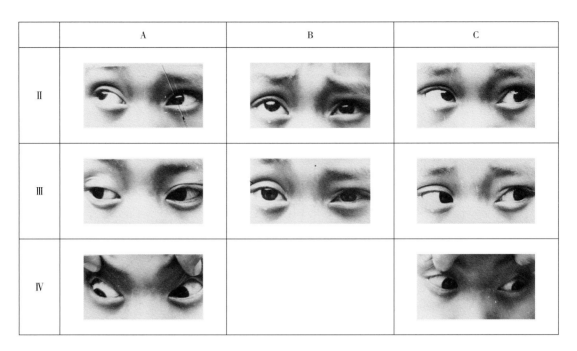

图1-2-2（续）

参 考 文 献

American Academy of Ophthalmology. 2019-2020 Basic and clinical science course, section 6: pediatric ophthalmology and strabismus. Washington, D.C.: American Academy of Ophthalmology, 2019: 125-127.

二、单眼上转不足——先天性左眼双上转肌麻痹型合并假性上睑下垂

【病例资料与简评】

男，20岁，于1992年12月11日就诊。

病史：出生后9个月发现眼位偏斜同时有左眼上睑下垂。

临床表现：视力：右0.15（可以矫正），左0.12（不能矫正）。Hirschberg试验：右眼注视：左眼外斜20°，R/L35°～40°（33cm/>5m）。三棱镜检查：−35$^{\triangle}$，R/L65$^{\triangle}$（33cm/>5m）。左眼上睑下垂，单、双眼运动提示左眼内上、正上、外上方位运动障碍（图1-2-3）。

诊断：单眼上转不足——先天性左眼双上转肌麻痹型（double elevator paralysis）合并假性上睑下垂。

第一次手术：左眼上斜肌鞘内切腱＋左下直肌徙后术，术中下直肌牵引试验无抵抗；第二次手术：左上直肌缩短＋左外直肌徙后术。针对性选择左眼上斜肌鞘内切腱＋左下直肌徙后术＋左上直肌缩短术，效果尚称满意。

诊断名称的讨论同上一个病例。先后两次手术，术中下直肌牵引试验无抵抗。术后信件随访7个月，上睑下垂消失，说明是假性下垂。受限于当时的条件，患者不能来院复诊，也就不能获得更详细的第一手资料，更无法拍摄术后眼位照片了，只能得到一张寄回的彩色照片（图1-2-4）。患者满意。

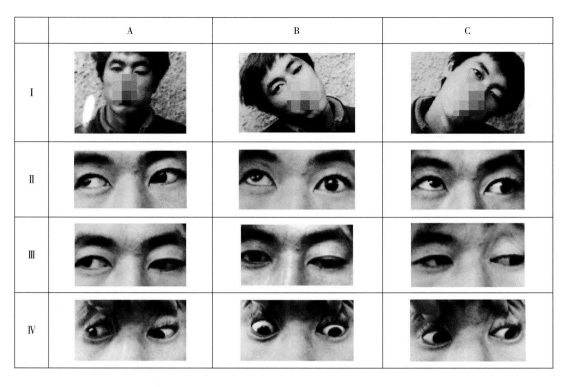

图1-2-3　术前Bielschowsky歪头试验与眼位检查

ⅠA：头稍向左肩倾斜，左上睑下垂，R/L35°~ 40°；ⅠB：右侧Bielschowsky歪头试验阴性；ⅠC：左侧Bielschowsky歪头试验性阴性。

Ⅱ：左眼向内上、正上、外上方位注视均显著受限。

ⅢB：原在位：左上睑下垂，R/L35°~ 40°。

Ⅳ：左眼内下、正下、外下注视方位和右眼基本协调到位。

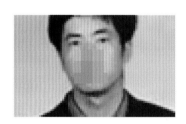

图1-2-4　术后7个月患者照片

三、后天性右眼内直肌合并右下直肌麻痹

【病例资料与简评】

女，62岁，于2019年8月6日就诊。

病史： 因脑梗在神经内科诊治半月余，双眼复视10d。

临床表现： 单眼和双眼运动均显示右眼内直肌和右眼下直肌运动障碍（图1-2-5）。同视机检查提示左侧方位外斜角度显著大于正前方位，右侧方位无水平偏斜，各方位R/L大致相同（垂直偏斜有共同化倾向），提示右内直肌功能不足（图1-2-6）。观察眼球运动：右眼内直肌和下直肌功能显著不足,同视机定量检查结果进一步佐证。

诊断: 后天性右眼内直肌、右下直肌麻痹。

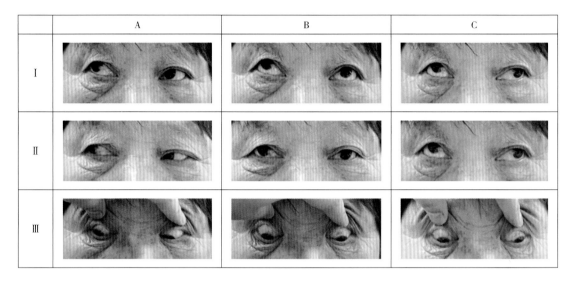

图1-2-5　患者眼位检查

ⅠC、ⅡC、ⅢC:均显示右眼内转显著不足。

ⅢA:右下注视方位右眼下直肌功能不足。

L							R
	R/L13°	R/L10°	R/L10°	R/L7°	R/L7°	R/L7°	
	−10°	−9°	+2°	−15°	−5°	+2°	
	R/L11°	**R/L11°**	**R/L11°**	**R/L10°**	**R/L9°**	**R/L10°**	
	−12°	**−10°**	**Φ**	**−18°**	**−2°**	**+2°**	
	R/L11°	R/L10°	R/L9°	R/L8°	R/L8°	R/L10°	
	−28°	−13°	−13°	−22°	−5°	Φ	
	右眼注视			左眼注视			

图1-2-6　同视机检查

提示:左侧方位外斜角度显著大于正前方位,右侧方位无水平偏斜,各方位R/L大致相同。

第三节　动眼神经支配的多条（三条及以上）眼外肌麻痹

一、不包括眼内肌的先天性左眼动眼神经不全麻痹

【病例资料】

男,22岁,1992年12月18日就诊。

病史：自幼左眼上睑下垂，外下斜视。

临床表现：视力：右0.6，左眼手动/眼前。右 –0.75DS→1.2，左 –1.00→视力不增加。双眼底未见异常。

左眼上睑下垂。原在位右眼注视时左眼外下斜视：R/L25°，–35°。各注视方位均显示左眼外下斜视，越向上方注视时越显著(图1-3-1)。在左上方位左眼下斜视，提示左眼上直肌麻痹；在右上注视位左眼外下斜视，提示左眼下斜肌及内直肌麻痹；在右侧转方位左眼内转显著受限，提示左眼内直肌麻痹；在左下注视方位左眼明显上斜视，提示左眼下直肌麻痹。左眼瞳孔直接和间接对光反应基本正常。

诊断：先天性左动眼神经不全麻痹(上直肌、下直肌、下斜肌、内直肌、提上睑肌)。

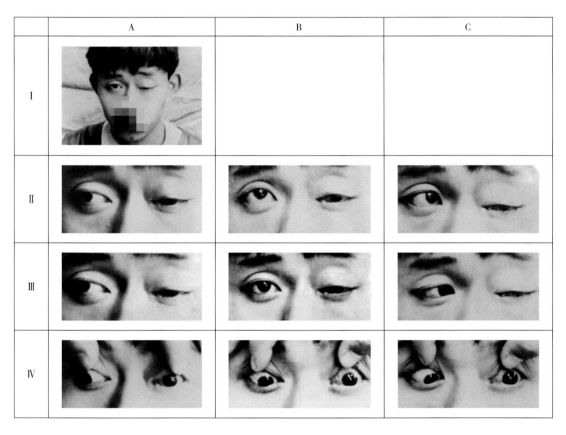

图1-3-1 患者临床照片与眼位检查

ⅠA：左眼上睑下垂。

ⅢB：原在位：左眼外下斜视(–35°，R/L25°)；其他八个方位显示：左眼除外转功能基本正常外，内转、内上、内下、正上、外上、正下和外下转均显著不足。

【病例特点与简评】

北京同仁医院的资料：先天性动眼神经完全麻痹占先天性眼外肌麻痹的3%，不全麻痹病例多于完全麻痹者。我们的经验是：与先天性上斜肌麻痹相比，斜视和小儿眼科遇到的先天性动眼神经不全麻痹(眼内肌正常)少之又少(2 000多个各类麻痹性斜视病例中仅有10例，约0.5%)。

参 考 文 献

卢炜.斜视诊疗图谱.2版.北京：北京科学技术出版社，2016：176-182.

二、不包括眼内肌的先天性右眼动眼神经不全麻痹

【病例资料】

女，20岁，于2001年11月7日就诊。

于2001年11月13日在局麻下行右眼外直肌徙后14mm联合上斜肌(未离断滑车)移位手术。手术将上斜肌断腱后固定于上直肌鼻侧附着点前2mm处，观察眼位约为+5°，无明显垂直斜视。

病史：1岁时表现右眼外斜视伴上睑下垂，提示先天性麻痹。

临床表现：眼科检查：视力，右0.06，左1.0。右上睑遮盖上方1/2角膜。原在位：右眼球呈外下斜位，33cm角膜映光–30°～–35°L/R15°～20°。右眼内转、上转均严重障碍，下转尚有部分功能(图1-3-2、图1-3-3)。左眼为注视眼。右眼瞳孔与左眼等大，对光反应灵敏。牵拉试验：各牵拉方向无明显抵抗，将右眼牵至内转位后令患者下转，可感到上斜肌有明显收缩力。双眼前后节未见异常。

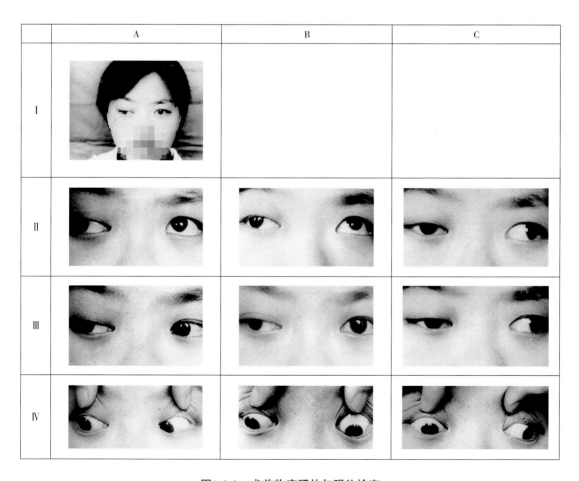

图1-3-2　术前临床照片与眼位检查

L/R28°	L/R28°	L/R28°
−30°	−25°	−28°
L/R20°	L/R17°	L/R17°
−36°	−25°	−25°
L/R12°	L/R9°	L/R9°
−35°	−31°	−24°

L　　　　　　　　　　　　　　　　　　　　　R

左眼注视

图1-3-3　术前同视机检查

诊断：①先天性右眼动眼神经支配的内直肌、上直肌、下斜肌、提上睑肌不全麻痹(不包括眼内肌)；②右眼弱视。

术后9个月时检查，原在位基本正位，右眼可向上、下、外转动15°(图1-3-4、图1-3-5)。患者及亲属满意。

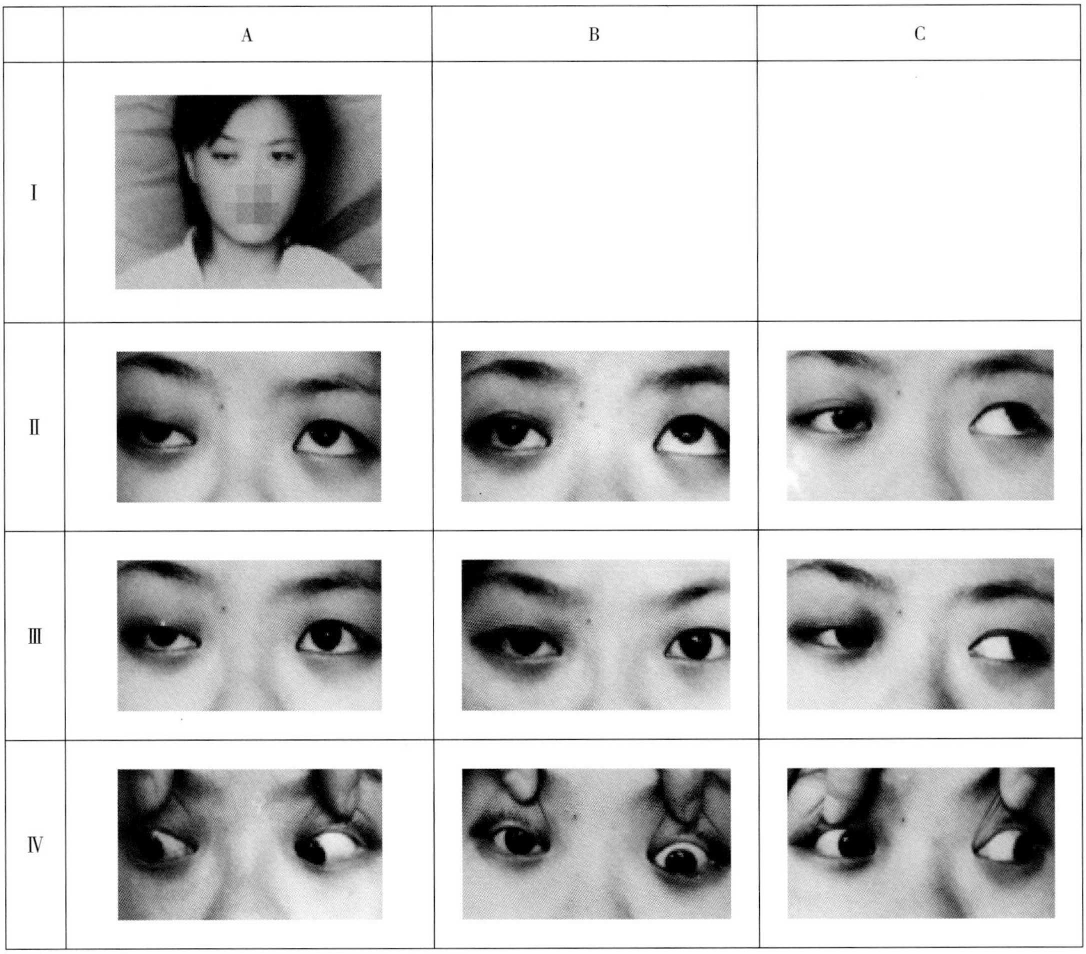

	A	B	C
Ⅰ			
Ⅱ			
Ⅲ			
Ⅳ			

图1-3-4　术后9个月临床照片与眼位检查

	L/R7° −4°	L/R18° −3°	L/R28° −2°	
L	L/R7° −4°	L/R7° −3°	L/R7° −3°	R
	−4°	−3°	+1°	

左眼注视

图1-3-5　术后9个月同视机检查

【病例特点与简评】

　　动眼神经全麻痹或不全麻痹后的手术选择，主要依据每个患者受累眼外肌的不同而各有差异，全麻痹或严重的不全麻痹病例，可以把上斜肌移位到鼻上象限眼球壁。此类患者由于外直肌和上斜肌失去了对抗作用，使麻痹眼处于外下斜视位，伴有上睑下垂。Peter（1934）最早报告折断滑车后将缩短的上斜肌肌腱缝至内直肌附着点处。Scott（1977）首先报告不破坏滑车的上斜肌移位术。Cottlob和Young分别应用这一式式联合外直肌超常量（12～14mm）徙后治疗类似病例并获得良好效果。手术作用机制被认为是利用改变了作用方向的正常上斜肌使麻痹眼获得原在位正位。但von Noorden认为移位后的上斜肌只能起到机械性固定的作用。

　　为了在术前了解上斜肌的功能状况，胡聪推荐将麻痹眼拉至内转位后令患眼下转，以感受上斜肌有无力量。本例患者采用此法证明上斜肌有较好功能，术后效果良好。为了提高疗效，建议对先天性者早期手术，避免外直肌及周围组织发生纤维化导致眼球固化后再手术，结果可能不好。一旦发生纤维化或术前上斜肌不能确定有无肌力者，采用不破坏滑车移位术，仅利用来自滑车方向的机械性固定作用，使眼球处于原在位基本正位即可。

　　操作体会：将上斜肌肌腱钩出是手术成功的关键，但上斜肌肌腱纤细，且与周围组织联系密切，解剖学深浅位置常有变异，给寻找和准确辨认带来了难度。需要在实践中反复体会，避免盲目钩取所造成的不良后果。

参 考 文 献

1. American Academy of Ophthalmology. 2019-2020 Basic and clinical science course, section 6: pediatric ophthalmology and strabismus. Washington, D.C.: American Academy of Ophthalmology, 2019: 138-140.

2. COTTLOB I, CAYALANO R A, REINCCK R D. Surgical management of oculomotor nerve palsy. Am J Ophthalmol, 1991, 111: 71-76.

3. YOUNG T L, CONAHAN B M, SUMMERS C G, et al. Anterior transposition of the superior oblique tendon in the treatment of oculomotor nerve palsy and its influence on postoperative hypertropia. J Pediatr Ophthalmol Strabismus, 2000, 37: 149.

4. von NOORDEN G K, CAMPOS E C. Binocular vision and ocular motility: theory and management of strabismus. 6th ed. St. Louis: C.V.Mosby, 2002: 406-411, 568-570.

5. 胡聪. 临床斜视诊断. 北京: 科学出版社, 2001: 194-203.

三、后天性（特发性）动眼神经全麻痹

【病例资料】

女，48岁，于2003年3月3日就诊。

病史：突发性右眼睁开困难伴运动障碍2月余，否认高血压和糖尿病病史。

临床表现：视力：右0.8，左0.6。右上睑下垂，原在位：L/R15°，–45°，单眼和双眼运动均显示右眼除外转功能正常，其他各方向运动均明显不足(图1-3-6)。右眼瞳孔中等大，直接、间接对光反应迟钝。头颅CT未见异常。

诊断：后天性(特发性)动眼神经全麻痹。

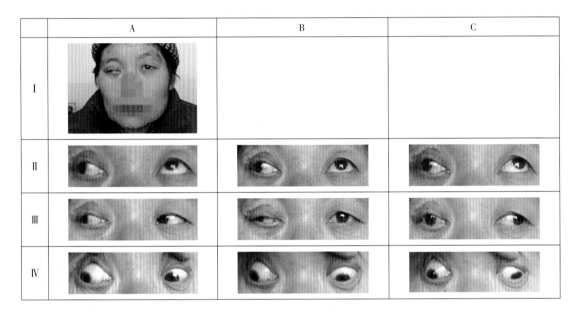

图1-3-6　患者临床照片与眼位检查

ⅠA：右眼严重上睑下垂。

ⅢB：原在位：右眼外下斜视(–45°，L/R15°)；其他八个方位显示：右眼除外转功能基本正常外，内转、内上、正上、外上、内下、正下和外下转均显著不足。

【病例特点与简评】

中年女性，发病突然，无明显诱发病因，表现右动眼神经完全麻痹体征。无复视主诉与完全性上睑下垂(相当于遮盖患眼)有关。单眼特发多被认为与蛛网膜下腔或海绵窦微血管损害有关，其他少见的原因有：动脉瘤压迫、肿瘤、炎症(如肉样瘤病)、血管炎、脑膜炎感染。神经内科给予改善微循环和神经营养药治疗。发病13个月后电话随访，患者称发病后10个月左右完全康复。

（杨　先　汪　泽　夏　博）

参 考 文 献

American Academy of Ophthalmology. 2019-2020 Basic and clinical science course，section 5：neuro-ophthamology. Washington，D.C.：American Academy of Ophthalmology，2019：194.

第二章

第Ⅳ对脑神经（滑车神经）麻痹

　　von Noorden(1986)诊断单侧上斜肌麻痹标准：①非共同性上斜视，最大上斜视通常位于麻痹眼鼻侧视野；②麻痹眼上斜肌功能减退和/或下斜肌功能亢进；③麻痹侧Bielschowsky歪头试验阳性。30多年过去了，现在诊断单侧上斜肌麻痹主要依赖Parks三步法的结果，两者在本质上基本相同。

　　我们主要依据同视机检查垂直偏斜的数据，参考眼球运动情况、双马氏检查主观旋转斜视的结果，采用Knapp标准加以分类，现将上斜肌麻痹Knapp分类法(以左眼上斜肌麻痹为例)简介如下：

　　Ⅰ类　对侧上方注视野垂直斜视度最大(图2-0-1)；

　　Ⅱ类　对侧下方注视野垂直斜视度最大(图2-0-2)；

　　Ⅲ类　整个对侧注视野垂直斜视度最大(图2-0-3)；

　　Ⅳ类　整个对侧和下方注视野垂直斜视度最大(图2-0-4)；

　　Ⅴ类　整个下方注视野垂直斜视度最大(图2-0-5)；

　　Ⅵ类　双眼上斜肌麻痹：双眼上斜肌力弱、双眼下斜肌亢进、V征、Bielschowsky歪头试验双眼阳性、外旋斜视；

　　Ⅶ类　外伤性上斜肌不全麻痹直接伤及滑车，典型的上斜肌麻痹伴有内上转受限(假性Brown综合征伴上斜肌功能减退)。

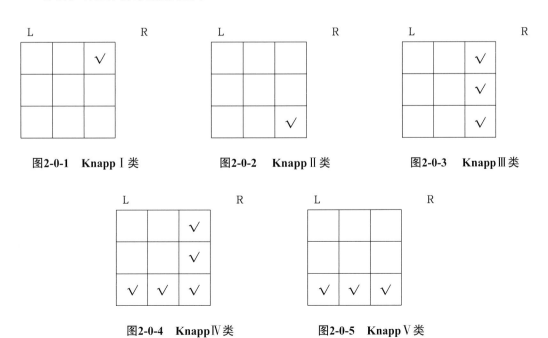

图2-0-1　Knapp Ⅰ类　　　　　图2-0-2　Knapp Ⅱ类　　　　　图2-0-3　Knapp Ⅲ类

图2-0-4　Knapp Ⅳ类　　　　　图2-0-5　Knapp Ⅴ类

参 考 文 献

1. American Academy of Ophthalmology. 2019-2020 Basic and clinical science course, section 6: pediatric ophthalmology and strabismus. Washington, D.C.: American Academy of Ophthalmology, 2019: 119-124.
2. von NOOREN. Superior oblique paralysis, a review of 270 cases. Arch Ophthalmol, 1986, 104: 1771-1776.

一、先天性右眼上斜肌麻痹（Knapp I 类）

【病例资料】

男，11岁，2000年1月31日就诊。

病史： 因发现眼位偏斜8年余就诊，进一步追问病史时家长述1岁左右就表现歪头视物。

临床表现： 视力：右1.0，左1.0，第一眼位：Hirschberg（角膜映光）试验：R/L10°~15°（33cm/5cm）。在左转眼位右眼上斜视，左上转眼位较左下方眼位更著，按照 Nelson 分级方法，提示右眼下斜肌功能亢进4⁺左右，较右眼上斜肌功能不足更明显。右转眼位双眼运动正常。同视机检查结果提示垂直偏斜(R/L)最大方位在左上方，符合 Knapp I 类。照片显示头向左肩倾斜代偿头位。Bielschowsky 歪头试验右侧阳性（图2-0-6、图2-0-7）。

诊断： 先天性右上斜肌麻痹，I 类。

手术： 右眼下斜肌移位至下直肌附着点颞侧距离角膜缘后8mm处浅层巩膜［弱化下斜肌(前)移位手术］。

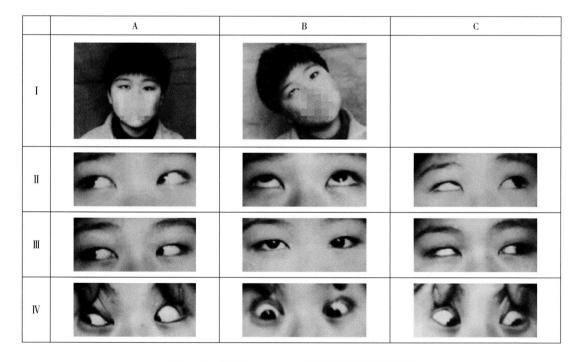

图2-0-6 术前Bielschowsky歪头试验与眼位检查

I A：显示头向左肩倾斜的代偿头位；I B：右侧 Bielschowsky 歪头试验阳性。

II B：正上转方位右眼显著高于左眼；II C：左上转方位右眼下斜肌功能亢进显著。

III B：原在位右眼高于左眼。

IV C：左下转方位右眼上斜肌功能稍显不足。

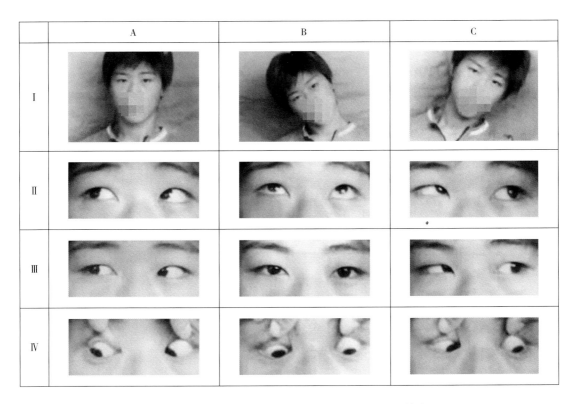

右眼注视

R/L12° Ex5° +8°	R/L7° Ex5° +8°	R/L2° Ex5° +5°
R/L10° Ex5° +8°	R/L5° Ex5° +10°	R/L3° Ex5° +8°
R/L5° Ex5° +8°	R/L4° Ex5° +8°	R/L1° Ex5° +8°

L　R/L2°

左眼注视

R/L19° Ex4° +6°	R/L14° Ex4° +6°	R/L6° Ex2° +7°
R/L17° Ex5° +8°	R/L13° Ex5° +8°	R/L6° Ex3° +6°
R/L12° Ex5° +7°	R/L6° Ex5° +7°	R/L6° Ex5° +8°

R／L10°　R／L13°　　　**R**　　**R/L17°**

图2-0-7　术前同视机检查

水平融合：融合点：R/L13°，+8°；开散：−4°，集合：+2°；立体视：(−)；同视机检查结果提示：垂直偏斜(R/L)最大方位在左上方。

术后3年半检查：第一眼位正位，各诊断眼位双眼运动正常。代偿头位基本消失。Beilschowsky头位倾斜试验双侧阴性。双眼视功能明显改善(图2-0-8、图2-0-9)。

	A	B	C
Ⅰ			
Ⅱ			
Ⅲ			
Ⅳ			

图2-0-8　术后3年半Bielschowsky歪头试验与眼位检查

ⅠA：代偿头位基本消失；ⅠB、ⅠC：双侧Bielschowsky歪头试验阴性。
Ⅱ、Ⅲ、Ⅳ：各方位双眼球运动协调到位。

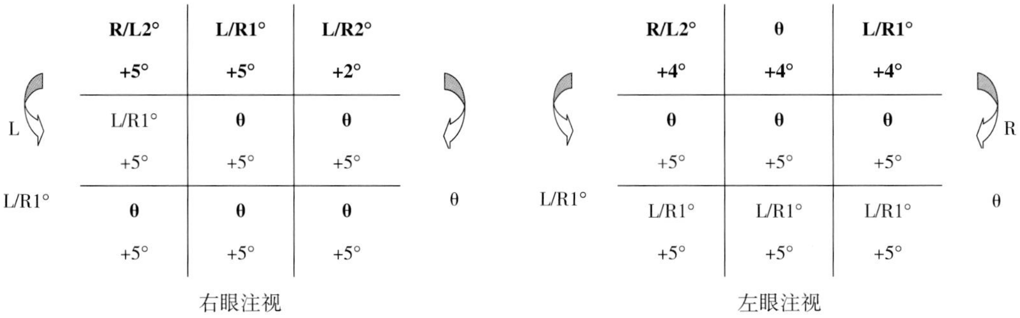

右眼注视 | 左眼注视

图2-0-9 术后3年半同视机检查

水平融合:融合点:+5°;开散:-4°,集合:+4°;立体视:(+);提示:术后双眼视功能明显改善。

【病例特点与简评】

头向左肩倾斜代偿头位,右眼下斜肌功能亢进显著,同视机检查结果提示垂直偏斜(R/L)最大方位在左上方,Bielschowsky歪头试验右侧阳性。

选择弱化下斜肌(前)移位手术。之所以称为弱化,是因为和Elliott的做法有所不同——下斜肌移位的位置后挪了。因为Elliott下斜肌前移位手术(下斜肌移位到下直肌颞侧附着点稍外处浅层巩膜)导致的抗上转综合征发生率高,尤其是单眼手术者。作为一代斜视学界顶级大师,Parks在斜视手术(尤其是上、下斜肌手术)方面作出了卓越的贡献。Wright在Parks手术的基础上,对下斜肌减弱手术和预防抗上转综合征问题上有深入研究和值得借鉴的经验。我们有自己的探讨、体会和总结,经验是弱化的下斜肌(前)移位手术治疗重度下斜肌功能亢进效果确切,但仍不适宜轻度者,尤其是单眼患者。需要根据下斜肌功能过强的程度不同采用四个移位点,在这里不展开讨论。

参 考 文 献

1. NELSON L B. Congenital esotropia. Surv Ophthamol, 1987, 31(6): 363-383.

2. ELLIOTT R L, NANKIN S J. Anterior transposition of the inferior oblique. J Pediatr Ophthamol Strabismus, 1981, 18(3): 35-38.

3. KUSHNER B J. The effect of anterior transposition of the inferior oblique muscle on the palpebral fissure. Arch Ophthamol, 2000, 118: 1542-1546.

4. PARKS M M. Atlas of strabismus surgery. New York: Harper&Row Publishers, Inc, 1983: 168-207.

5. PARKS M M. Doyne memorial lecture, 1977. The superior oblique tendon. Trans Ophthalmol Soc UK, 1977, 97(2): 288-304.

6. WRIGHT K W. Pediatric ophthalmology and strabismus. Oxford: Oxford University Press, 2012: 203-207, 379-381.

7. 汪泽. 下斜肌减弱术. 国外医学眼科学分册, 1994, 18(5): 208-305.

8. 汪泽, 孟祥成, 王盖, 等. 变量下斜肌移位术治疗下斜肌功能过强. 中华眼科杂志, 1998, 34(2): 155.

9. 孟祥成, 孟令勇. 斜视弱视与小儿眼科. 哈尔滨: 黑龙江人民出版社, 2001: 418-424.

10. 汪泽, 孟祥成. 变量下斜肌移位术治疗下斜肌功能过强的远期效果观察. 中国实用眼科杂志, 1999, 17(13): 64-66.

二、先天性左眼上斜肌麻痹（Knapp Ⅱ类）

【病例资料与简评】

男，8岁，于1990年7月10日就诊。

病史：自幼(1岁左右)头向右肩倾斜。

临床表现：第一眼位角膜映光试验L/R10°，+10°(33cm/>5m)。在右转方位左眼上斜视，右下转方位较右上方位更著，提示左眼上斜肌功能不足较下斜肌功能亢进更明显(图2-0-10)。左转方位双眼运动正常。同视机检查结果提示垂直偏斜(L/R)最大方位在右下方，符合Knapp Ⅱ类(图2-0-11)。代偿头位：头向右肩倾，右面部轻度发育异常。Bielschowsky

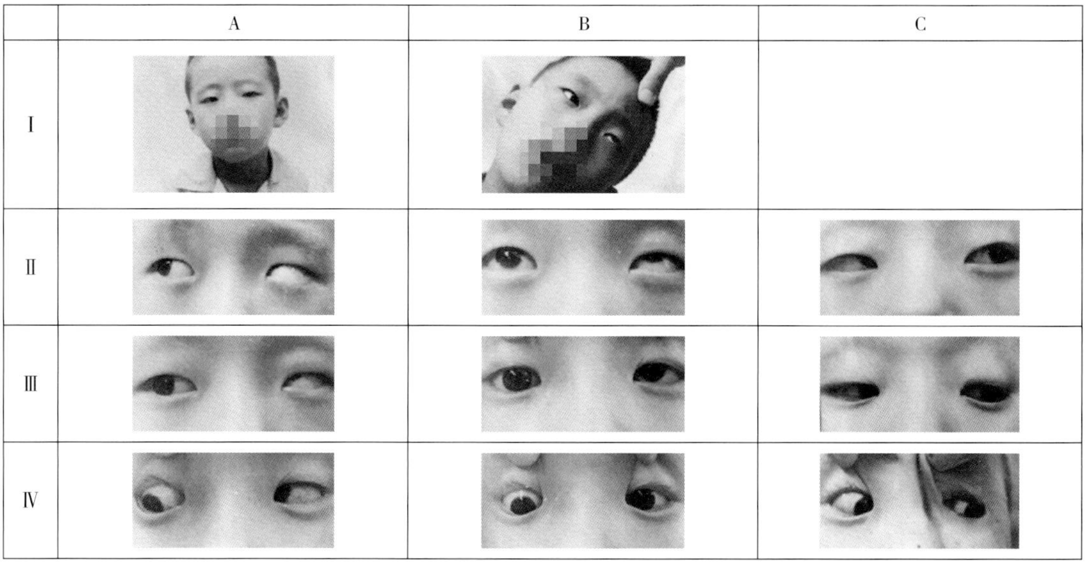

图2-0-10　术前Bielschowsky歪头试验与眼位检查

ⅠA：头向右肩倾斜的代偿头位；ⅠB：左侧Bielschowsky歪头试验阳性。
ⅡA：右上转方位左眼下斜肌功能亢进显著；ⅡB：正上转方位左眼高于右眼。
ⅢA：左眼下斜肌功能亢进。
ⅣA：右下转方位左眼上斜肌功能显著不足；ⅣB：正下转方位左眼高于右眼。

L				R
			L/R7° +6°	
	+4°	+5.5°	L/R5.5° +6°	
	+6° Ex2°		***L/R18°*** ***+8°*** ***Ex2°***	

左眼注视

图2-0-11　术前同视机检查

同视机检查结果提示：垂直偏斜(L/R)最大方位在右下方。

歪头试验：左侧阳性。术后7年半：第一眼位正位，各诊断眼位双眼运动基本正常，同视机检查各方位垂直偏斜明显减轻，代偿头位明显减轻。Bielschowsky歪头试验双侧阴性。

诊断：先天性左上斜肌麻痹，Ⅱ类。

手术：选择左下斜肌移位至下直肌附着点颞侧(Elliott点)。效果良好(图2-0-12、图2-0-13)。再次提醒，因为单眼Elliott手术后远期容易发生抗上转综合征，仍建议谨慎应用，采用弱化下斜肌(前)移位手术可能更稳妥。

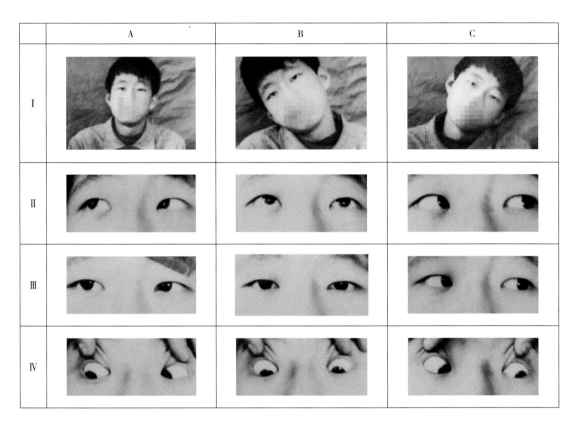

图2-0-12　术后7年半Bielschowsky歪头试验与眼位检查

ⅠA：代偿头位基本消失；ⅠB：右侧Bielschowsky歪头试验阴性；ⅠC：左侧Bielschowsky歪头试验阴性。
Ⅱ、Ⅲ、Ⅳ：各方位双眼球运动协调到位。

	R/L4° +6°	R/L3° +6°	R/L3° +6°		+5°	+6°	+6°	
L	R/L2° +6°	R/L2° +6°	R/L2° +6°		R/L2° +6°	R/L2° +6°	R/L2° +5°	R
	R/L2° +6°	R/L2° +6°	R/L2° +6°		R/L2° +6°	R/L2° +6°	R/L2° +6°	
		右眼注视				左眼注视		

图2-0-13　术后7年半同视机检查

同视机检查提示：主要方位垂直偏斜≤5$^\triangle$。

三、后天性（外伤）左眼上斜肌麻痹（Knapp Ⅱ类）

【病例资料】

男，70岁，于2003年1月4日就诊。

病史：左眼眶内上角钝性外伤后复视半月，左眼视物倾斜(右倾)。

临床表现：视力：右1.0，左0.8。第一眼位右眼注视：左眼遮盖-去遮盖时轻微内上斜视。左眼视物倾斜(右侧倾斜)，提示左眼看到的物像(鼻侧方向倾斜)内旋(有外旋斜视，看到的物像倾斜方向正好和旋转偏斜的方向相反，和外直肌麻痹后表现内斜视看到的物像在外侧的机制相同)，代偿头位不明显。Bielschowsky歪头位试验左侧可疑阳性(图2-0-14)。复视像、Hess屏检查：提示左眼上斜肌麻痹。采用左上斜肌麻痹代偿头位(头向右侧倾斜、面部转向右侧、下颌内收)复视显著改善(图2-0-15、图2-0-16)。双马氏杆检查左Ex(外旋)15°左右(图2-0-17)。同视机检查结果提示垂直偏斜(L/R)最大方位在右下方(图2-0-18)。

诊断：外伤性左滑车神经(上斜肌)麻痹，Ⅱ类。

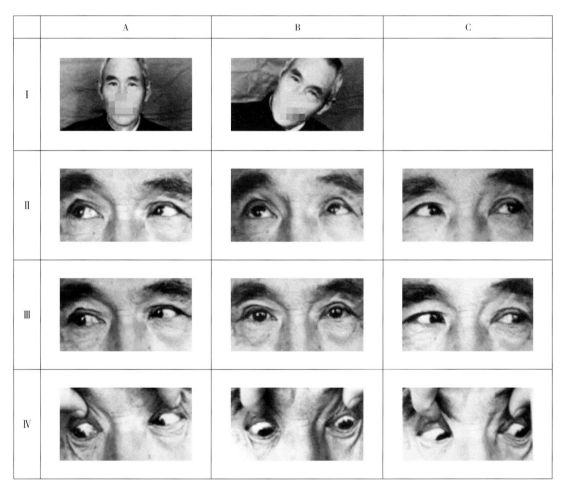

	A	B	C
Ⅰ			
Ⅱ			
Ⅲ			
Ⅳ			

图2-0-14　患者Bielschowsky歪头试验与眼位检查

Ⅰ A：无明显代偿头位；Ⅰ B：左侧Bielschowsky歪头试验可疑阳性。

Ⅱ、Ⅲ、Ⅳ：各注视方位双眼球运动协调到位。

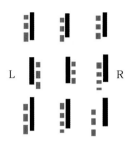

图2-0-15　复视像检查（红色为左眼像）

提示：最大垂直分离在右下方，周边像为左眼，提示左上斜肌麻痹。

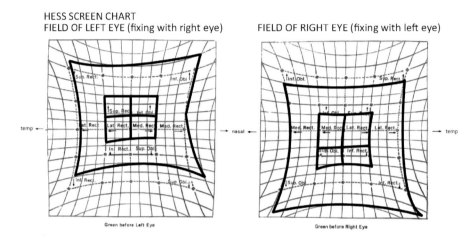

图2-0-16　Hess屏检查

左图：显示左眼下转方位图形面积缩小，上斜肌作用方位更为明显（第一斜视角）；右图：显示右眼配偶肌作用方位（右下直肌）代偿性扩大（第二斜视角），实际上右眼另一下转肌（上斜肌）作用方位图形面积也有扩大，提示垂直偏斜有部分共同化转变。

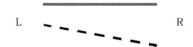

图2-0-17　双马氏杆检查（虚线为左眼所见）

提示：左眼Ex15°。

【病例特点与简评】

外伤病史及受伤部位（左眼眶内上角滑车的解剖位置）明确。主诉复视，采用左上斜肌麻痹代偿头位复视显著改善。虽然检查者观察患者的客观Bielschowsky歪头位试验（左）未见明显阳性，但是左侧主观Bielschowsky歪头位试验阳性。复视像分析显示左上斜肌麻痹，Hess屏检查也提示左眼下转肌功能不足图形。同视机诊断眼位检查显示在下方尤其右下方诊断眼位左眼上斜视最明显，结合左眼有明显外旋表现（视物右倾斜，双马氏杆及同视机检查均显示左眼有外旋偏斜），可以确诊为外伤性左上斜肌麻痹（Knapp Ⅱ类）。

右眼注视

L/R2° 左Ex5° +8°	L/R2° 左Ex5° +3°	L/R3° 左Ex5° +2°
L/R4° 左Ex5° +4°	L/R4° 左Ex5° +3°	L/R4° 左Ex5° +3°
L/R8° 左Ex8° +5°	L/R8° 左Ex8° +4°	L/R8° 左Ex8° +3°

L　L/R8°　+5°　　L/R4° +5°　　L/R11° +5°

左眼注视

L/R4° 左Ex5° +3°	L/R4° 左Ex5° +5°	L/R5° 左Ex5° +2°
L/R7° 左Ex10° +4°	L/R6° 左Ex5° +5°	L/R4° 左Ex5° +5°
L/R7° 左Ex10° +7°	L/R9° 左Ex5° +5°	L/R9° 左Ex5° +5°

R　L/R4°　+5°

图2-0-18　同视机检查

同视机检查结果提示：垂直偏斜(L/R)最大方位在右下方。

四、先天性左眼上斜肌麻痹（KnappⅢ类）

【病例资料与简评】

女，7岁，于2000年8月7日就诊。

病史：半岁左右开始间歇性向右歪头，左眼内上斜视。

临床表现：矫正视力：右0.9，左0.6。第一眼位右眼注视时左眼内上斜视(L/R5°，+20°)。双眼运动显示左下斜肌功能亢进、上斜肌功能不足。头向右倾的代偿头位。Bielschowsky歪头试验左侧阳性(图2-0-19)。同视机检查结果提示垂直偏斜(L/R)最大方位在左眼整个鼻侧视野(图2-0-20)。符合KnappⅢ类。

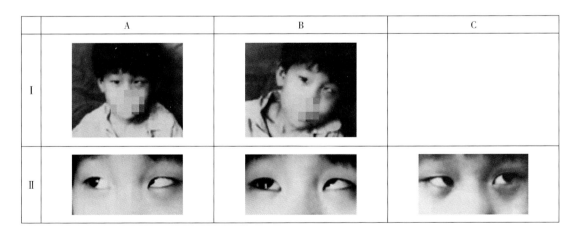

图2-0-19　术前Bielschowsky歪头试验与眼位检查

ⅠA：左眼内上斜视 L/R5°，+20°，无明显代偿头位；ⅠB：左侧Bielschowsky歪头试验阳性。

Ⅱ A、ⅡB：均显示左眼下斜肌功能亢进显著。

Ⅲ A：左眼下斜肌功能亢进；Ⅲ B图：左眼内上斜视 L/R5°，+20°。

Ⅳ A：右下转方位左眼上斜肌功能不足。

	A	B	C
Ⅲ			
Ⅳ			

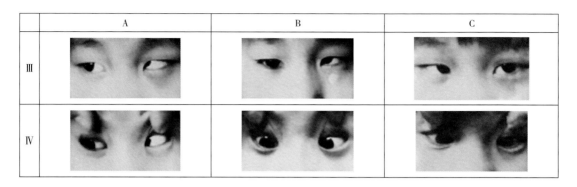

图2-0-19（续）

	L/R3°	L/R5°	*L/R6°*	
L	L/R2°	L/R5°	*L/R8°*	R
L/R3°	L/R3°	L/R5°	*L/R7°*	θ

右眼注视

图2-0-20 术前同视机检查

同视机诊断眼位检查显示：双眼右转、右上转及右下转眼位左眼上斜视明显，提示左下斜肌功能亢进、上斜肌功能不足。垂直偏斜(L/R)最大方位在左眼鼻侧视野。双眼由右转眼位向左转眼位运动时左眼上斜视逐渐减轻。

诊断：①先天性左上斜肌麻痹(Ⅲ类)；②内斜视。

手术：选择性弱化左下斜肌(前)移位+左内直肌徙后术：左眼下斜肌移位至下直肌附着点颞侧角膜缘后8mm浅层巩膜［弱化下斜肌(前)移位手术］，左眼内直肌徙后7mm。

术后继续治疗弱视至左眼矫正视力1.0，双眼视功能有一定程度恢复。

术后2年3个月：第一眼位双眼正位，各诊断眼位双眼运动基本正常(图2-0-21、图2-0-22)。代偿头位消失，双眼过度上转(≥40°)时左眼落后伴下方巩膜外露减少(提示轻度抗上转综合征)，Bielschowsky歪头试验左侧阴性。

	A	B	C
Ⅰ			

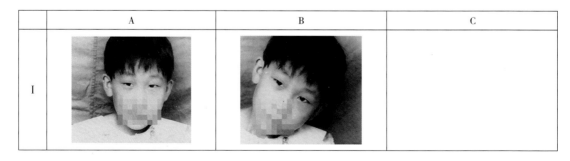

图2-0-21 术后2年3个月Bielschowsky歪头试验与眼位检查

Ⅰ A：无明显代偿头位，原在位正位；Ⅰ B：左侧Bielschowsky歪头试验阴性。

Ⅱ B：双眼过度上转左眼落后。

Ⅱ、Ⅲ、Ⅳ：其他各注视方位双眼运动基本协调到位。

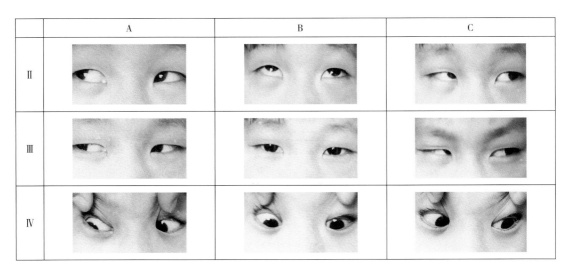

	A	B	C
Ⅱ			
Ⅲ			
Ⅳ			

图2-0-21（续）

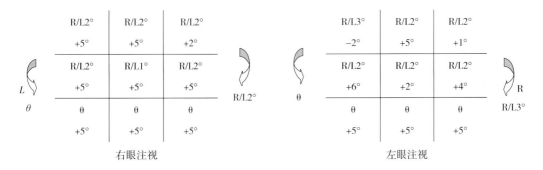

右眼注视　　　　　　　　　　　　　　左眼注视

图2-0-22　术后2年3个月同视机检查

融合：融合点：+5°，开散：−4°，集合：+3°；立体视：(+)；提示：双眼视功能有一定程度恢复。

　　我们的经验：下斜肌前移术后表现的轻度抗上转综合征，绝大多数在术后3～5年后逐渐改善，成年后就基本消失了。该患儿最后一次随访在术后3年半，抗上转综合征就不明显了，遗憾的是没有实时照相。也有术后多年才发生抗上转综合征的报告(Kushner)。

参 考 文 献

KUSHNER B J. Strabismus：Practical pearls，you won't find in textbook. New York：Springer，2017：227.

五、先天性左眼上斜肌麻痹（Knapp Ⅳ类）

【病例资料与简评】

男，23岁，于2000年1月18日就诊。

病史：发现间歇性外斜视20年。

临床表现：视力：右1.2，左1.2。原在位：L/R10△～12△，−45△(间歇性33cm/>5m)，看远方向上注视25°～30°外斜55△，看远方向下注视25°～30°外斜35△。左眼下斜肌显著亢进2⁺～3⁺。Bielschowsky歪头试验左侧阳性，代偿头位不明显(图2-0-23)。同视机检查结果提示垂直偏斜(L/R)最大方位在左眼整个鼻侧和全部下方视野(最大垂直偏斜在九个诊断眼位中表现反L型)(图2-0-24)。

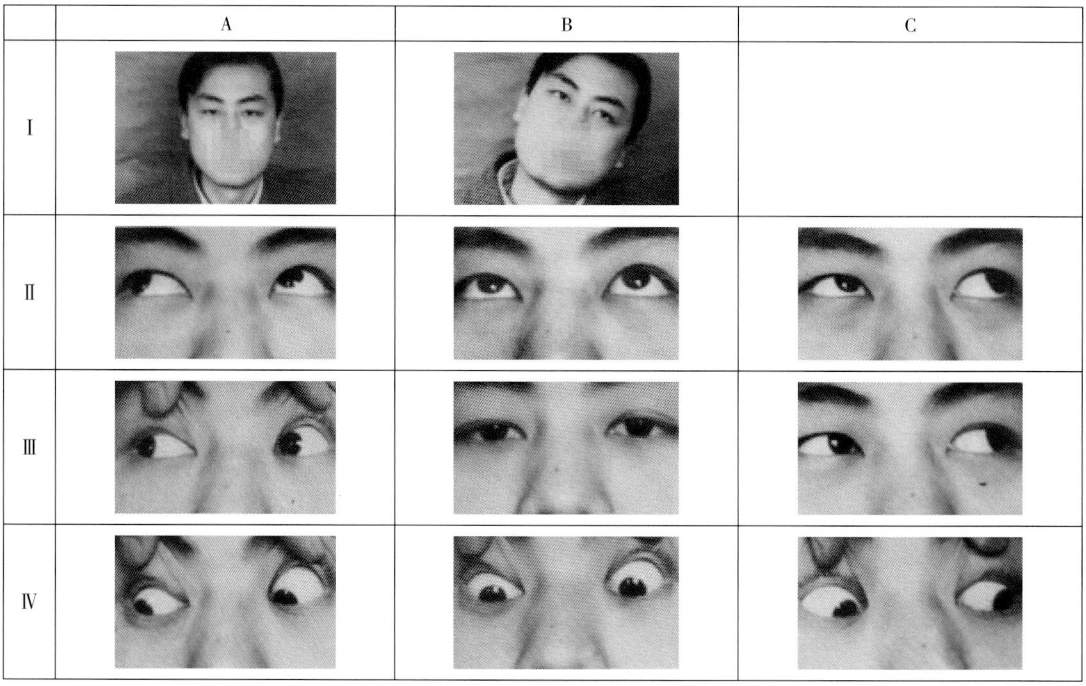

	A	B	C
I			
II			
III			
IV			

图2-0-23　术前Bielschowsky歪头试验与眼位检查

Ⅰ A:正面半身照片:无明显代偿头位;Ⅰ B:左侧Bielschowsky歪头试验阳性。

Ⅱ A:左眼下斜肌功能亢进显著;Ⅱ B:正上转方位左眼高于右眼。

Ⅲ B:原在位左眼略高于右眼。

说明:因为是间歇外斜视,眼位照相时表现水平正位。

图2-0-24　术前同视机检查

融合:(−);立体视:(−);随机点图立体视:(−)。

同视机诊断眼位检查显示在双眼下转、右转、右上转及右下转注视方位,左眼上斜视明显,提示左下斜肌功能亢进、上斜肌功能不足。双眼由右转眼位向左转眼位运动时左眼上斜视减轻。提示垂直偏斜(L/R)最大方位在左眼鼻侧和下方视野。

诊断: ①先天性左上斜肌麻痹(Knapp Ⅳ类);②V型外斜视。

左眼下斜肌显著亢进,Bielschowsky歪头试验左侧阳性,垂直偏斜(L/R)最大方位在左眼整个鼻侧和全部下方视野(反L型,如果是右眼麻痹就表现L型),符合左上斜肌麻痹Knapp Ⅳ类。看远方上、下方注视25°外斜差别20$^\triangle$,符合诊断V型外斜视的标准。因为是间歇外斜视,且相当一部分时间可控制正位,眼位照相时表现水平正位,因此术前照相没有显示外斜。

手术:选择双外直肌徙后+上移+弱化左下斜肌(前)移位手术:行双外直肌徙后10mm,上移1/2肌腹,左下斜肌移位4点半时钟位、距角膜缘后10mm浅层巩膜(弱化下斜肌移位术)。

术后1年4个月检查:第一眼位双眼正位,各诊断眼位双眼运动基本协调正常。V型斜视消失,Bielschowsky歪头试验左侧阴性(图2-0-25)。右眼上斜视(左眼上斜视轻度过矫),但双眼视功能恢复良好(图2-0-26)。

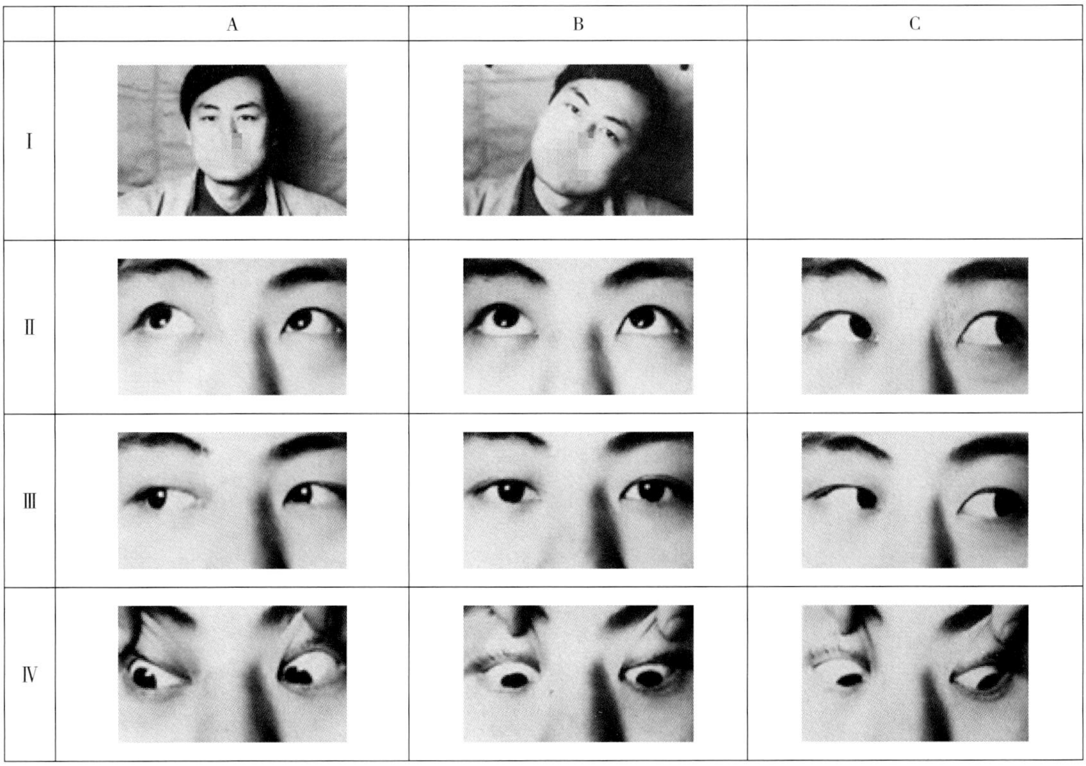

	A	B	C
Ⅰ			
Ⅱ			
Ⅲ			
Ⅳ			

图2-0-25　术后1年4个月Bielschowsky歪头试验与眼位检查

ⅠA:正面半身照片:无明显代偿头位;ⅠB图:左侧Bielschowsky歪头试验阴性。

Ⅱ、Ⅲ、Ⅳ:各注视方位双眼运动协调到位。

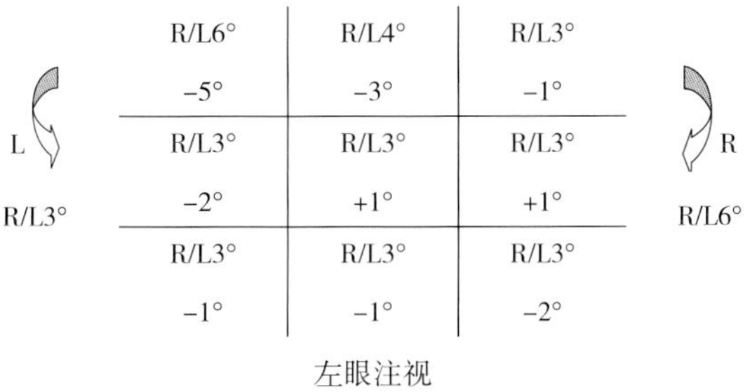

	R/L6°	R/L4°	R/L3°
L	−5°	−3°	−1°
R/L3°	R/L3°	R/L3°	R/L3°
	−2°	+1°	+1°
	R/L3°	R/L3°	R/L3°
	−1°	−1°	−2°

L　　　　　　　　　　　　　　　　　R

R/L3°　　　　　　　　　　　　　　R/L6°

左眼注视

图2-0-26　术后1年4个月同视机检查

融合:融合点:0°,开散:−7°,集合:+10°;立体视:(+);随机点立体图检查:100s。

提示:右眼轻度上斜视(左眼上斜视轻度过矫),但双眼视功能恢复良好。

六、先天性左眼上斜肌麻痹（Knapp V 类）

【病例资料与简评】

男，6岁，于1990年7月23日就诊。

【病例特点和简评】

病史：发现视物歪头3年。

临床表现：视力：右0.5，左0.8。第一眼位：L/R15$^\triangle$（33cm/>5m）。头向右侧倾斜的代偿头位显著，面部发育明显不对称。左侧Bielschowsky歪头位试验＋遮盖－去遮盖阳性(未能抓拍到)。眼位照相表现在双眼正下转、左下转及右下转眼位左眼上斜视要明显一些(图2-0-27)。同视机诊断眼位检查更能显示在双眼正下转、左下转及右下转眼位左眼上斜视明显，表现左眼下转肌功能不足(图2-0-28)。

诊断：先天性左上斜肌麻痹，V类。

手术：全麻下行左下斜肌徙后8mm(Fink方法)＋右下直肌徙后4mm。

术后6年9个月：第一眼位双眼正位，各诊断眼位双眼运动基本正常(图2-0-29)。头位有残留，Bielschowsky歪头试验左侧阴性，双眼视功能有改善(图2-0-30)。

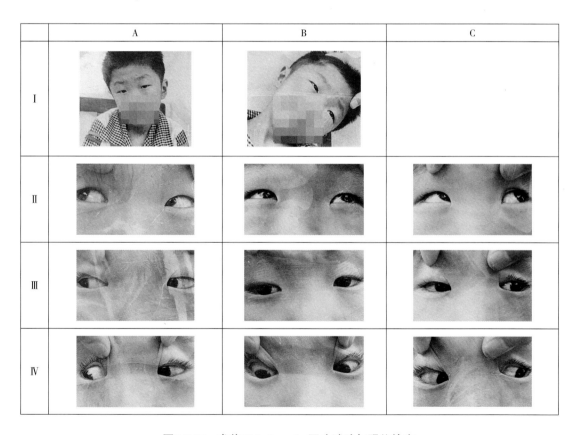

图2-0-27 术前Bielschowsky歪头试验与眼位检查

Ⅰ A：头向右侧倾斜的代偿头位显著，面部发育不对称；ⅠB：左侧Bielschowsky歪头试验阴性。

Ⅱ：上方三个注视方位双眼运动基本协调。

Ⅲ B：(稍有偏右侧注视的"原在位")：左眼高于右眼。

Ⅳ：下方注视的三个方位：显示左眼明显高于右眼。

	L/R2° −2°	L/R3° +1°	L/R2.5° −3°	
L	L/R4° −1°	L/R5° −5°	L/R3° −5°	R
	L/R8.5° *+1°*	*L/R8.5°* *−2°*	*L/R8°* *−2°*	

左眼注视

图2-0-28　术前同视机检查

同视机诊断眼位显示：在双眼正下转、左下转及右下转眼位左眼上斜视明显，表现左眼下转肌功能不足。

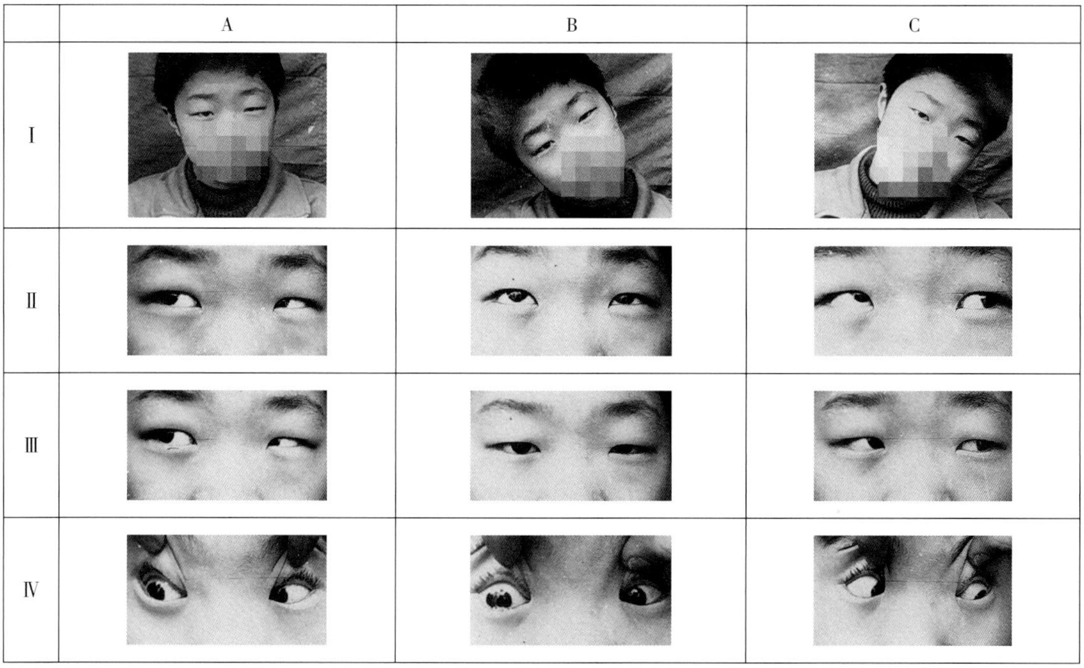

	A	B	C
Ⅰ			
Ⅱ			
Ⅲ			
Ⅳ			

图2-0-29　术后6年9个月Bielschowsky歪头试验与眼位检查

Ⅰ A：代偿头位改善；Ⅰ B：右侧Bielschowsky歪头试验阴性；Ⅰ C：左侧Bielschowsky歪头试验阴性。
Ⅱ、Ⅲ、Ⅳ：各注视方位双眼运动基本协调到位。

	R/L3° −1°	−1°	+3°	
L	R/L2° +2°	L/R1° +3°	L/R1° +2°	R
	R/L2° +2°	R/L1° +3°	+2°	

左眼注视

图2-0-30　术后6年9个月同视机检查

融合：融合点：+2°，开散：−7°，集合：+10°；立体视：(+)。
同视机诊断眼位显示：各诊断眼位基本正常，双眼视功能有改善。

Fink 8mm下斜肌徙后术(1962)是应用多年的经典下斜肌减弱术,Apt等对治疗轻中度下斜肌功能亢进采用变量徙后术,效果确切,安全可靠。

参 考 文 献

1. APT L, CALL N B. Inferior oblique muscle recession. Am J Ophthalmol, 1978, 85(1): 95-100.
2. 郝雨时. 斜视. 天津:天津科学技术出版社,1982:369-373.

七、先天性双眼上斜肌显性麻痹(Knapp Ⅵ类)/继发性双眼下斜肌功能亢进/V型外斜视

【病例资料】

男,4岁,于1992年11月13日就诊。

病史:发现眼位外斜3年余,未曾诊治。

临床表现:视力:右0.6,左0.7。第一眼位:−40$^\triangle$(33cm/>5m)。表现头向右侧倾斜的代偿头位,双侧Bielschowsky歪头试验阳性,右眼下斜肌功能亢进3$^+$~4$^+$,左眼下斜肌功能亢进2$^+$~3$^+$,自下而上运动时外斜视逐渐加重,正上注视方位表现的外斜视显著大于正下注视方位(25$^\triangle$)(图2-0-31)。双眼上斜肌功能减弱不明显。

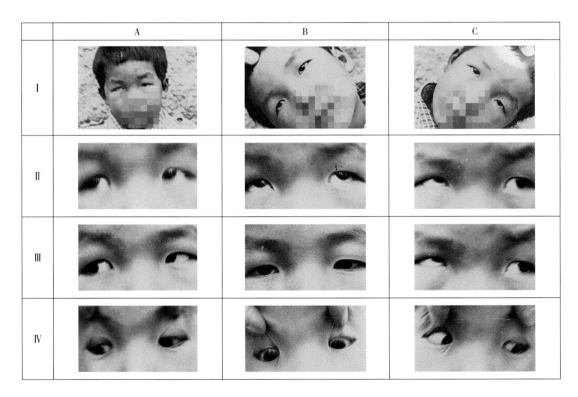

图2-0-31 术前Bielschowsky歪头试验与眼位检查

ⅠA:头向右侧倾斜代偿头位;ⅠB:右侧Bielschowsky歪头试验阳性;ⅠC:左侧Bielschowsky歪头试验阳性。

ⅡA:左眼下斜肌功能亢进;ⅡC:右眼下斜肌功能亢进。

ⅡB、ⅣB:正上注视方位表现的外斜视显著大于正下注视方位,显示V型外斜视。

诊断：①先天性双侧(显性)上斜肌麻痹(Ⅵ类)；②继发性双下斜肌功能亢进；③V型外斜视。

手术：选择双外直肌徙后+上移+双侧不等量下斜肌移位术：全麻下右外直肌徙后9mm+上移3/5肌腹+右下斜肌移位至下直肌颞侧附着点稍外处(Elliott点)浅层巩膜；左外直肌徙后9mm+上移3/5肌腹+左下斜肌移位至4点半时钟位、角膜缘后10mm处浅层巩膜。

术后4年10个月检查：第一眼位双眼正位。双眼下斜肌功能亢进基本消失，V型斜视消失。Bielschowsky歪头试验双侧转为阴性(图2-0-32)。代偿头位消除，双眼视功能良好(图2-0-33)。手术效果尚称满意。

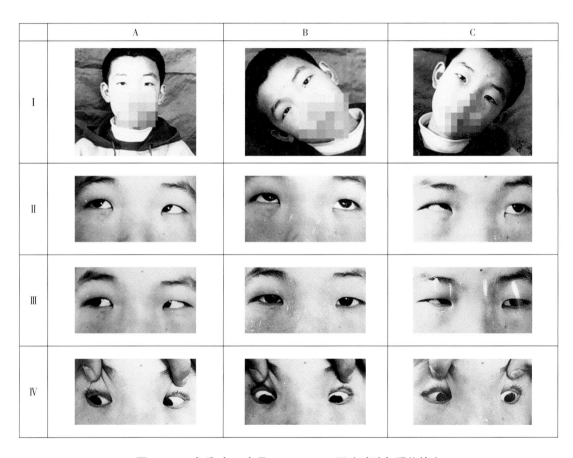

图2-0-32 术后4年10个月Bielschowsky歪头试验与眼位检查
Ⅰ A：代偿头位消失；Ⅰ B：右侧Bielschowsky歪头试验阴性；Ⅰ C：左侧Bielschowsky歪头试验阴性。
Ⅱ、Ⅲ、Ⅳ：各注视方位双眼运动协调到位。

【病例特点与简评】

von Nooren 诊断双侧上斜肌麻痹的标准是：①右侧注视 L/R，左侧注视 R/L(上斜视反转)；②双侧Bielschowsky歪头试验阳性；③双眼下斜肌功能亢进和/或双眼上斜肌功能减退。本例患者符合标准。我们之所以把这类患者称为双侧显性麻痹，是因为相对于此类还有一类双侧隐性麻痹(下一个病例)。

根据下斜肌功能过强的程度不同，选择双侧不等量下斜肌减弱术。

	R/L1° +4°	L/R1° +4°	R/L2° +4°
L	+6°	+5°	+4°
	+5°	+7°	+5°

右眼注视

	+5°	+5°	L/R1° +5°	
	+4°	+4°	+4°	R
	+5°	+4°	+5°	

左眼注视

图2-0-33　术后4年10个月同视机检查

融合：融合点：+2°，开散：–8°，集合：+10°；立体视：(+)。

参 考 文 献

1. von NOOREN. Superior oblique paralysis, a review of 270 cases. Arch Ophthalmol, 1986, 104: 1771-1776.

2. 汪泽, 孟祥成. 变量下斜肌移位术治疗下斜肌功能过强的远期效果观察. 中国实用眼科杂志, 1999, 17 (13): 64-66.

八、先天性双眼上斜肌隐性麻痹（Knapp Ⅵ类）

【病例资料】

男，8岁，于1991年8月24日就诊。

病史： 因发现眼位偏斜伴视物歪头3年就诊。

临床表现： 视力：右1.2，左1.0。第一次术前：第一眼位大致正位，头稍向右肩倾斜。右眼下斜肌功能亢进3⁺ ~ 4⁺，Bielschowsky歪头试验右侧阳性(图2-0-34)。同视机诊断眼位检查提示垂直偏斜(R/L)最大方位在右眼整个鼻侧视野，符合右眼上斜肌麻痹Knapp Ⅲ类(图2-0-35)。

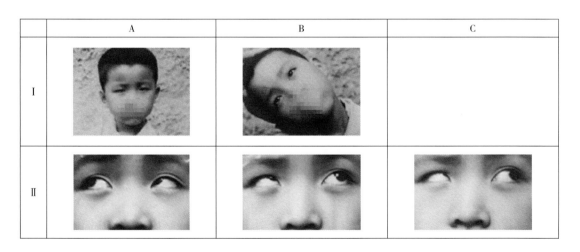

图2-0-34　第一次术前Bielschowsky歪头试验与眼位检查

Ⅰ A：头稍向右侧倾斜代偿头位；Ⅰ B：右侧Bielschowsky歪头试验阳性。

Ⅱ C：左上注视方位右下斜肌功能亢进明显。

Ⅲ B：原在位垂直偏斜不明显；Ⅲ C：左侧注视方位右眼下斜肌功能亢进依然明显。

Ⅳ C：左下注视方位右眼上斜肌功能稍显不足。

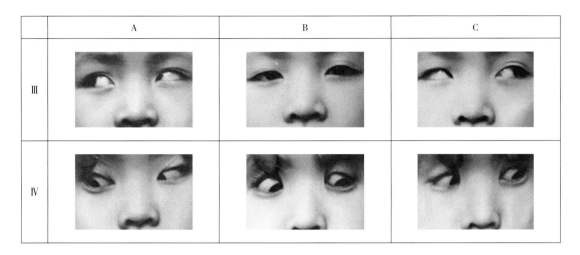

	A	B	C
Ⅲ			
Ⅳ			

图2-0-34（续）

	R/L5°	R/L3°	R/L2.5°		*R/L5°*	R/L2.5°	R/L1.5°
	+6°	+6°	+7°		*+10°*	+7°	+4°

L

R/L6°	R/L4°		*R/L4°*	R/L5°	
+10°	+8°	+6°	*+14°*	+11°	+6°

R

R/L6°			*R/L5°*	R/L1°	
+15°	+10°	+6°	*+16°*	+9°	+5°

右眼注视　　　　　　　　　　　　　　　　　左眼注视

图2-0-35　第一次术前同视机检查

融合:(−),立体视:(−)。

同视机诊断眼位检查显示:右高左(R/L)。左转眼位R/L更明显,(照片显示)向左上方注视时更著,提示右眼下斜肌功能亢进更明显,R/L在右眼鼻侧视野,符合Knapp Ⅲ类。

第一次手术:选择右眼下斜肌减弱术:右下斜肌移位于下直肌颞侧附着点稍外处(Elliott点)浅层巩膜。

术后1年9个月,左下斜肌功能亢进2⁺~3⁺,左侧Bielschowsky歪头试验阳性,提示又表现左眼上斜肌麻痹。建议左眼手术,家长暂不同意再次手术。

第一次术后5年半(第二次术前):双眼向右侧注视L/R,右上方更著,左眼下斜肌功能亢进2⁺~3⁺及左眼上斜肌功能不足。左侧Bielschowsky歪头位试验阳性、右侧阴性(图2-0-36)。同视机检查显示垂直偏斜(L/R)最大方位在左眼鼻上方位,符合Knapp Ⅰ类(图2-0-37)。

第二次手术:左眼下斜肌移位至4点半时钟位、距角膜缘后11mm处浅层巩膜(弱化下斜肌移位术)。

第二次术后4年半(距第一次术后10年):头位基本消失,眼位正位,各诊断眼位眼球运动正常,双侧Bielschowsky歪头试验均为阴性(图2-0-38)。双眼视功能恢复良好(图2-0-39)。

综合诊断:双侧(隐性)上斜肌麻痹(Ⅵ类)。

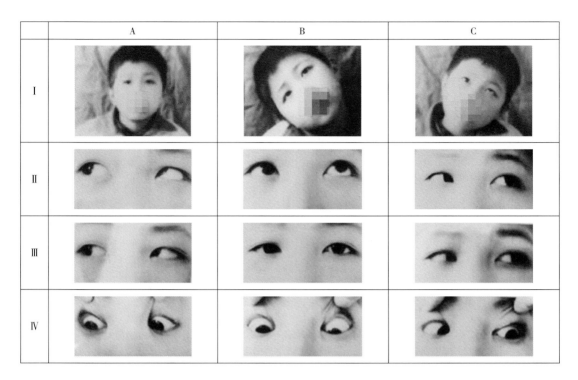

图2-0-36　第一次术后5年半、第二次术前Bielschowsky歪头试验与眼位检查

ⅠA：无明显代偿头位；ⅠB：右侧Bielschowsky歪头试验阴性；ⅠC：左侧Bielschowsky歪头试验阳性。

ⅡA：右上注视方位左下斜肌功能亢进明显。

ⅢB：原在位左眼略高于右眼。

ⅣA：右下注视方位左眼上斜肌功能稍显不足。

	L/R10°	L/R10°	L/R12°		L/R4°	L/R7°	L/R11°	
	+10°	+10°	+5°		+8°	+8°	+8°	
L		L/R2°	L/R2°		L/R1°	L/R2°	L/R3°	R
	+5°	+5°	+5°		+5°	+7°	+6°	
	+5°	+5°	+5°		+5°	L/R1° +6°	L/R2° +6°	

图2-0-37　第二次术前同视机检查

同视机诊断眼位检查显示：双眼向右侧注视(L/R)，最大方位在左眼鼻上方位，左眼下斜肌功能亢进及左眼上斜肌功能不足，符合Knapp Ⅰ类

【病例特点与简评】

　　整个临床经过符合双侧(隐性)上斜肌麻痹，初期仅表现右侧上斜肌麻痹(符合Knapp Ⅲ类)，手术矫正术后，左侧又表现上斜肌麻痹(符合Knapp Ⅰ类)。这种初期仅表现一侧麻痹的患者，实质上初期就是双侧麻痹，只不过麻痹程度较重的一侧隐蔽了程度轻的对侧麻痹，导致轻的一侧麻痹不能显现出来。当手术矫正了麻痹程度较重的一侧后，从客观上去除了对轻侧(对侧)麻痹的"屏蔽"(隐蔽作用)，对侧就有机会充分表现麻痹的各种症状和体征，这时候就需要对其进行矫治了。该患者的临床表现符合这一规律。稍有遗憾的是患者第一次

(右眼)手术后1年9个月后才来复查,此时左侧麻痹已经显而易见(但该侧眼的第二次手术拖延到术后5年6个月),实际上左眼(被隐蔽眼)显现麻痹的发生时间可能要更早。

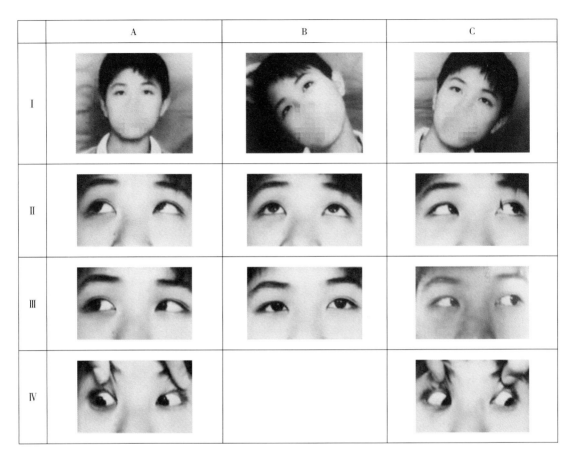

图2-0-38　第一次术后10年、第二次术后4年半Bielschowsky歪头试验与眼位检查

Ⅰ A:无明显代偿头位;Ⅰ B:右侧Bielschowsky歪头试验阴性;Ⅰ C:左侧Bielschowsky歪头试验阴性。

Ⅱ、Ⅲ、Ⅳ:各注视方位双眼运动协调到位。

		右眼注视				左眼注视		
L	L/R1° +5°	L/R3° +5°	L/R4° +4°		L/R3° +5°	L/R2° +4°	L/R4° +5°	R
	+6°	L/R1° +5°	L/R3° +5°		L/R1° +6°	+5°	L/R1° +5°	
	L/R1° +10°	L/R1° +7°	L/R1° +5°		R/L1° +8°	+5°	L/R1° +5°	

图2-0-39　第一次术后10年、第二次术后4年半同视机检查

融合:融合点:+3°,开散:−5°,集合:+11°;立体视:(+);随机点图立体视:200s。

提示:各诊断眼位基本正常,双眼视功能恢复良好。

我们的经验是:对初期单侧上斜肌麻痹做下斜肌减弱手术矫正的病例,术后1年左右手术效果才基本稳定,换句话说,术后1年内对侧都有可能显现麻痹。在此期间,不能过早满足于术后短期内的良好效果。因此,对手术后上斜肌麻痹患者,至少需要每2个月复查1次,至少需要连续随访1年以上。

注意:双侧隐性上斜肌麻痹后期发病眼,需要和对侧眼上斜肌麻痹手术过矫(抗上转综合征)相鉴别,Kushner有介绍,这里不再展开讨论。

<h2 style="text-align:center">参 考 文 献</h2>

1. ELLLIS F J, STEIN L A, GUYTON D L. Marsked bilateral superior oblique muscle paresis. A simple overcorrection phenomenon? Ophthalmology, 1998, 105: 544-551.

2. KUSHNER B J. Strabismus: Practical pearls, you won't find in textbook. New York: Springer, 2017: 228.

九、后天性(外伤)双眼不对称性上斜肌麻痹(Knapp Ⅵ类)——右眼表现垂直偏斜为主,左眼表现旋转偏斜为主

【病例资料】

男,52岁,于1995年5月18日就诊。

病史:头部外伤后双眼复视20余d。

临床表现:视力:右1.0,左1.0。第一眼位大致正位。代偿头位:轻度下颌内收(典型的双侧上斜肌麻痹代偿头位),同视机诊断眼位检查双眼下方6个方位外旋斜视均超过20°,双马氏杆检查:左眼外旋约15°。Bielschowsky歪头位试验:右侧可疑阳性,左侧阴性。见图2-0-40 ~ 图2-0-42。

诊断:后天性(外伤)双上斜肌麻痹(不对称性)Ⅵ类。

治疗:药物保守治疗3个月后恢复正常。

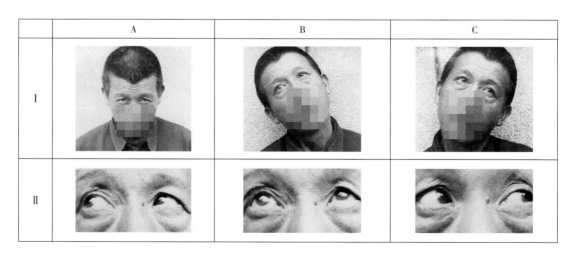

图2-0-40 患者Bielschowsky歪头试验与眼位检查

ⅠA:下颌内收代偿头位;ⅠB:(肉眼)观察右侧Bielschowsky歪头试验可疑阳性;ⅠC:(肉眼)观察左侧Bielschowsky歪头试验阴性。

ⅣC:左下注视方位右眼上斜肌功能稍显不足。

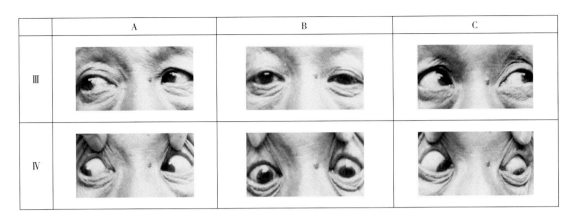

	A	B	C
Ⅲ			
Ⅳ			

图2-0-40（续）

	R/L3°	R/L1°	R/L1°	R/L3°	R/L1°	R/L5°	
	+1°	+2°	+1°	Φ	−1°	−2°	
	Ex10°	Ex10°	Ex10°	Ex15°	Ex12°	Ex18°	
L	R/L5°	R/L3°	R/L2°	R/L6°	R/L3°	R/L2°	R
	+2°	+2°	+2°	+1°	+2°	−2°	
	Ex15°	Ex15°	Ex15°	Ex18°	Ex18°	Ex18°	
	R/L6°	R/L3°	R/L1°	*R/L8°*	R/L4°	R/L1°	
	+6°	+6°	+7°	+4°	+1°	−2°	
	Ex22°	*Ex22°*	*Ex23°*	*Ex20°*	*Ex20°*	*Ex23°*	
	右眼注视			左眼注视			

图2-0-41 同视机检查

同视机诊断眼位检查显示：右高于左，左下方位最明显，表明右眼上斜肌功能减弱。左、右眼分别注视下方6个方位外旋斜视均超过20°。

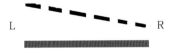

图2-0-42 双马氏杆检查（红色为右眼像）

提示：左眼外旋约15°。

【病例特点与简评】

双侧上斜肌麻痹常见于头部外伤后。本例患者有明确的头部外伤病史，表现下颌内收代偿头位，是因为下方注视，外旋斜视明显，旋转融合不能代偿，故而代偿性低头，借用上方视野来获得较为舒适的双眼视。同视机检查下部注视方位外旋斜视超过20°，是诊断双侧上斜肌麻痹的重要指标；左下方R/L最明显，提示右上斜肌麻痹。双马氏杆检查左眼外旋约15°，提示左上斜肌麻痹(表现外旋转偏斜为主)。

参 考 文 献

American Academy of Ophthalmology. 2019-2020 Basic and clinical science course, section 6: pediatric ophthalmology and strabismus. Washington, D.C.: American Academy of Ophthalmology, 2019: 119-124.

十、先天性右眼上斜肌麻痹（不符合Knapp分类/基本共同化）

【病例资料】

男，5岁，于1993年8月24日就诊。

病史：生后发现眼斜，具体发生时间不能准确描述，未曾诊治。

临床表现：视力：右0.6，左0.7。原在位：R/L30$^\triangle$，−35$^\triangle$(33cm/>5m)，右眼上斜视合并外斜。双眼运动显示右眼下斜肌功能亢进3$^+$~4$^+$，A-V现象不明显。代偿头位不明显。右侧Bielschowsky歪头试验阳性。同视机检查主观斜视各方位R/L偏斜数值基本相同，提示基本共同化，不符合Knapp分类标准。见图2-0-43、图2-0-44。

诊断：先天性右上斜肌麻痹，不符合Knapp分类。

手术：选择右眼下斜肌减弱+外斜矫正术：双外直肌徙后各7mm，右下斜肌移位于7点半时钟位、角膜缘后10mm处浅层巩膜。

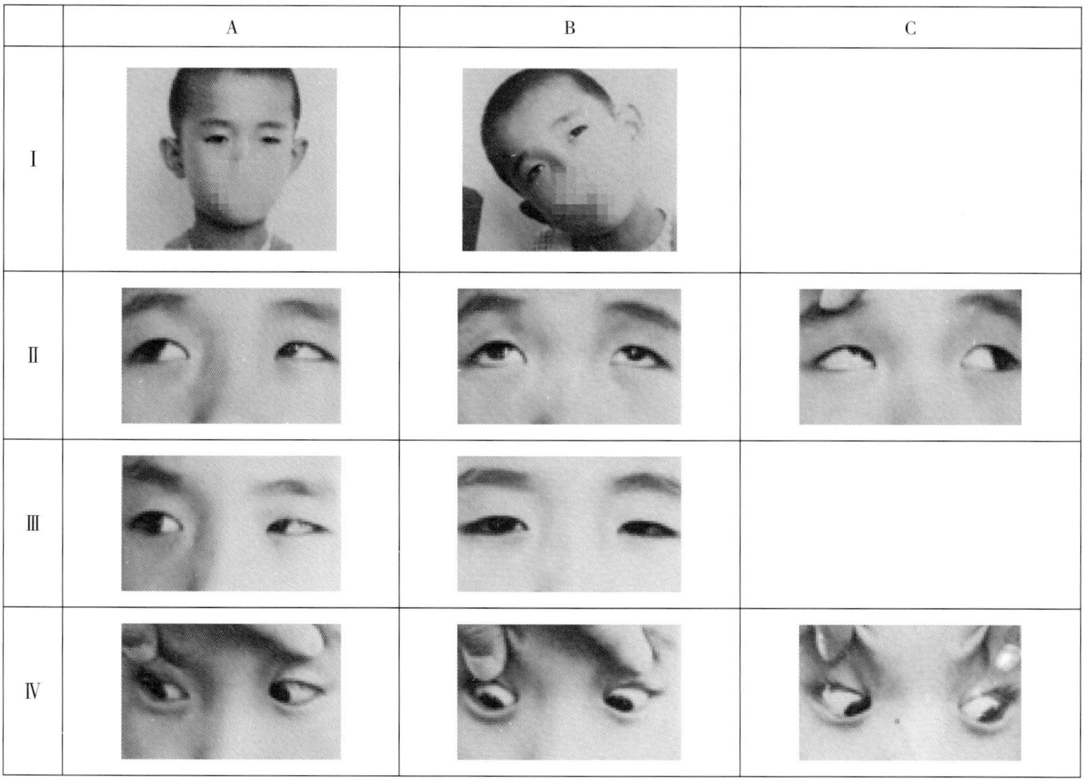

	A	B	C
I			
II			
III			
IV			

图2-0-43　术前Bielschowsky歪头试验与眼位检查

Ⅰ A：无明显代偿头位；Ⅰ B：右侧Bielschowsky歪头试验阳性。

Ⅱ C：左上转方位右眼下斜肌功能显著亢进。

Ⅲ、Ⅳ：其他各注视方位双眼运动基本协调到位。

R/L3°	R/L5°	R/L4°
−11°	−13°	−15°
R/L4°	R/L5°	R/L4°
−11°	−12°	−13°
R/L4°	R/L4°	R/L3°
−10°	−12°	−11°

右眼注视

图2-0-44　术前同视机检查

融合:(−),立体视:(−),随机点图立体视:(−)。

同视机检查显示:主观斜视各方位R/L基本相同。

术后3年6个月:第一眼位正位,各眼位双眼球运动基本协调,双眼视功能恢复良好。见图2-0-45、图2-0-46。

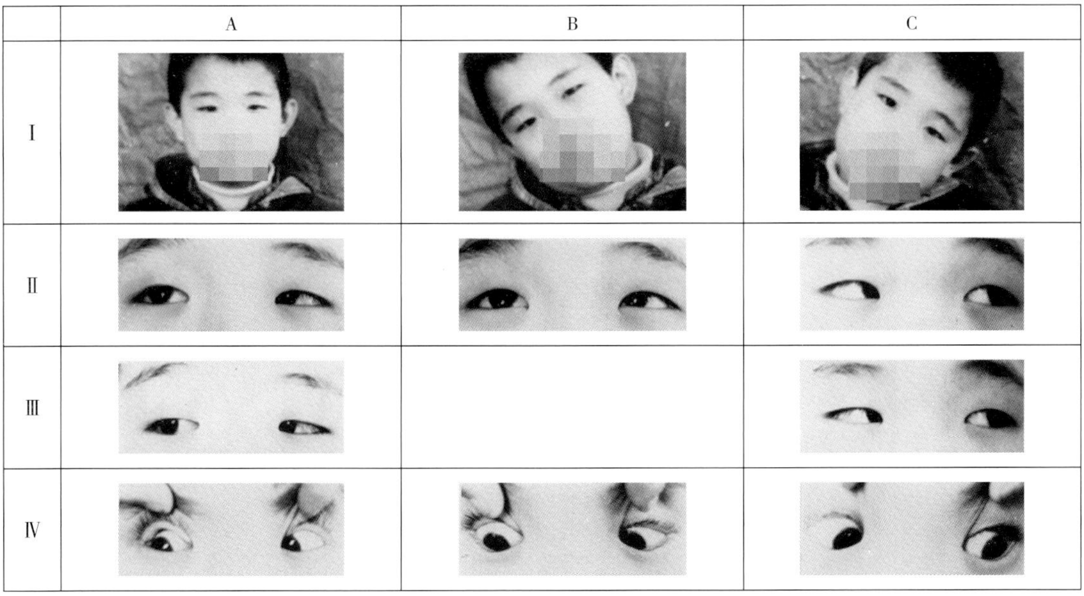

	A	B	C
Ⅰ			
Ⅱ			
Ⅲ			
Ⅳ			

图2-0-45　术后3年6个月Bielschowsky歪头试验与眼位检查

ⅠA:无明显代偿头位;ⅠB:右侧Bielschowsky歪头试验阴性;ⅠC:左侧Bielschowsky歪头试验阴性。

Ⅱ、Ⅲ、Ⅳ:各注视方位双眼运动协调到位。

+1°	+1°	−3°
+1°	+1°	+1°
+1°	+1°	+1°

右眼注视

图2-0-46　术后3年6个月同视机检查

融合:融合点:+1°;开散:−5°;集合:+15°;立体视:(+);随机点图立体视:40s。

同视机检查显示:双眼视功能恢复良好。

【病例特点与简评】

　　Knapp对上斜肌麻痹的分类方法有重要的参考价值。我们的经验是分类并不能"囊括"所有病例。换句话说,少数患者不符合分类。本例患者就不符合,属于基本共同化的先天性右上斜肌麻痹。Helveston把这类患者归为第Ⅷ类。

　　本例患者同视机检查垂直偏斜仅有5°(10$^{\triangle}$)左右,三棱镜检查却有30$^{\triangle}$,两者检查结果差别如此之大,什么原因? 采信哪个结果? 我们认为这种差别与三个因素有关:①患者垂直融合幅度较大;②异常视网膜垂直对应;③虽然设计同视机检查是接近自然状态,但实际检查仍然不能完全排除"管中窥豹,略见一斑"带来的心理因素造成检查结果或多或少的失真。本例患者可能与①有关。同视机检查结果是自觉斜视角,三棱镜检查是他觉斜视角。因为先天性上斜肌麻痹的患者往往存在大幅度垂直融合,造成在较大范围内垂直偏斜的误差。在同视机操作实践中常常遇到的情况是,用同时视画片检查自觉斜视角时,患者常常抱怨重合后的画片"稳不住"——忽高忽低,可能与患者有较大幅度垂直融合有关。在手术定量时还是采信(他觉)三棱镜检查结果为妥。同视机检查结果作为定性诊断还是有重要参考价值的。当然,如果两者的结果一致就另当别论了。

　　"对号入座"的手术方案对手术选择有重要指导意义,但不一定机械、教条地照搬照用。我们观察到几例上斜肌麻痹的患者,初诊时属于Ⅰ或Ⅱ类,在2~6年的病程中,最终演变成Ⅲ类或Ⅳ类。没有遇到反向演变的患者。说明随着病程的延长,存在着向共同性方面转化的倾向。本例患者虽然没有采用"对号入座"的方案实施手术,但解决了下斜肌功能亢进的主要矛盾后,也可能是向共同化转变的原因,其他方位的垂直偏斜也随之解决了(如前面介绍的Ⅱ、Ⅲ、Ⅳ、Ⅴ类四个病例)。术后结果良好也同样说明相同的临床表现可以有不同的手术选择。至于如何选择,取决于手术医生的个人经验、对手术方式操作的熟练程度和对手术效果的预测性。

(汪泽　杨先　夏博)

参 考 文 献

1. American Academy of Ophthalmology. 2019-2020 Basic and clinical science course, section 6: pediatric ophthalmology and strabismus. Washington, D.C.: American Academy of Ophthalmology, 2019: 119-125.

2. HELVESTON E M. Surgical management of strabismus. 5th ed. Oostende: Wayenborgh Publishing, 2005: 151-159.

3. von NOORDEN G K. HELVESTON E M. 斜视诊治思路与策略. 李筠萍,译. 长沙: 中南大学出版社, 2017: 161-162.

4. WRIGHT K W. Pediatric ophthalmology and strabismus. Oxford: Oxford University Press, 2012: 326.

第三章

第Ⅵ对脑神经（展神经）麻痹

第一节　先天性展神经（外直肌）麻痹

【病例资料】

男，21岁，于1996年12月16日就诊。

病史：生后左眼外转不足。

临床表现：视力：右0.6，左0.5，均矫正至1.2，面部转向左侧代偿头位。原在位：右眼注视(第一斜视角)：左内斜15°~20°(33cm/>5m)；左眼注视(第二斜视角)：右眼内斜25°左右(33cm/>5m)，左眼外转显著不足。同视机检查结果：从右侧→前方→左侧注视方位内斜视逐渐增大，Hess屏检查图形表现为左眼外直肌麻痹，主动收缩试验阴性，被动牵引试验提示内直肌不存在抵抗。见图3-1-1~图3-1-3。

诊断：先天性左眼外直肌麻痹。

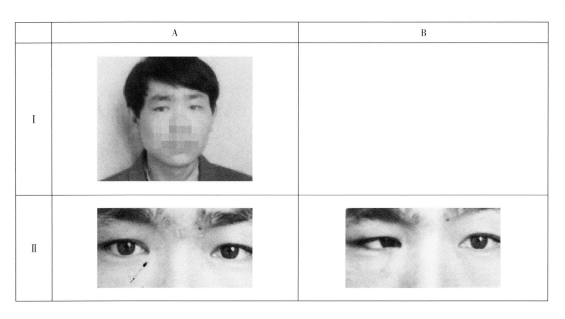

	A	B
Ⅰ		
Ⅱ		

图3-1-1　患者照片与眼位检查

ⅠA：正面半身照片：面部向左侧转的代偿头位右眼注视：左眼内斜20°。

ⅡA：原在位：左眼内斜15°~20°；ⅡB：左侧转方位：左眼外转显著不足(露白8mm)。

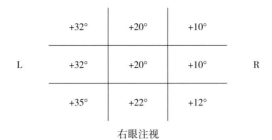

	+32°	+20°	+10°	
L	+32°	+20°	+10°	R
	+35°	+22°	+12°	

右眼注视

图3-1-2　同视机检查

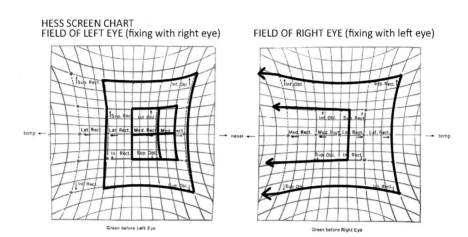

图3-1-3　Hess屏检查

左图：提示左眼外直肌作用方位图形面积缩小(第一斜视角)；右图：提示左眼外直肌的配偶肌-右眼内直肌作用方位图形面积代偿性扩大(第二斜视角)。Hess屏图形表现为左眼外直肌麻痹。

【病例特点与简评】

新生儿表现的外转受限被认为与分娩过程中受伤有关，通常可以在6周左右自然恢复。所以不轻易诊断为先天性外直肌麻痹，等到数个月龄后仍然存在，就要做相应诊治了。婴幼儿期要特别注意与Duane眼球后退综合征和先天性内斜视所表现的外转不足相鉴别。我们的经验是：成年时仍表现单独先天性外直肌麻痹相当罕见，比眼球后退综合征和先天性内斜视所表现的外转不足发生率要低。据Paragall和Lambert的叙述，在所有儿童第Ⅵ对脑神经麻痹病例中，先天性仅占11%。我们在小儿眼科和斜视诊疗经历中遇到近200例第Ⅵ对脑神经麻痹病例，仅有不足5%的患者属先天性，提示先天性单独外直肌麻痹发生率相当低。

参 考 文 献

1. ELSTON J S. Cranial nerve and eye muscle palsies//HOYT C S, TAYLOR D. Pediatric ophthalmology and strabismus. 4th ed. London：W.B. Saunders，2013：843-852.

2. PARAGALL J H, LAMBERT S R. Ocular motor nerve palsies//LAMBERT S R, LYONS C J. Taylor & Hoyt's Pediatric ophthalmology and strabismus. 5th ed. Edinburgh：Elsevier Inc，2017：859-860.

第二节　后天性展神经麻痹

一、外伤性右眼展神经麻痹

【病例资料与简评】

例1：女，23岁，于2001年12月17日就诊。

病史：外伤病史明确——5年前头部外伤昏迷1周，清醒后右眼内斜视伴外转受限，5年来有缓慢加重倾向。经保守治疗无显效。

临床表现：原在位：右眼内斜40°～45°，右眼外转严重受限，努力右转时右眼9点钟位角膜缘距离中线还差2～3mm(基本上不能转动)(图3-2-1)。第一眼位左眼注视时右眼表现大角度内斜视，右侧注视方位右眼基本上不能转动，显示右眼外直肌严重麻痹。

诊断：外伤性右展神经麻痹。

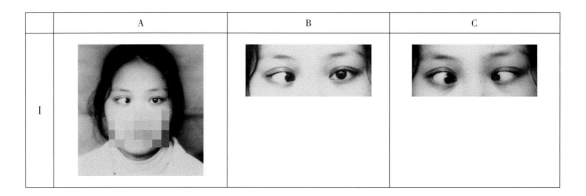

	A	B	C
Ⅰ			

图3-2-1　患者临床照片与眼位检查

ⅠA、ⅠB：原在位：右眼内斜40°～45°；ⅠC：右眼外转严重受限。

例2：男，25岁，于2000年12月就诊。

病史：外伤后右眼内斜视3年，经药物治疗后无明显改善。

临床表现：视力：右1.5，左1.2，第一眼位左眼注视时右眼内斜视35°～40°(第一斜视角)，右眼外转严重受限，努力右转时右眼9点钟位角膜缘勉强达中线(图3-2-2)。

诊断：外伤性右展神经麻痹。

选择分期右眼Jenson联扎术，右眼内直肌超常徙后。

术后3年5个月复诊，原在位基本正位，右眼球外转可越过中线15°～20°，效果尚称满意(图3-2-3)。

展神经自桥脑背面展神经核发出后，在桥脑与延髓交界处穿出脑干，在颅后凹沿枕骨斜坡向上外方行走，穿过硬脑膜，通过颞骨岩部尖端Dorello氏管，进入海绵窦，沿海绵窦外侧壁前行，经眶上裂入眶，支配外直肌。由展神经核发出的轴突，经内侧纵束至对侧动眼神经核，支配对侧内直肌，以司两眼的侧方同向运动。展神经在颅底行程最长，所以受损机会最多。

	A	B
Ⅰ	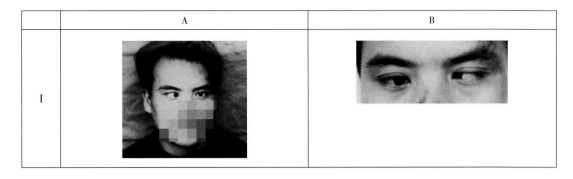	

图3-2-2　术前患者照片与眼位检查

ⅠA:原在位:右眼内斜35°~40°;ⅠB:右眼外转显著障碍。

	A	B	C
Ⅰ	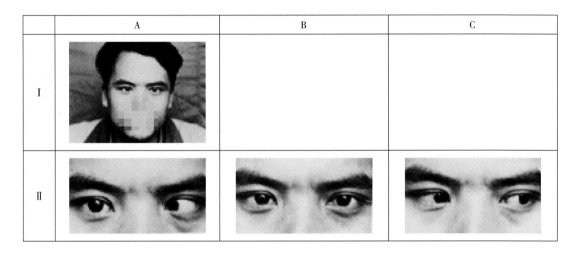		
Ⅱ			

图3-2-3　术后3年5个月患者照片与眼位检查

ⅠA:原在位基本正位。

ⅡA:右侧转眼位:右眼球外转可越过中线15°~20°;ⅡB:原在位基本正位;ⅡC:左侧转眼位:双眼球基本协调到位。

参 考 文 献

童绎,等.实用临床神经眼科.福州:福建科学技术出版社,1996,105.

二、脑炎后右眼展神经麻痹

【病例资料与简评】

男,12岁,2015年3月29日就诊。

病史:脑炎后内斜视3年,经药物治疗后无明显改善。

临床表现:视力:右0.5,左0.5。第一眼位右眼注视时左眼内斜视20°,右转眼位右眼外转不足露白5mm。提示右眼外直肌不全麻痹,左转眼位双眼运动大致正常(图3-2-4)。

诊断:后天性展神经麻痹。

病史明确,脑炎后表现眼位和眼球运动异常,提示脑炎可引起展神经麻痹。

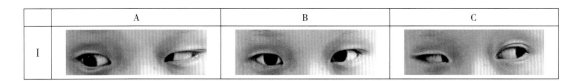

	A	B	C
Ⅰ			

图3-2-4　眼位检查

Ⅰ A：右侧转方位：右眼外转不足露白5mm；Ⅰ B：右眼注视(麻痹眼注视即第二斜视角)：左眼内斜20°；Ⅰ C：左侧转方位：左眼外转到位。

三、左额叶脑膜瘤和左眼展神经麻痹

【病例资料与简评】

女，29岁，于1992年3月9日就诊。

病史：左眼内斜视伴复视3个月。

临床表现：第一眼位右眼注视时左眼内斜视+15°(第一斜视角)，左眼注视时右眼内斜视+25°(第二斜视角)，左眼外转不足3mm。复视像检查：提示左眼外直肌麻痹。见图3-2-5、图3-2-6。双眼底视盘呈火山口样外观，提示视盘水肿。头颅CT报告左额叶脑膜瘤。

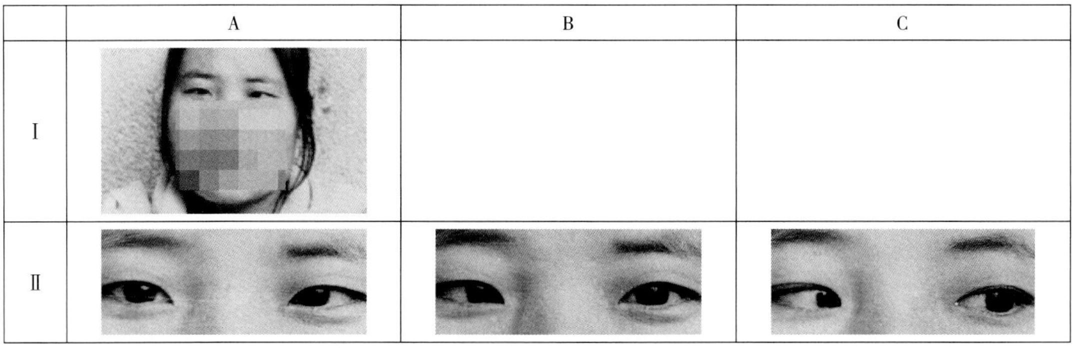

	A	B	C
Ⅰ			
Ⅱ			

图3-2-5　患者临床照片与眼位检查

Ⅰ A：正面半身照：左眼内斜15°左右。

Ⅱ A：第一斜视角：左眼内斜15°左右；Ⅱ B：第二斜视角：右眼内斜25°左右；Ⅱ C：左侧转眼位：左眼外转不足3mm。

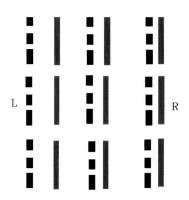

图3-2-6　复视像检查（红色为右眼像）

显示：同侧性复像，水平分离最大方位在左侧方，周边像为左眼；提示：左眼外直肌麻痹。

诊断：后天性左展神经麻痹。

该患者临床表现典型：颅内占位→颅内高压→左展神经受损，复视像主观检查和临床客观表现吻合一致。遗憾的是没有头颅CT片和眼底照相图片。

四、多发性骨髓瘤和右眼展神经麻痹

【病例资料与简评】

男，30岁，于2003年5月20日就诊。

病史：多发性骨髓瘤化疗3d后出现双眼复视。

临床表现：原在位(50cm)左注视：+10°左右，右注视：+15°~+20°(第二斜视角＞第一斜视角)。双眼运动：右眼外转不能到位。红绿眼镜复视像和Hess屏检查均显示右眼外直肌麻痹。见图3-2-7~图3-2-9。

诊断：右眼外直肌麻痹。

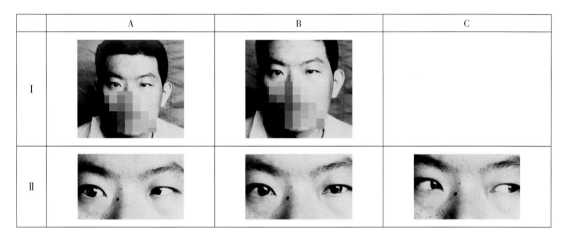

图3-2-7 患者临床照片与眼位检查

ⅠA：面部稍向右侧转向的代偿头位；ⅠB：右眼注视(麻痹眼注视即第二斜视角)：左眼内斜15°~20°。

ⅡA：右侧注视方位：右眼外转不足5mm；ⅡB：原在位左眼注视(健眼注视即第一斜视角)：+10°左右；ⅡC：左侧注视方位双眼协调到位。

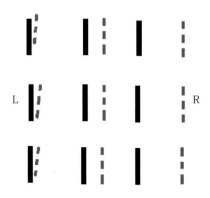

图3-2-8 复视像检查（红色为右眼像）

显示：水平同侧复视，水平分离最大方位位于右侧方，周边像为右眼所见，提示右眼外直肌麻痹。

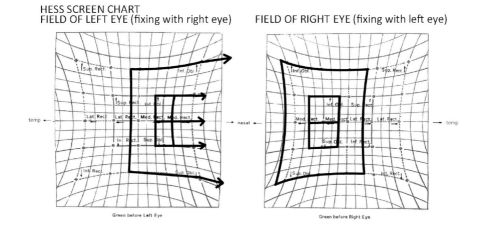

图3-2-9　Hess屏检查

右图：显示右眼外直肌作用方位图形面积缩小(第一斜视角)；左图：显示其配偶肌(左眼内直肌)作用方位图形面积扩大(第二斜视角)，提示右眼注视时左眼内直肌收缩过强。Hess屏图形表现为右眼外直肌麻痹。

多发性骨髓瘤是浆细胞异常增生的恶性肿瘤，可以发生骨髓瘤样多发性神经病变。患者自觉复视，主观检查和客观表现均佐证右眼外直肌麻痹。患者在血液科诊断为多发性骨髓瘤(骨髓中有大量骨髓瘤细胞，同时有高球蛋白血症)并实施化疗，考虑可能为多发性骨髓瘤导致的右眼展神经麻痹。

五、鼻咽癌和左眼展神经麻痹

【病例资料与简评】

男，26岁，于1997年4月19日初诊。

病史：诊为鼻咽癌2个月，复视伴左眼外转障碍1个月。

临床表现：原在位：右眼注视左眼内斜20°～25°(33cm/>5m)；面部转向左侧的代偿头位，左眼外转显著障碍。复视像检查表现左眼外直肌麻痹。见图3-2-10、图3-2-11。

诊断：后天性外直肌麻痹。

	A	B	C
I			

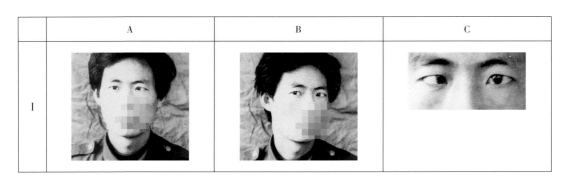

图3-2-10　患者照片与眼位检查

ⅠA：原在位右眼注视左眼内斜20°～25°(33cm/>5m)；ⅠB：面部向左侧转向的代偿头位；ⅠC：左眼外转显著障碍。

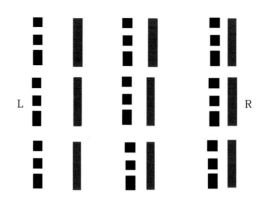

图3-2-11 复视像检查（红色为右眼像）
同侧性复像，左侧方注视时水平分离距离最大，提示左眼外直肌麻痹。

青年男性，鼻咽癌诊断明确，外直肌麻痹在其后发生，警示我们对近期发生的眼外肌麻痹患者(尤其是中、青年)，一定要请神经科、耳鼻喉科、内分泌科会诊，排除相关疾病，来不得半点儿马虎或心存侥幸。不足之处是未能获得相关影像学资料。

（杨 先 汪 泽 夏 博）

第四章

两条及以上脑神经麻痹

一、第Ⅲ对脑神经下直肌分支合并第Ⅳ对脑神经麻痹（单眼双下转肌麻痹）

左眼双下转肌麻痹

【病例资料】

男，20岁，于1992年3月9日就诊。

病史:自幼眼位偏斜，具体发病年龄不详。

临床表现:视力：右1.0，左指数(10cm)不能矫正。原在位：L/R15°，−20°～−25°(33cm/>5m)。双眼运动：右下注视方位(左眼内下转位)、正下注视方位、左下注视方位(左眼外下转方位)显示左眼下转明显不足(图4-0-1)。提示左眼上斜肌和左眼下直肌麻痹。

诊断:先天性左眼双下转肌麻痹。

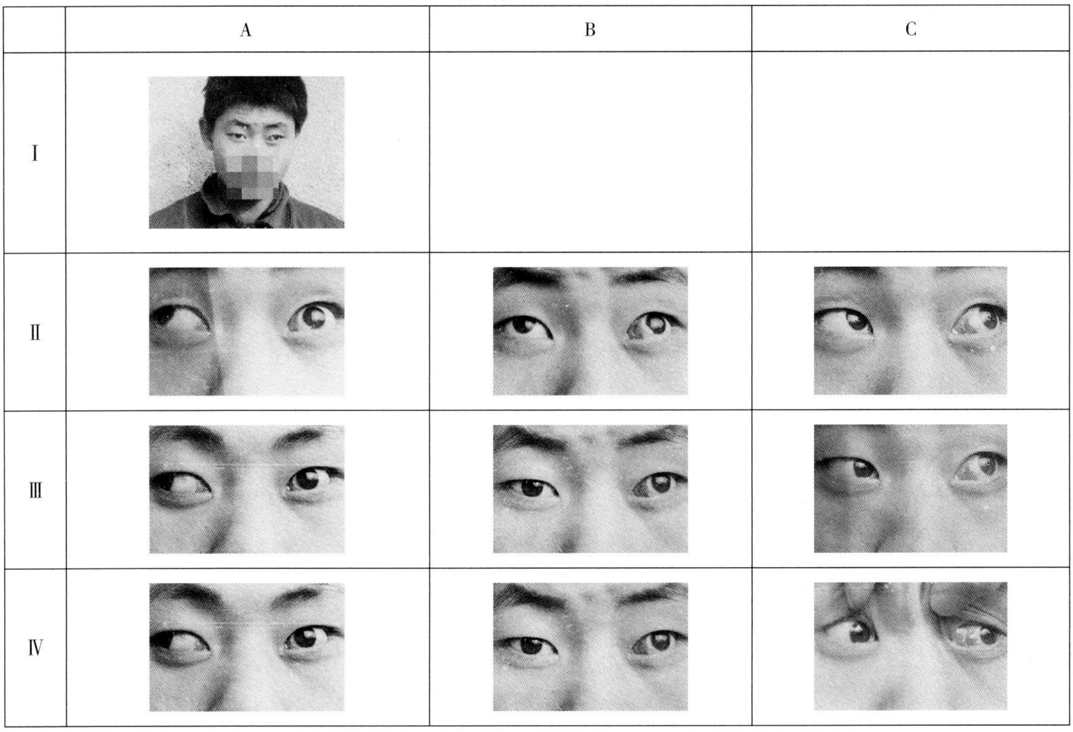

	A	B	C
Ⅰ			
Ⅱ			
Ⅲ			
Ⅳ			

图4-0-1　患者照片与眼位检查

ⅠA:无明显代偿头位。

Ⅳ:双眼运动:右下方位、正下、左下注视方位均显示左眼下转明显不足。

【病例特点与简评】

患者自幼眼位偏斜,具体发病年龄不详,应该属于先天性发病。双下转肌麻痹罕见,内容丰富的报道和描述很少,被认为可能是下直肌麻痹发生共同化的结局,也可能是下直肌麻痹后上直肌发生挛缩所致。von Noorden 报告一例额窦根治术后,上穹窿结膜大面积瘢痕化造成机械性限制,进而引起双下转肌麻痹临床表现的患者。

我们遇到过一例下直肌麻痹合并眼内肌麻痹同时有上斜肌麻痹的患者,说明双下转肌麻痹虽然罕见,但是滑车神经麻痹+选择性累及动眼神经下直肌分支的情况确实存在。早年的文献和专著把第 V 类上斜肌麻痹称为双下转肌麻痹。我们不主张这一称谓:①单眼双下转肌(上斜肌和下直肌)分别属于第Ⅳ对和第Ⅲ对脑神经支配,从概率上讲,两对脑神经同时受累概率低;②第Ⅲ对脑神经支配的"兄弟姐妹"那么多,只"眷顾"唯一下直肌的情况更少;③从手术选择方面不好解释:如果是双下转肌麻痹,选择麻痹肌的配偶肌(对侧眼下直肌、对侧眼上斜肌)减弱术是合理的,但斜视学界大师 Helveston 告诫我们不能这样做对侧眼上斜肌减弱术,因为会导致难治性双侧上斜肌麻痹。还有必要与限制性或抵抗性上斜视加以鉴别。简单的方法是借用被动牵拉试验来完成。如果上斜视眼牵拉试验是上直肌抵抗或限制明显,就可以诊断为限制性或抵抗性上斜视,反之就是单眼双下转肌麻痹。但是发生共同化的上斜肌麻痹(即第 V 类上斜肌麻痹)有时也有类似表现。

理论上讲,有代偿头位通常帮助诊断上斜肌麻痹。单眼双下转肌麻痹头位不一定明显,因为上斜肌麻痹是头向健侧倾斜,下直肌麻痹是头向患侧倾斜,两者相互抵消,故头位倾斜不一定明显。以本患者为例,左上斜肌麻痹典型头位是头向右侧倾斜,左下直肌麻痹是头歪向左侧,两者相互抵消后不一定歪头了。但两者都应该有下颌内收,但本例患者左眼严重弱视,不具备融合潜能,也就不表现代偿头位了。

参 考 文 献

1. von NOORDEN G K. HELVESTON E M. 斜视诊治思路与策略. 李筠萍, 译. 长沙: 中南大学出版社, 2017: 127.

2. OLIVIER P, von NOORDEN G K. Excyclotropia of the nonparetic eye in unilateral superior oblque muscle paralysis. Am J Ophthamol, 1982, 93(1): 30-33.

3. HELVESTON E M. Surgical management of strabismus. 5th ed. Oostende: Wayenborgh Publishing, 2005: 151-159.

二、第Ⅵ、Ⅱ、Ⅶ对脑神经麻痹

右眼外伤性展神经麻痹合并左眼视神经萎缩、左侧面神经麻痹

【病例资料与简评】

男, 15 岁, 于 2010 年 12 月 21 日就诊。

病史:头部外伤后右眼内斜视、左眼视物不见 11 年。

临床表现:视力:右 1.0^{-2}, 左无光感。原在位:右眼内斜 30°, 右眼外转不过中线;左侧鼻唇沟变浅,睑裂轻度闭合不全;左眼瞳孔散大、直接对光反射消失、间接对光反射尚可、视盘苍白。见图 4-0-2、图 4-0-3。

诊断:外伤性右展神经麻痹+左视神经萎缩+左侧面神经麻痹(右第Ⅵ对+左第Ⅱ对+左第Ⅶ对脑神经损伤)。

	A	B
I	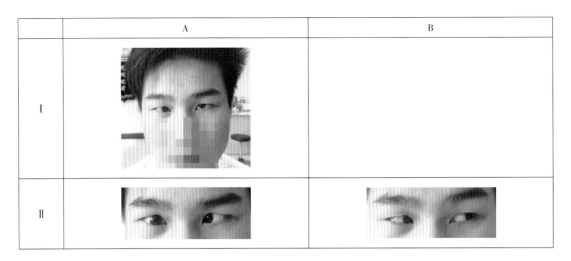	
II	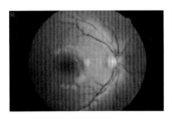	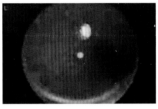

图4-0-2　患者照片与眼位检查

ⅠA：原在位：右眼内斜30°，左侧鼻唇沟变浅。

ⅡA：右侧方注视眼位：右眼外转不过中线；ⅡB：左侧方注视眼位：双眼协调到位。

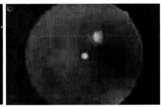

图4-0-3　眼底照相

显示：右眼正常，左眼视盘苍白。

有明确头部外伤病史，典型表现：右眼展神经麻痹，左视神经萎缩，左侧面瘫。外伤导致三对脑神经受损，且不在同一侧，说明头部外伤的复杂性，任何可能性都存在。

三、第Ⅲ、Ⅳ对脑神经麻痹

重症肌无力（眼外肌型）：右眼内直肌、下直肌、上斜肌合并左眼提上睑肌、下斜肌、上直肌麻痹

【病例资料】

男，14岁，于2001年5月5日就诊。

病史：发现眼位偏斜1年，左眼上睑下垂4月余，有晨轻暮重表现。

临床表现：视力：右1.0，左1.0。原在位左眼注视时R/L15°左右，外斜20°左右。各眼位左眼注视时右眼均外上斜视，在右下方注视眼位右眼上斜视，提示右眼下直肌麻痹；在右上转眼位左眼下斜视，提示左眼下斜肌麻痹；正上方转和左上转眼位左眼下斜视，提示左眼上直肌麻痹；在左转眼位右眼内转不足，提示右眼内直肌麻痹；在左下方注视眼位右眼明显上斜视，提示右眼上斜肌麻痹。左眼上睑下垂。同视机检查结果、复视像检查和Hess屏检查均提示右上斜肌、右内直肌、右下直肌麻痹(前者更明显)和左眼下斜肌、上直肌麻痹。见图4-0-4～图4-0-7。新斯的明试验：阳性。

诊断： 重症肌无力(眼外肌型)，累及右上斜肌、右内直肌、右下直肌、左下斜肌、左上直肌麻痹、左提上睑肌麻痹。

【病例特点与简评】

重症肌无力所致的斜视(典型的神经肌肉接合部位疾病)发病原因和致病机制不同于麻痹性斜视，应该在特殊类型斜视章节中讨论。基于双眼患病、累及两对脑神经和多条眼外肌的出发点，所以放在这里讨论。

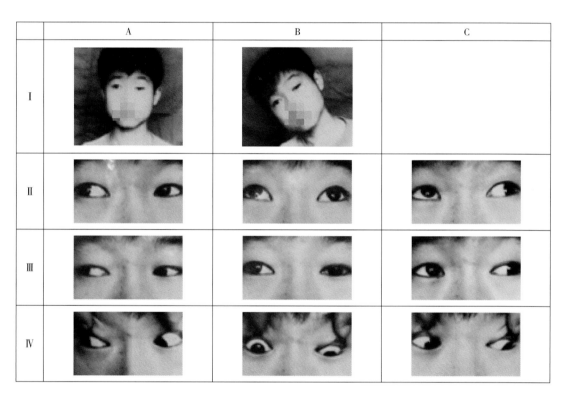

图4-0-4　Bielschowsky歪头试验与眼位斜视度检查

Ⅰ A：左眼上睑下垂，原在位：−20°，R/L 15°；Ⅰ B：右侧Bielschowsky歪头试验可疑阳性。

Ⅱ：左眼内上、正上、外上转均显示障碍(左眼上直肌、下斜肌功能不足)。

Ⅲ A：右侧注视方位右眼明显高于左眼；Ⅲ B：原在位：−20°，R/L 15°；Ⅲ C：−20°，R/L 20°，右眼内转不足。

Ⅳ A：右下注视方位显示右眼下直肌运动障碍；Ⅳ B：正下注视方位显示右眼下直肌运动障碍；Ⅳ C：左下注视方位显示右眼上斜肌功能不足。

	R/L16°	*R/L10°*	R/L6°			*R/L11°*	*R/L8°*	R/L6°	
L	*−16°*	−13°	−11°			*−18°*	−15°	−16°	R
	R/L15°	R/L13°	R/L11°			R/L10°	R/L10°	R/L8°	
R/L19°	*−15°*	−13°	−11°	R/L12°	R/L13°	*−17°*	−15°	−17°	R/L8°
−10°	*R/L15°*	*R/L15°*	*R/L18°*	−10°	−13°	R/L11°	R/L10°	R/L10°	−15°
	−17°	−13°	−10°			*−16°*	−14°	−10°	
	右眼注视					左眼注视			

图4-0-5　同视机检查

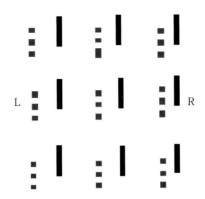

图4-0-6 复视像检查（右眼为红色）

显示：水平交叉复像：①左侧方注视水平分离最大，周边像为右眼，提示右内直肌麻痹；②右下方、正下方、左下方注视垂直分离，周边像为右眼，左下方分离稍大一些，提示右上斜肌、右下直肌麻痹；③右上方、正上方、左上方注视垂直分离，周边像为左眼，提示左眼下斜肌、上直肌麻痹。

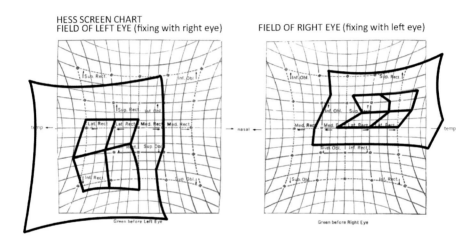

图4-0-7 Hess屏检查

右图：显示右眼内直肌、下直肌和上斜肌作用方位图形面积缩小；左图：显示与其相应的左眼配偶肌（外直肌、下直肌和上斜肌）作用方位图形面积代偿性扩大，左眼上转肌（下斜肌、上直肌）作用方位图形面积稍显缩小。

　　几种主观检查结果的解读：这个患者有点儿特殊，需要认真思考。①复视像检查：就是一个基本共同化右眼上斜视（右眼双下转肌——下直肌和上斜肌麻痹）和右眼内直肌麻痹复视像，不好解释的是下部注视方位垂直分离的距离没有明显加大。②同视机检查：基本上可以解释了，除了下转注视方位R/L很明显（右眼下直肌和右眼上斜肌麻痹），上转方位尤其是正上转、左上转方位R/L仍然很明显（左眼下斜视），结合左眼有上睑下垂，可以说明左眼上转肌（左眼上直肌和左眼下斜肌）麻痹嫌疑，左侧转方位外斜视加重是右眼内直肌麻痹的表现。③Hess屏检查：凡是图形面积缩小的部位就是麻痹眼外肌的所在部位，基本上形象、直观展示了眼外肌的麻痹情况。

　　这个病例提示我们，各种检查方法都有自身的特点或优势且有互补性，同样有自身的缺点或局限性。当临床上遇到病例用一项主观检查结果不能确定时，就需要换用另一种主观检查。这个病例是Hess屏、同视机检查结果和临床表现相吻合。

本病例提示重症肌无力导致的表现为眼外肌麻痹临床现象比较复杂，单眼和双眼都有可能受累，有时累及的眼外肌较多。

参 考 文 献

1. American Academy of Ophthalmology. 2019-2020 Basic and clinical science course, section 5: neuro-ophthamology. Washington, D.C.: American Academy of Ophthalmology, 2019: 206.
2. American Academy of Ophthalmology. 2019-2020 Basic and clinical science course, section 6: pediatric ophthalmology and strabismus. Washington, D.C.: American Academy of Ophthalmology, 2019: 142.

四、第Ⅲ、Ⅳ、Ⅵ对脑神经麻痹

（一）疼痛性眼外肌麻痹（Tolosa-Hunt综合征）

【病例资料与简评】

女，6岁，于1997年9月2日就诊。

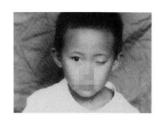

病史：发作性左眼痛伴左上睑下垂3年，每次用激素和维生素类药物保守治疗3～7d后恢复，共发作3次。

临床表现：左上睑下垂，呈固定外斜位，上、下、内、外转运动均受限且疼痛。见图4-0-8。瞳孔散大，直、间接对光反应消失。

诊断：Tolosa-Hunt综合征［累及左眼动眼神经(全麻痹)+第Ⅳ和第Ⅵ对脑神经麻痹。

图4-0-8 患儿照片

Tolosa-Hunt综合征是一种特发性、无菌性炎症，主要发生在海绵窦。重者疼痛难忍。神经影像学可显示海绵窦内有团块。典型病例对皮质激素治疗起效快，效果好。需要注意，激素治疗对肿瘤性病变(尤其是淋巴瘤)也可有良好效果。其他原因还有海绵窦动脉瘤、脑膜瘤、淋巴瘤、神经鞘瘤、垂体腺瘤(有或无卒中)、动静脉瘘、癌转移、结节病和海绵窦血栓。

本病例病史明确(疼痛性、复发性、病程时段性)，临床表现治疗经过典型。不足之处是缺乏影像学资料和完整的眼位照片。

参 考 文 献

American Academy of Ophthalmology. 2019-2020 Basic and clinical science course, section 5: neuro-ophthamology. Washington, D.C.: American Academy of Ophthalmology, 2019: 203.

（二）拔牙后颌面部感染

【病例资料与简评】

女，30岁，于1999年10月21日就诊。

病史：拔牙后颌面部感染、眼球运动障碍3周。

临床表现：眼球运动表现右眼外转(第Ⅵ对脑神经支配的外直肌)、正下转(第Ⅲ对脑神经支配的下直肌)和内下转(第Ⅳ对脑神经支配的上斜肌)不足。Hess屏检查结果和眼球运动表现吻合一致。见图4-0-9、图4-0-10。

诊断：后天性(颌面部感染)第Ⅲ(部分)、Ⅳ、Ⅵ对脑神经麻痹。

因为眼眶和颌面部特殊的毗邻解剖关系，"城门失火，殃及池鱼"，颌面部重度感染侵及眼部神经受损容易解释。

	A	B
I	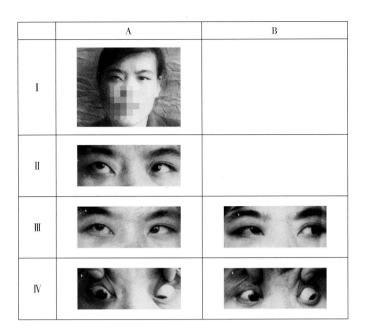	
II		
III		
IV		

图4-0-9 患者照片与眼位检查

ⅠA：正面半身照片：无明显代偿头位。

ⅡA：右上转方位右眼高于左眼，右眼外转不到位(右眼外直肌运动障碍)。

ⅢA：右侧转方位右眼高于左眼，右眼外转不到位(右眼外直肌运动障碍)；ⅢB：左侧注视方位：右眼显著高于左眼。

ⅣA：下方注视方位：右眼显著高于左眼(右下直肌运动障碍)；ⅣB：左下注视方位：右眼显著高于左眼(右上斜肌运动障碍)。

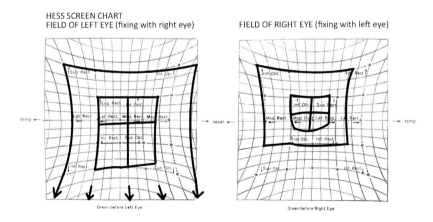

图4-0-10 Hess屏检查

右图：显示右眼下直肌、外直肌和上斜肌作用方位图形面积缩小(第一斜视角)；左图：显示与其相应的左眼配偶肌(下直肌、内直肌和上斜肌)作用方位图形面积代偿性扩大。

五、小脑肿瘤术后发生侧方注视麻痹合并第Ⅶ对脑神经麻痹

【病例资料与简评】

女，26岁，于2016年6月19日就诊。

病史：6年前行小脑肿瘤手术，术后表现双眼左转障碍和"歪嘴"。

临床表现：视力：右0.9，左0.1（不能矫正）。原在位：左眼处于内斜35°左右(33cm/>5m)，左侧鼻唇沟显著变浅，左眼睑裂闭合不全。双眼左侧转均(右眼内转、左眼外转)明显障碍。见图4-0-11、图4-0-12。双眼瞳孔等大，直接、间接对光反应尚好。患者一般情况良好，无明显步态不稳表现。

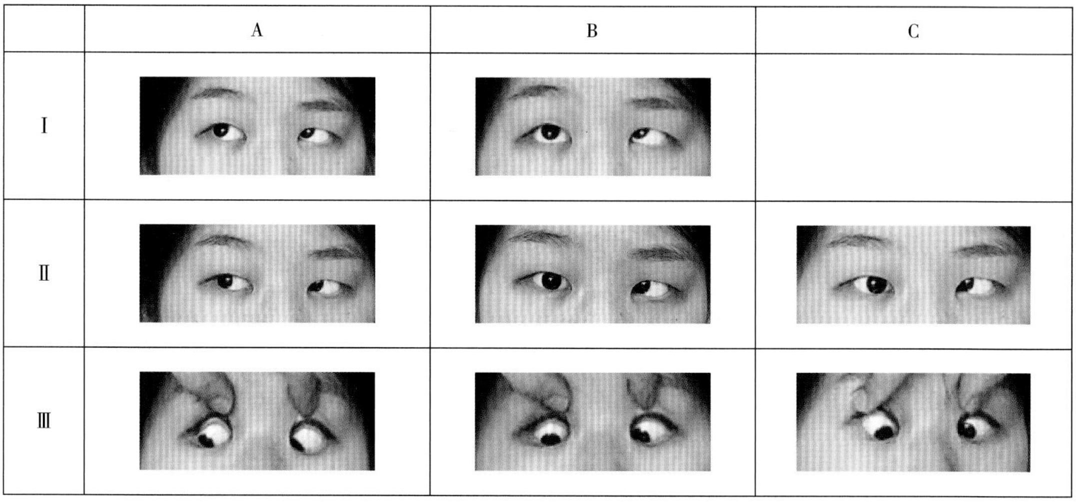

	A	B	C
I			
II			
III			

图4-0-11　患者眼位检查

Ⅰ A：左眼于内上注视方位运动基本到位；Ⅰ B：正上注视方位：左眼处于内转位，上转尚可。

Ⅱ A：右侧注视方位：左眼内转正常；Ⅱ B：原在位：左眼内斜35°~40°；Ⅱ C：左侧注视方位：左眼不能外转，右眼内转稍显不足。

Ⅲ A：右下注视方位：双眼运动基本到位；Ⅲ B：正下注视方位：双眼下转基本到位，但左眼仍处于显著内斜位；Ⅲ C：双眼下转基本到位，但左眼不能外转。

以上八张照片均显示嘴向右歪，左侧鼻唇沟变浅。

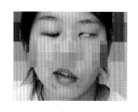

图4-0-12　患者左睑裂闭合不全，嘴向右歪

诊断：小脑肿瘤手术后左侧方注视麻痹＋周围性面瘫。

患者接受小脑肿瘤手术，手术后出现左侧方注视麻痹＋周围性面瘫，具体术式及肿瘤性质患者不能解释清楚，也未能提供相关病历和影像学资料。

颅内肿瘤因为其性质、部位和侵及范围的不同，可以导致形形色色的临床表现。本例不足之处是没有相关的影像学和神经外科手术前后的资料。

六、颅内血管瘤介入治疗后第Ⅲ对脑神经不全麻痹合并眼内肌麻痹

【病例资料与简评】

女，78岁，于2013年9月27日就诊。

病史：2年前因脑血管瘤做介入治疗手术，术后出现复视伴眼球运动障碍。

临床表现：眼球运动表现左眼下斜肌、上直肌功能不足，左眼瞳孔散大，直接、间接对光反应消失。见图4-0-13~图4-0-15。

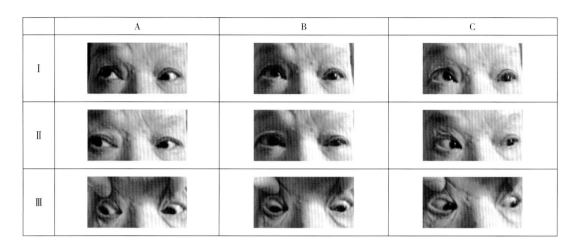

	A	B	C
Ⅰ			
Ⅱ			
Ⅲ			

图4-0-13　患者眼位检查

Ⅰ:左眼内上、正上、外上转均显示障碍(左眼下斜肌、上直肌功能不足)。

Ⅱ:右侧注视方位、原在位、左侧注视方位右眼略高于左眼。

Ⅲ:右下、正下、左下注视方位:垂直偏斜不明显。

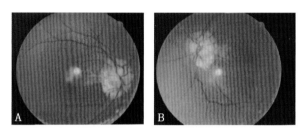

图4-0-14　眼底照相

A:右眼眼底;B:左眼眼底。

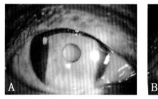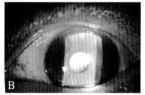

图4-0-15　瞳孔检查

A:右眼,瞳孔正常大小;B:左眼,瞳孔散大,直接、间接对光反应消失。

诊断:左眼第Ⅲ对脑神经不全麻痹(下斜肌、上直肌)合并眼内肌麻痹(颅内血管瘤介入治疗后)。

颅内血管瘤因为其性质、部位和侵及范围的不同,以及介入治疗可能产生的并发症,导致形形色色的临床表现。本例患者是左侧动眼神经分支受损(下斜肌和上直肌,同时累及眼内肌),不足之处是没有相关的影像学和神经科手术前后的资料。

(汪泽　杨先　夏博)

第五章

特殊类型的眼球运动异常和斜视

第一节　先天性脑神经异常

一、先天性眼外肌纤维化综合征

【病例资料与简评】

女,50岁,于2003年4月3日就诊。

病史:生后双眼睑不能上抬,伴眼球运动异常和视力低下。

临床表现:双眼重度上睑下垂,双眼球固定于外下方,眼球运动严重障碍,双眼向各方向运动不能,被动牵拉试验阳性。见图5-1-1。

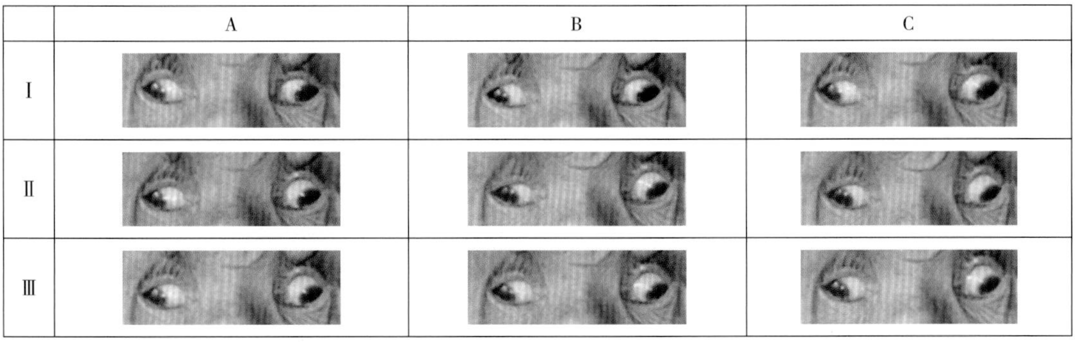

	A	B	C
I			
II			
III			

图5-1-1　患者眼位检查

Ⅰ、Ⅱ、Ⅲ:双眼球固定于外下方,各方向眼球运动不能。

诊断:先天性眼外肌纤维化综合征(congenital fibrosis of extraocular muscles,CFEOM)。患者先天发病,病情无进展,有家族性(家族中3人有相同眼部表现);累及双眼。

二、Duane眼球后退综合征

（一）左眼 Duane 眼球后退综合征Ⅰ型

【病例资料与简评】

女,41岁,于2002年5月22日就诊。

病史:生后左眼外转受限。

　　临床表现：视力：右1.0，左1.0。第一眼位右眼注视时左眼轻度内斜视，双眼睑裂大致相等。左转眼位左眼外转功能不足、睑裂增大。右转眼位左眼球明显后退、睑裂缩小。同视机检查结果：从右侧→前方→左侧注视方位内斜视角度逐渐增大，结果和左外直肌麻痹同视机检查结果类似。见图5-1-2、图5-1-3。

　　诊断：Duane眼球后退综合征Ⅰ型（左眼）。

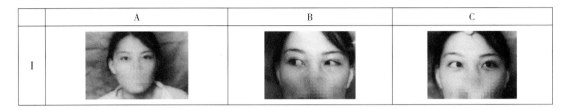

	A	B	C
Ⅰ			

图5-1-2　眼位检查

ⅠA：原在位；ⅠB：右侧转眼位，左眼睑裂缩小；ⅠC：左侧转眼位，左眼外转显著不足，伴左眼睑裂开大。

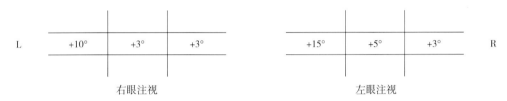

L	+10°	+3°	+3°		+15°	+5°	+3°	R

右眼注视　　　　　　　　　　　　　　　左眼注视

图5-1-3　同视机检查

（二）左眼Duane眼球后退综合征Ⅰ型伴内转时眼球上射

【病例资料与简评】

女，4岁，于2002年11月18日就诊。

　　病史：出生后不久表现向右侧方注视时左眼向上偏斜。

　　临床表现：视力：右0.5，左0.3。第一眼位角膜映光试验：+5°~+10°（33cm/>5m），双眼睑裂大致相等。左转眼位左眼外转功能不足、睑裂增大。右转眼位左眼球后退、睑裂缩小，右侧方及右上方注视时左眼上射。见图5-1-4。

	A	B	C
Ⅰ	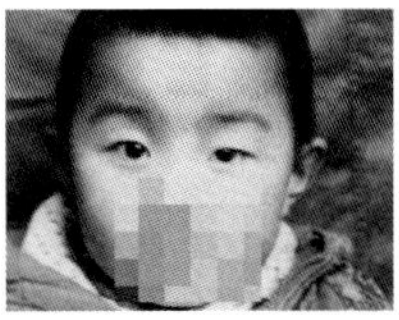		
Ⅱ	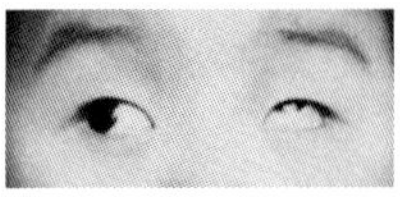	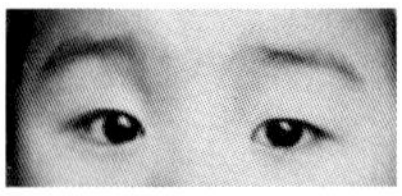	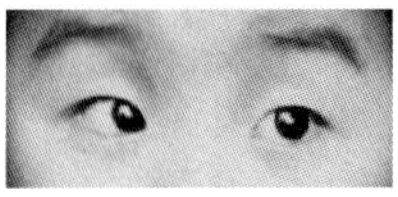

图5-1-4　患儿照片与眼位检查

ⅡA：右侧转眼位：向右侧方注视时左眼向上偏斜（上射）伴左眼睑裂缩小；ⅡB：原在位；ⅡC：左侧转眼位，左眼外转不足，伴左眼睑裂开大。

诊断：Duane 眼球后退综合征 I 型伴内转时眼球上射(左眼)。

（三）左眼 Duane 眼球后退综合征 I 型伴内转时眼球下射

【病例资料与简评】

男，8 岁，于 2002 年 8 月 30 日就诊。

病史：生后不久表现眼位异常。

临床表现：第一眼位 Hirschberg 试验：右眼注视：R/L 15°，+10°(33cm/>5m)、左眼睑裂＜右眼，左转眼位左眼外转功能不足、睑裂增大，右转眼位左眼球后退、睑裂缩小，左眼下射。见图 5-1-5。

诊断：Duane 眼球后退综合征 I 型 伴内转时眼球下射(左眼)。

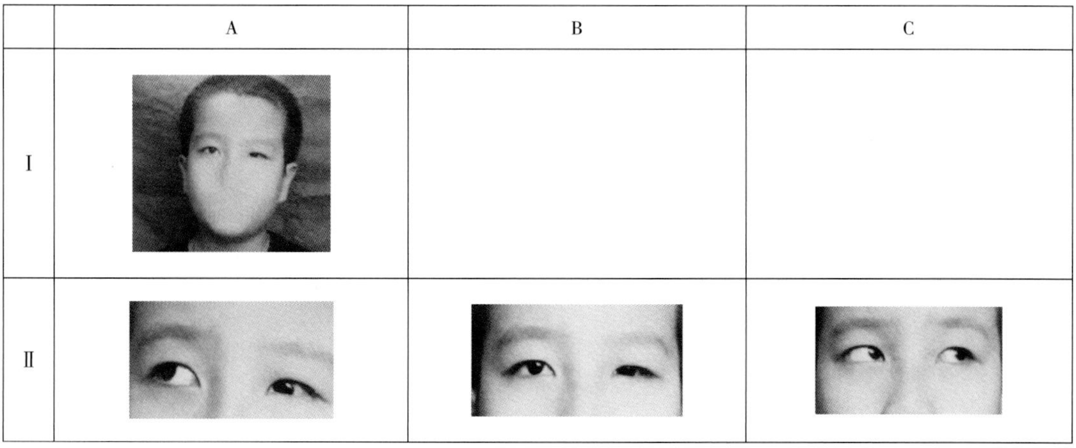

	A	B	C
I			
II			

图5-1-5　患儿照片与眼位检查

I A：正面半身照片 R/L 15°左右，+10°，左眼睑裂小于右眼。

II A：右侧注视方位：左眼睑裂变小伴左眼球下射；II B：原在位：R/L15°左右，+10°，左眼睑裂小于右眼；II C：左侧注视方位：左眼睑裂变大，左眼外转稍显不足。

（四）双眼 Duane 眼球后退综合征 II 型伴 A 型外斜视

【病例资料与简评】

女，23 岁，2013 年 1 月 21 日就诊。

病史：生后眼位异常伴双眼球不能正常转动。

临床表现：双眼矫正视力均1.0。第一眼位：右眼注视左眼外斜视60$^\triangle$。双眼内转不足伴眼球后退、睑裂缩小；双眼外转时睑裂开大(表 5-1-1)。同视机检查结果表现 A 型外斜视。见图 5-1-6、图 5-1-7。

诊断：双眼 Duane 眼球后退综合征 II 型伴 A 型外斜视。

表 5-1-1　睑裂变化

	右转	正前方	左转
右眼	10cm	7cm	7cm
左眼	7cm	7cm	10cm

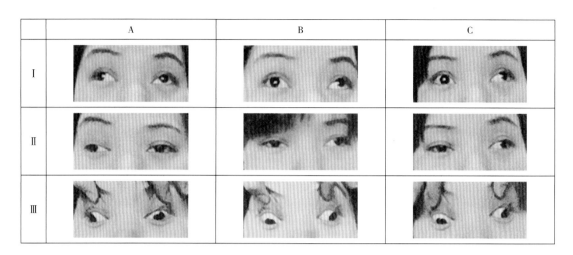

图5-1-6　患者眼位检查

Ⅰ A：右上注视方位：左眼内转显著障碍；Ⅰ B：L/R 15°左右；Ⅰ C：左上注视方位：左眼内上转显著障碍。

Ⅱ A：右侧注视方位：左眼内转显著障碍；Ⅱ B：左眼外斜35°；Ⅱ C：左侧注视方位：右眼内转显著障碍。

Ⅲ A：右下注视方位：左眼内下转显著障碍；Ⅲ B：L/R 15°左右，左眼外斜35°；Ⅲ C：左下注视方位：右眼内转显著障碍。

	R/L4°	R/L2° −25°	L/R2°		R/L2°	L/R2° −25°	L/R2°
L	L/R1°	L/R2° −30°	L/R2°		R/L2°	R/L4° −30°	L/R3°	R
	L/R2°	L/R4° −40°	L/R1°		L/R2°	R/L3° −40°	L/R1°

右眼注视　　　　　　　　　　　　　　左眼注视

图5-1-7　同视机检查

显示：下方注视外斜视比上方注视大30$^{\triangle}$，提示A型外斜视。

　　眼球后退常常合并V型斜视，也可合并A型斜视。被动牵拉试验：右外直肌抵抗明显，左外直肌轻度抵抗，双内直肌无明显抵抗。

　　对怀疑有轻度Duane眼球后退综合征的患者，可以借助裂隙灯显微镜来加以证实：将裂隙灯显微镜纵行光带照射到下睑缘和角膜表面，令患者内转眼球，如果连续的光带断开了，即可诊断为眼球后退。

参 考 文 献

1. WRIGHT K W. Pediatric ophthalmology and strabismus. Oxford：Oxford University Press，2012：317.

2. LAMBERT S R，LYONS C J. Taylor & Hoyt's pediatric ophthalmology and strabismus. 5th ed. Edinburgh：Elsevier Inc，2017：838.

3. American Academy of Ophthalmology. 2019-2020 Basic and clinical science course，section 6：pediatric ophthalmology and strabismus. Washington，D.C.：American Academy of Ophthalmology，2019：133.

（五）左眼 Duane 眼球后退综合征 Ⅲ 型

【病例资料与简评】

女，55岁，于2019年9月30日就诊。

病史： 生后即发现左眼不能正常转动。

临床表现： 视力：右0.6，左0.4。左眼内、外转均受限。无明显代偿头位。第一眼位右眼注视时左眼轻度内斜视+5°~10°。左转各眼位左眼外转功能不足且睑裂较第一眼位及右转眼位均增大。右转各眼位左眼内转功能不足且睑裂缩小、眼球后退。见图5-1-8、图5-1-9。

诊断： Duane眼球后退综合征Ⅲ型(左眼)。

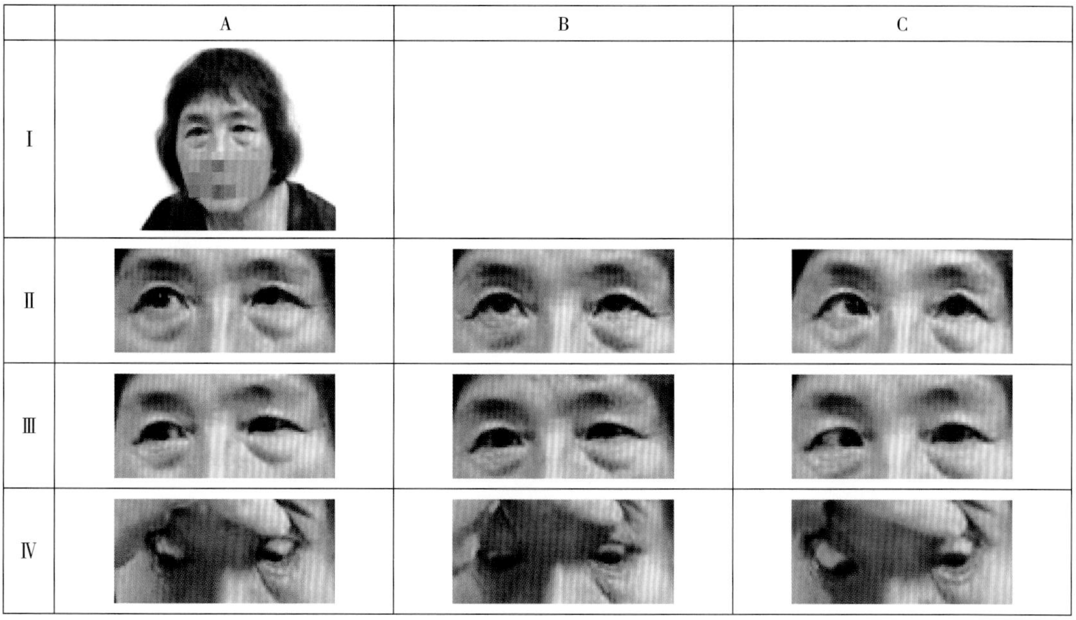

图5-1-8　患者照片与眼位检查

ⅠA：正面半身照片，左眼内斜5°~10°。

ⅡA：右上注视方位：左眼内上转障碍；ⅡB：双眼上转尚可；ⅡC：左上注视方位：左眼外上转障碍。

ⅢA：右侧注视方位：左眼内转障碍；ⅢB：左眼内斜5°~10°；ⅢC：左侧注视方位：左眼外转障碍。

ⅣA：右下注视方位：双眼运动基本到位；ⅣB：正下注视方位：双眼运动基本到位；ⅣC：左下注视方位：左眼外转不足。

	R/2°	R/L4°	R/L4°	
	+10°	+5°	−2°	
L	R/L3°	R/2°	R/L3°	R
	+15°	+3°	**−2°**	
	R/L1°	R/L2°	R/1°	
	+15°	+6°	−2°	

右眼注视

图5-1-9　同视机检查

显示：左眼外转(左转)不足，和外直肌轻度麻痹(内斜)结果类似；左眼内转(右转)不足，和内直肌轻度麻痹(外斜)结果类似。

（六）左眼反向型 Duane 眼球后退综合征

【病例资料】

男，8岁，于1996年11月3日就诊。

病史： 出生后4个月表现双眼内斜伴运动受限。

临床表现： 视力：右0.1，左0.9。原在位：右眼内斜30°，左眼内斜10°；右侧转方位：左眼内转时睑裂变大，右眼外转受限；左侧转方位：左眼外转时睑裂变小且明显受限，眼球后退2～3mm。见图5-1-10。

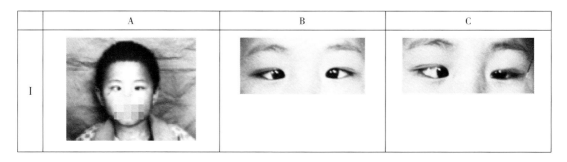

图5-1-10　术前眼位检查

Ⅰ A：原在位：右眼内斜30°，左眼内斜10°；Ⅰ B：右侧转方位：左眼内转时睑裂变大，右眼外转受限；Ⅰ C：左侧转方位：左眼外转时睑裂变小且明显受限，眼球后退2～3mm。

诊断： 反向型Duane眼球后退综合征(左眼)。

手术探查发现双眼内直肌宽大、抵抗明显，有部分纤维化，剪断内直肌后抵抗感解除，行双眼内直肌超常徙后。

术后半年： 原在位：基本正位；右侧转方位：左眼内转时睑裂变大情况基本消失，右眼外转受限改善；左侧转方位：左眼外转时睑裂变小情况基本消失，外转受限和眼球后退明显改善。见图5-1-11。

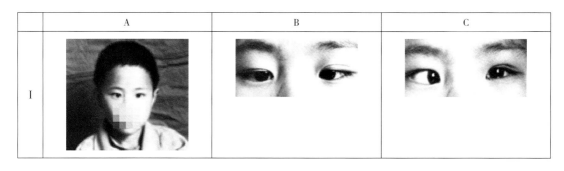

图5-1-11　术后半年眼位检查

Ⅰ A：原在位：基本正位；Ⅰ B：右侧转方位：左眼内转时睑裂变大情况基本消失，右眼外转受限改善；Ⅰ C：左侧转方位：左眼外转时睑裂变小情况基本消失，外转受限明显改善，眼球后退改善。

【病例特点与简评】

自1905年Duane首次报告眼球后退综合征以来，有关这一特殊类型斜视的报告及其研究逐渐增多，但在斜视患者中的比例不足5%，反向型眼球后退综合征的发病率极低。国内许伟、赵堪兴、崔国义有报告。对Duane眼球后退综合征的解剖和影像学研究提示，大多数展神经核发育不良或未发育也可由动眼神经异常支配外直肌(肌电图已证明)所致。内直肌过紧、附着点异常宽大，外直肌纤维化也可致病，手术中被动牵拉试验可以证明。机械性限制及解剖学因素也可致病。胡聪、刘桂香介绍一例反向型病例眼眶CT显示内直肌增粗、纤维化。本例反向型Duane眼球后退综合征手术患者证明，内直肌的限制性因素可致反向型表现。

参 考 文 献

1. DERESPINIS P A, CAPUTO A R, WAGNER R S, et al. Duane's retraction syndrome. Surv Ophthalmol, 1993, 38: 257-288.

2. 许伟, 赵堪兴. 反向型双侧眼球后退综合征一例. 中国斜视与小儿眼科杂志, 1996, (4): 83.

3. 崔国义, 张杰, 曹晓燕. 特殊类型斜视. 郑州: 河南科学技术出版社, 1998: 99-104.

4. American Academy of Ophthalmology. 2019-2020 Basic and clinical science course, section 6: pediatric ophthalmology and strabismus. Washington, D.C.: American Academy of Ophthalmology, 2019: 132.

5. 李巧娴, 甘晓玲. Duane综合征的病因及手术治疗. 中国斜视与小儿眼科杂志, 2002, (10): 109-113.

6. 胡聪, 刘桂香. 斜视诊断与手术详解. 北京: 人民卫生出版社, 2018: 328.

三、Möbius综合征

【病例资料】

男, 4岁, 于2012年3月3日就诊。

病史：家长发现患儿大约1岁时双眼位置异常伴运动受限，抱怨孩子不能像其他同龄孩子正常表现喜怒哀乐等表情。家族中四代人无类似病例。

临床表现：原在位：基本正位，双眼外转、内转受限，上下转也有障碍。面具脸。见图5-1-12。

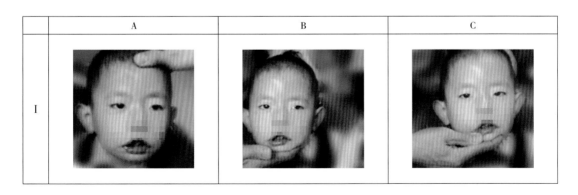

	A	B	C
Ⅰ			

图5-1-12 患儿眼位检查

Ⅰ A：原在位：无明显代偿头位；Ⅰ B：左侧注视方位：双眼左侧转均显示障碍；Ⅰ C图：右侧注视方位：双眼右侧转均显示障碍。

三张照片均显示面具脸，张口状态。

诊断：Möbius综合征。

Möbius(1888)首次报告了这一综合征，典型者表现为内斜视，双眼外转受限，面具脸（不能表现喜怒哀乐），Doll征(玩具眼现象)阴性，呈稍张口状表情。该患儿比较典型。病因尚不清楚，可能是多因素的。需要和Duane眼球后退综合征和单纯先天性外直肌麻痹相鉴别。

参 考 文 献

1. von NOORDEN G K, CAMPOS E C. Binocular vision and ocular motility：theory and management of strabismus. 6th ed. St. Louis：C.V. Mosby, 2002：440-441.

2. NELSON L B, OLITSKY S E. Harley小儿眼科学. 6版. 张伟，赵堪兴，译. 北京：北京大学医学出版社，2019：161-162.

3. ABRAHAM A. Duane retraction syndrome//TRABOULSI E, UTZ V. Practical management of pediatric ocular disorders and strabismus, a case-based approach. New York：Springer, 2016：547-557.

第二节　其　　他

一、慢性进展性眼外肌麻痹

【病例资料】

男，18岁，于1999年5月18日就诊。

病史：10年前始现双眼上睑轻度下垂伴双眼运动轻度障碍，随着时间推移逐渐加重。

临床表现：眼部检查：矫正视力：右1.0，左1.0。Hirschberg试验：$-20°$(33cm/>5m)，双眼上睑均下垂，左眼著，双眼瞳孔等大，直径约3mm，直接间接对光反射存在。双眼仅能轻微右侧转，其余各向运动障碍。见图5-2-1。全身其他情况正常。

诊断：慢性进展性眼外肌麻痹(chronic progressive external ophthalmoplegia, CPEO)。

【病例特点与简评】

慢性进展性眼外肌麻痹是一种与遗传相关的线粒体病。其特征是慢性、进展性全部眼外肌麻痹，上睑下垂可有可无。大部分患者有线粒体DNA(mtDNA)缺失或位点突变(point mutation)。遗传方式可能是母系(maternal)遗传、常染色体遗传或散发(最多见，不传给下一代)。发病初期患者表现上睑下垂，通常无复视，但大多数患者有视觉损害伴阅读困难。需要和重症肌无力(通常还表现其他症状和体征)相鉴别。通常18~40岁发病，全身症状可能有全身肌力减退。基因检测可发现mtDNA异常缺失。活体组织学检查显示特有的不规则排列红色纤维(ragged red fiber)和线粒体增殖。电镜下显示受累线粒体包涵体异常。

本病例不到10岁就始现双眼上睑下垂伴双眼运动障碍，逐渐加重，否认晨轻暮重史。临床表现符合CPEO，但发病年龄偏早。

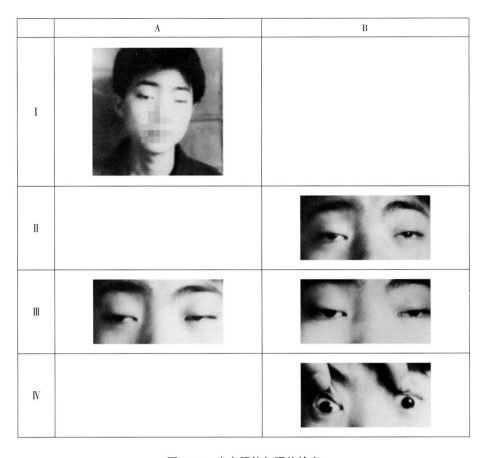

图5-2-1　患者照片与眼位检查

Ⅰ A：正面半身照片：双上睑下垂。

Ⅱ B：上方注视方位：双眼基本不能上转。

Ⅲ A：右侧注视方位：右眼外转尚可，左眼内转受限；Ⅲ B：原在位：右眼外斜15°左右。

Ⅳ B：双眼基本不能下转。

参 考 文 献

American Academy of Ophthalmology. 2019-2020 Basic and clinical science course, section 5：neuro-ophthamology. Washington，D.C.：American Academy of Ophthalmology，2019：328-329.

二、Brown 综合征

【病例资料】

男，5岁，于1998年3月4日就诊。

病史：1岁左右家长发现患儿歪头伴眼球运动不正常。

临床表现：表现头向右侧倾斜下颌稍上抬的代偿头位，原在位：L/R 15°～20°，双眼运动右眼内上转受限最显著，右眼上斜肌功能亢进明显。Hess屏检查显示右眼下斜肌作用方位图形面积收缩性变小。见图5-2-2、图5-2-3。

诊断：先天性右眼 Brown 综合征。

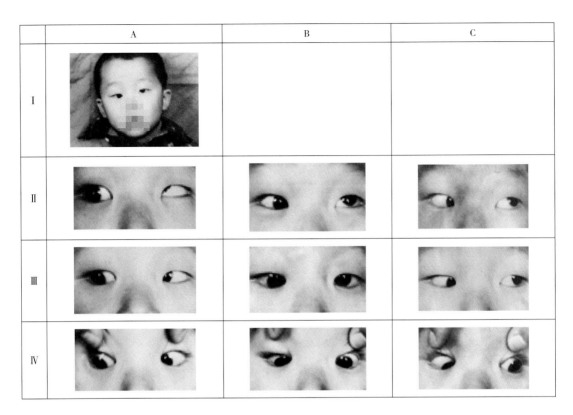

图5-2-2　患儿照片与眼位检查

ⅠA：正面半身照片：头向右侧倾斜下颌稍上抬的代偿头位。

ⅡA：右上注视方位：右眼外上转障碍；ⅡB：正上注视方位：右眼上转障碍；ⅡC：左上注视方位：右眼内上转障碍更著。

ⅢA：右侧注视方位：右眼低于左眼；ⅢB：原在位：L/R 15°～20°；ⅢC：左侧注视方位：右眼低于左眼明显。

ⅣA：右下注视方位：双眼运动基本协调到位；ⅣB：正下注视方位：双眼运动基本协调到位，但内斜视较之上方注视显著加重（显示Ⅴ型内斜视）；ⅣC：左下注视方位：右眼上斜肌功能亢进。

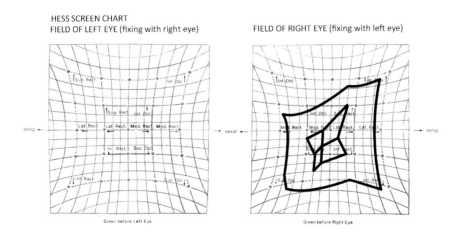

图5-2-3　Hess屏检查

右图：显示右眼下斜肌作用方位图形面积收缩性变小（第一斜视角）；左图：因为右眼下斜肌的配偶肌（左眼上直肌）作用方位图形向左上偏移过大，加上患儿配合的耐心程度不够，所以未能查得（第二斜视角）结果，仅查得第一斜视角的图形。

【病例特点与简评】

眼球内上转受限早期被认为可能是上斜肌鞘过短所致。目前认为上斜肌肌腱和滑车的复合结构各种异常均可致病。还有证据提示外直肌滑车(pulley)稳定性不好(虽然远离上斜肌肌腱,但仍在眼眶内)可以有Brown综合征类似临床表现(假性Brown综合征)。近期研究提示先天性Brown综合征可能是先天性脑神经异常支配眼病(congenital cranial dysinnervation disorders,CCDDs)的一种表现类型。临床上先天性多见,双侧患病约10%,不治自愈的情况被认为少见,但Dawson等描述多年后75%的先天性病例自然改善。

后天性常见原因:滑车部位外伤,医源性(巩膜环扎、眼内分流管植入术后),类风湿性关节炎(可以间歇性发病),鼻窦炎(急性发病,需要做眼眶和鼻窦影像学检查)。

神经眼科的简短描述:Brown综合征是一种限制性眼球运动疾病,受累眼表现为内转位时上转受限。通常是先天性发病,也可是后天性病因,如类风湿性关节炎,眼眶特发炎症,外伤(含医源性外伤,可以是滑车部位直接受伤),罕见局限上斜肌部位的肿瘤转移。

本例患者诊断有点儿"牵强附会"。原因是患眼上转受限不是局限内上转方位,正上和外上转方位也有轻度受限。属于先天性,头向右侧倾斜下颌稍上抬的代偿头位符合Brown综合征,其他临床表现不是完全符合典型的Brown综合征。右眼内上转受限最明显,Hess屏检查右眼下斜肌作用方位图形面积收缩性变小(和下斜肌麻痹的Hess屏表现基本相同),同时有V型内斜视。Brown综合征可以合并Y型斜视(V型斜视的亚型),也可合并A型斜视。

在鉴别诊断问题上,正如Wright所述,先天性Brown综合征、先天性下斜肌麻痹和原发性上斜肌功能亢进三者之间的鉴别难度大。我们认为主要依据手术中牵拉试验来加以鉴别,后两种疾病牵拉试验无抵抗感。

Hess屏检查的问题:①对于重度麻痹性斜视和限制性斜视患者,在检查第二斜视角时,常常遇到的问题是图形移位距离过大,有时甚至超出了Hess屏检查图表的描绘范围。这种情况下,就无法实施第二斜视角检查了。只能检查第一斜视角并把其结果用作为参考依据。本例患者就属于这种情况。②我们在实践中发现,对于轻度麻痹的患者,Hess屏只查中间9个注视点构成的"小框框",常常得到正常的图形(结果),此时再查16个注视点构成的"大框框"时,往往能得到有价值参考图形,可能与加大注视角度有关。

每种检查方法都有自身的局限性,需要另一种检查方法加以弥补。

参 考 文 献

1. American Academy of Ophthalmology. 2019-2020 Basic and clinical science course, section 6: pediatric ophthalmology and strabismus. Washington, D.C.: American Academy of Ophthalmology, 2019: 136.

2. American Academy of Ophthalmology. 2019-2020 Basic and clinical science course, section 5: neuro-ophthamology. Washington, D.C.: American Academy of Ophthalmology, 2019: 208.

3. WRIGHT K W. Pediatric ophthalmology and strabismus. Oxford: Oxford University Press, 2012: 317, 332-336.

4. LAMBERT S R, LYONS C J. Taylor & Hoyt's pediatric ophthalmology and strabismus. 5th ed. Edinburgh: Elsevier Inc, 2017: 838.

三、周期性内斜视

【病例资料】

男,3岁,1992年11月21日就诊。

病史:隔日内斜视2个月,无外伤及其他阳性病史可追溯。

临床表现:隔日内斜视,斜视日:左眼内斜25°左右,非斜视日:基本正位(图5-2-4)。

诊断:周期性(隔日)内斜视。

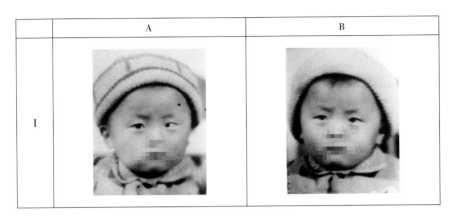

图5-2-4　患儿照片

ⅠA:斜视日:左眼内斜25°左右;ⅠB:非斜视日:基本正位。

【病例特点与简评】

Böhm(1845)最早报告了2个周期内斜视病例,发病周期多为48h,也有24h、72h和96h为一个发病周期的报告。周期性外斜视也有报告。据估计,在斜视病例中,周期性内斜视约占1/3 000~1/5 000,我们遇到过数十例(尚未遇到过周期性外斜视),觉得并不十分罕见。多发生于学龄前儿童,成人患者极少。属于共同性内斜视,周期性发病。

本例患者临床表现典型,发病周期为48h。

手术治疗是一个很好的选择,按照斜视日最大的斜视度进行手术。手术后双眼视觉能够恢复。

参 考 文 献

1. von NOORDEN G K, CAMPOS E C. Binocular vision and ocular motility: theory and management of strabismus. 6th ed. St. Louis: C.V. Mosby, 2002: 480-482.

2. American Academy of Ophthalmology. 2019-2020 Basic and clinical science course, section 6: pediatric ophthalmology and strabismus. Washington, D.C.: American Academy of Ophthalmology, 2019: 93.

3. 牛兰俊,林肯,韩惠芳.实用斜视弱视学.苏州:苏州大学出版社,2016:415-416.

四、急性共同性内斜视(蛛网膜下腔囊肿)

【病例资料】

男,11岁,1999年3月8日就诊。

病史: 突发内斜视伴复视4个月,首诊于眼科。

临床表现: 视力:右1.2,左1.2。原在位:+70$^{\triangle}$(33cm/>5m)。双眼各注视方位运动协调到位。同视机检查各注视方位内斜视角度(+35°)基本相同(误差≤5°)(图5-2-5)。神经科确诊为蛛网膜下腔囊肿并手术治疗。

诊断: 急性共同性内斜视。

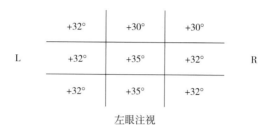

+32°	+30°	+30°
+32°	+35°	+32°
+32°	+35°	+32°

L　　　　　　　　　　　　　　　R

左眼注视

图5-2-5　同视机检查

提示各注视方位内斜视角度相同(误差≤5°),检查结果为共同性。

【病例特点与简评】

急性共同性内斜视的发病诱因被归属为三种:①双眼视觉被人为因素干扰,如单眼弱视遮盖健眼的治疗期间发生斜视,与融合功能的阻断有关(这类患者我们时有遇到,警示我们在对单眼弱视患儿实施健眼遮盖之前,要向家长交代这种少有发生的潜在风险);②内隐斜失代偿;③颅内病理性原因,如脑积水等。对这类患者必须详细评估神经系统的相关问题并加以排除。"宁可信其有,不可信其无"。该患者属于第三种情况。眼科诊断:急性共同性内斜视(原因待查)。

不足之处:①没有眼位照片;②缺乏神经科相关资料。

参 考 文 献

von NOORDEN G K, CAMPOS E C. Binocular vision and ocular motility: theory and management of strabismus. 6th ed. St. Louis: C.V.Mosby, 2002: 338-340.

五、固定性斜视

(一)固定性内斜视

【病例资料】

男,60岁,1998年4月21日就诊。

病史: 30多年前左眼开始"钻内下眼角",并逐渐进行性加重,发展至正面看不到黑眼珠3年有余。

临床表现: 原在位左眼内斜70°左右,勉强可见颞侧角膜缘。各注视方位单、双眼运动左眼球("原地打转")固定不动,右眼运动正常。见图5-2-6。被动牵拉试验:左眼球处于极度内转位,各个方向强烈抵抗。

屈光等资料未能详细记录。

诊断: 左固定性内斜视。

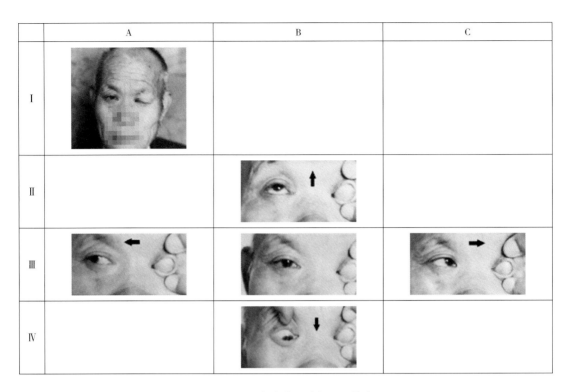

	A	B	C
I			
II			
III			
IV			

图5-2-6　患者临床照片与眼位检查

ⅠA：正面头位照片，左上睑下垂状态，几乎看不到左眼角膜。

Ⅱ、Ⅲ、Ⅳ：上、下、左、右注视方位左眼球（"原地打转"）固定不动。

【病例特点与简评】

固定性斜视罕见，多表现内斜视形式，固定性外斜视极为罕见(Schmidt等于1971年报告过1例75岁患者)。有先天性和后天性之分，前者更为罕见，后者多为双侧展神经受伤后导致的继发性改变，我们的经验是双侧展神经受伤后病程过长(≥5年)导致的固定性内斜视并不太罕见。

我们曾遇到过1例单眼固定性上斜视患者，出生后就表现一只眼睁不大。17岁时就诊，检影患眼有+3.00D远视。手术中牵拉试验各个方向都牵不动，上方180°范围探查发现上直肌、内直肌、外直肌都广泛纤维化，眼球处于固定上斜状态，断离上直肌后上斜视无改善。临床上可能遇到"千奇百怪"的情况。眼外肌纤维化的亚型？或出生时产伤导致左眼麻痹性上斜视，久而久之演变成固定性上斜视？

遗憾的是本患者原始资料记录不全，不能排除长期高度近视造成的内斜视进一步衍化所致，但严重固定性内斜视是不争的事实。

参 考 文 献

1. von NOORDEN G K, CAMPOS E C. Binocular vision and ocular motility：theory and management of strabismus. 6th ed. St. Louis：C.V.Mosby, 2002：471-472.

2. DUKE-ELDER S. System of ophthalmology. Vol 6. Ocular motility and strabismus. London：Henry, Kimpton, 1973：746-748.

（二）高度近视眼固定性内斜视

【病例资料】

女,58岁,于2002年1月3日就诊。

病史: 左眼高度近视近50年,10年前左眼开始出现内斜视,且逐渐进行性加重。

临床表现: 视力:右0.8,左0.06。粗略检影:右:−0.50DS;左:−15.00DS。原在位:左眼处于50°以上内斜视。左眼完全不能外转(图5-2-7)。被动牵拉试验:左眼内直肌强烈抵抗。扩瞳后左眼底可见部位呈现高度近视性改变。

诊断: 左高度近视眼内斜视。

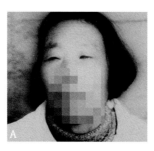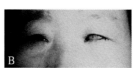

图5-2-7 患者临床头位及眼位照片
A:正面头位照片,面向右转。B:正前方眼位照片。

【病例特点与简评】

Hugonnier和Magnard于1969年首次提醒人们关注发生于高度近视患者的内斜视,同时表现限制性眼球运动(外转)障碍。其发生机制被认为是增大的眼球体积和眼眶容积之间的空间(变小)失衡所致。

严重者被称为重眼综合征(heavy eye syndromy),表现:高度近视,慢性、进展性内下斜视。眼眶影像学显示发病原因是眼球极度扩大,后巩膜葡萄肿充满眼眶后部,并脱臼于颞上方肌圆锥外,外直肌向下重度移位,上直肌向鼻侧轻度移位。高分辨率MRI显示上直肌和外直肌之间的肌间隔牵张、裂开。针对上述病因,采用Yokoyama手术治疗,做外直肌和上直肌之间的联扎手术,同时联合内直肌超常徙后术。患眼外直肌缩短手术可能导致偏斜加重。

本例患者临床经过和临床表现符合发生于高度近视眼的特殊限制性内斜视。有缺憾:缺乏影像学资料。

参 考 文 献

1. von NOORDEN G K, CAMPOS E C. Binocular vision and ocular motility: theory and management of strabismus. 6th ed. St. Louis: C.V.Mosby, 2002: 473-474.

2. American Academy of Ophthalmology. 2019-2020 Basic and clinical science course, section 6: pediatric ophthalmology and strabismus. Washington, D.C.: American Academy of Ophthalmology, 2019: 143-144.

3. 亢晓丽, 韦严, 赵堪兴, 等. 改良的Yokoyama术治疗高度近视眼限制性内下斜视. 中华眼科杂志, 2011, 47: 972-977.

4. WRIGHT K W. Pediatric ophthalmology and strabismus. Oxford: Oxford University Press, 2012: 350-351.

5. American Academy of Ophthalmology. 2019-2020 Basic and clinical science course, section 5: neuro-ophthamology. Washington, D.C.: American Academy of Ophthalmology, 2019: 208.

（三）双侧展神经受伤后病程过长导致的固定性内斜视

【病例资料】

男,65岁,于1999年2月2日就诊。

病史: 车祸颅脑外伤后双眼内斜视伴外转困难,且逐渐加重,双眼渐固定在内眼角不能外转18年余。

临床表现: 视力:右0.4,左0.5,均不能矫正。双眼固定在内斜视位。双眼左、右转时外转眼仅仅从第一眼位的内斜位置轻微外移。代偿头位:面向左转,尽量使左眼直面前方,用左眼看东西。见图5-2-8。双眼被动牵拉试验双内直肌均存在强力抵抗。

诊断: 双眼固定性内斜视(双侧展神经麻痹后)。

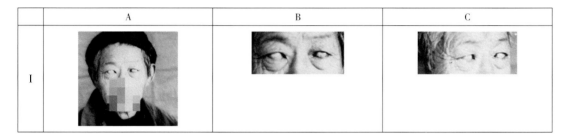

	A	B	C
I			

图5-2-8 患者照片与眼位检查

ⅠA:原在位:右眼内斜45°~50°,左眼内斜40°~45°;ⅠB:左侧转眼位;双眼球基本上仍处于固定内斜位;ⅠC:右侧转眼位;双眼球基本上仍处于固定内斜位。

【病例特点与简评】

我们的经验是:类似于这个患者,外伤导致的双侧展神经麻痹后病程过长(≥5年)造成的固定性内斜视并不太罕见。提示展神经麻痹后手术矫正麻痹性内斜视的间隔时间不宜拖延太久,尽量在内斜视固定化之前手术,以期最大程度获得较好的手术效果。麻痹的急性期推荐使用肉毒毒素。

参 考 文 献

1. 色斯塔瑞,汉特.斜视手术病例解析.赵堪兴,译.天津:天津科技翻译出版有限公司,2017:17-20.

2. American Academy of Ophthalmology. 2019-2020 Basic and clinical science course, section 6: pediatric ophthalmology and strabismus. Washington, D.C.: American Academy of Ophthalmology, 2019: 175-176.

六、异常神经支配

（一）Marcus Gunn 综合征

【病例资料】

男,12岁,1997年8月12日就诊。

病史: 生后不久表现右眼异常眨动,咀嚼时更明显。

临床表现: 视力:右0.8,左0.8。正常情况下右上睑表现下垂,张嘴时睑裂开大,闭嘴时恢复上睑下垂状态(图5-2-9)。

诊断: Marcus Gunn综合征。

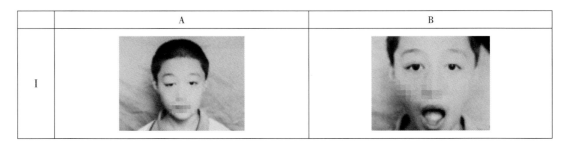

	A	B
I		

图5-2-9 患儿照片

I A:右上睑下垂; I B:张嘴时右上睑下垂消失。

【病例特点与简评】

Marcus Gunn综合征有三种表现形式:①张嘴时睑裂开大(外翼状肌和提上睑肌之间的异常联系所致);②咬牙时睑裂开大(内翼状肌和提上睑肌之间的异常联系所致);③下颌运动时上睑下垂加重。

该患者属于第一种表现形式,外翼状肌和提上睑肌之间的异常联系所致张嘴时睑裂开大。

参 考 文 献

American Academy of Ophthalmology. 2019-2020 Basic and clinical science course, section 5: neuro-ophthamology. Washington, D.C.: American Academy of Ophthalmology, 2019: 272.

(二)假性 Graefe 征和部分 Duane 征(外伤后神经迷路再生)

【病例资料】

男,34岁,于2004年1月5日就诊。

病史: 左眼外伤,具体受伤时间不能准确记忆,大概在伤后4~8个月感到左眼"不对劲"。

临床表现: 左眼睑裂宽度:右侧方注视15mm,正前方注视12mm,左侧方注视11mm。右下方位注视左上睑异常后退。见图5-2-10。

诊断: 左眼假性Graefe征和部分Duane征(外伤后神经迷路再生)。

【病例特点与简评】

神经轴索受损后,神经纤维再生过程中不再完全走行原始的路径,即发生了迷路再生(aberrant regeneration)。"剑走偏锋"的异常神经再生导致异常联动发生。典型者表现眼球内转时同时发生上睑后退,或者在眼球内转、下转或上转时伴随瞳孔收缩。

本病例外伤病史明确,伤后恢复期出现左眼异常开大。右下方位注视左上睑异常后退,因为右下注视方位是左眼滑车神经支配的上斜肌的作用方位,提示左眼滑车神经和动眼神经支配的提上睑肌之间发生了异常联系。这种情况被称为假性Graefe征,也可称为部分反向性Duane眼球后退综合征。

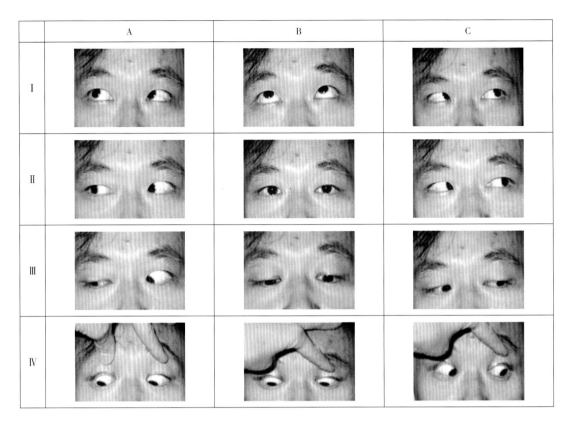

图5-2-10　患者眼位检查

Ⅲ A:右下转方位:左上睑异常后退。

Ⅳ:右下转、下转、左下转注视方位眼球运动正常。

参 考 文 献

1. American Academy of Ophthalmology. 2019-2020 Basic and clinical science course, section 5: neuro-ophthamology. Washington, D.C.: American Academy of Ophthalmology, 2019: 197-198.

2. von NOORDEN G K, CAMPOS E C. Binocular vision and ocular motility: theory and management of strabismus. 6th ed. St. Louis: C.V.Mosby, 2002: 432-434.

七、角膜屈光手术后出现的垂直复视

【病例资料】

男,35岁,2004年11月14日就诊。

病史:11年前做双眼放射状角膜切开术(RK术),术后视力不理想,1个月前做双眼准分子激光上皮下角膜磨镶术(LASEK术),术后持续性垂直复视。

临床表现:视力:右1.0,左0.5(不能矫正)。双眼角膜可见数条放射状条纹,左眼中央角膜有片状灰白色混浊,原在位33cm及>5m角膜映光0°。观察眼球各方向运动协调。三棱镜中和试验:右8△底向上,左8△底向下可消除复视。同视机检查各注视方位内斜和垂直斜视角度基本相同(图5-2-11)。处理:按三棱镜中和试验结果配压贴三棱镜。

L/R6°	L/R5°	L/R4°
+5°	+5°	+3°
L/R7°	L/R6°	L/R5°
+5°	+5°	+4°
L/R6°	L/R5°	L/R5°
+5°	+5°	+5°

右眼注视

图5-2-11　同视机自觉斜视角检查

诊断：角膜屈光术后垂直复视(共同性)。

【病例特点与简评】

1. 必须警惕角膜屈光术后出现的双眼复视：随着角膜屈光手术的广泛开展，业内对术后出现的双眼复视问题应给予充分关注，特别是术前就存在斜视的患者或由于屈光手术改变了用眼习惯(包括主导眼转换、原有维持双眼单视机能平衡的失调，术前抑制变为企图融合而达到双眼单视)，或由于屈光度数的改变使原有的隐性斜视变为显性斜视。

2. 角膜屈光术后双眼复视的可能原因：Kushner分析28例角膜屈光术后复视病例，将原因归为：①角膜瘢痕或未达到计划屈光矫正效果，如术后非计划远视诱导调节性内斜视的发生；②不能融合的双眼不等像；③不适应主导眼的转换：这类患者术前可能存在眼外肌麻痹，但代偿机制可以控制因眼外肌失衡所带来的复视，当屈光手术设计将一眼用于看远，另一眼用于看近变为事实时，原有的代偿机制不能继续维持；④调节和水平斜视间出现矛盾：如间歇性外斜视患者术前戴过矫近视眼镜，手术设计只关注最佳矫正视力的近视度数，忽略了可诱导调节控制外斜的眼镜过矫部分，调节性内斜近视患者尽管术后裸眼远视力很好，但看近需要增加调节而发生内斜。

3. 垂直复视少见，临床表现和处理有特殊性：Yap和Kowal报告1例因切削区垂直偏心导致术后垂直复视，作者认为这种情况与垂直三棱镜效应有关。我们遇到这例共同性垂直复视属于少见病例，配戴三棱镜效果良好。

4. 角膜屈光术后复视的预防：Kushner提出避免复视的五条标准：①低于4D的双眼屈光参差；②无斜视或复视病史；③未戴过三棱镜；④轻度隐斜视；⑤最近戴镜、主观验光、睫状肌麻痹后验光三者差值在0.5D以内。

5. 角膜屈光术后复视的处理讨论：①未达到预期屈光矫正效果者可以戴框架眼镜或再次屈光手术补充矫正，如术后出现非计划性远视而发生调节内斜者；②调节和集合的矛盾造成者，补充戴框架眼镜，如间歇性外斜者给负镜，调节性内斜给正镜；③眼外肌麻痹者，可以按常规麻痹性斜视手术或配三棱镜处理；④切削区偏心者，可以试戴三棱镜或再次屈光手术矫正偏心切削。

本例不足：缺乏角膜地形图和眼前节照片。

(杨　先　汪　泽　夏　博　姜文澜)

参 考 文 献

1. American Academy of Ophthalmology. 2019-2020 Basic and clinical science course, section 5: neuro-ophthamology. Washington, D.C.: American Academy of Ophthalmology, 2019: 209.

2. KUSHNER B J. Diplopia after refractive surgery: Occurrence and prevention. Arch Ophthalmol, 2003, 121: 315-321.

3. YAP E Y, KOWAL L. Diplopia as a complication of laser in-situ keratomileusis surgery. Clin Experiment Ophthalmol, 2001, 4: 268-271.

第二篇

神经眼科疾病

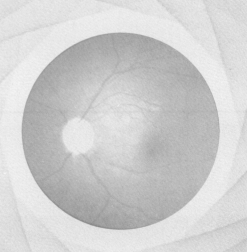

第六章

视神经疾病

第一节　视神经先天发育异常

一、视盘玻璃膜疣

【病例资料】

患者男，29岁，主因双眼先后无痛性视力下降，左眼10个月，右眼4个月，于2019年9月30日就诊。

现病史： 2018年11月，晨起后无明显诱因出现左眼下方视物遮挡，不伴眼球转动痛。当地医院就诊时测视力0.8，行FFA及OCT检查考虑左眼缺血性视神经病变。予泼尼松30mg口服，每5d减1粒，减至2粒时自行停药，结合复方樟柳碱穴位注射自觉较前好转。2019年2月，无明显诱因自觉左眼下方视物遮挡较前加重，遂至某医院就诊。时测视力0.5，诊断同前，予甲泼尼龙1g×3d→泼尼松50mg口服，1次/d，序贯减量，自觉未见明显好转。2019年5月，无明显诱因出现右眼下方视物遮挡，不伴眼球转动痛，遂至某医院就诊。时测视力右眼1.0，左眼0.6，诊断右眼非动脉炎性前部缺血性视神经病变(NAION)，予甲泼尼龙1g×3d→0.5g×3d→泼尼松50mg，口服，1次/d，序贯减量。其后至中医院行针灸及离子导入治疗，当地医院口服中药及针灸治疗1周，未见明显好转。近日来，自觉双眼视力下降，至神经眼科门诊就诊，入院治疗。患者2019年1月外院疑似诊断青光眼，行双眼虹膜激光造孔，2012年行扁桃体切除术。

眼科检查： 右眼：0.6，ETDRS(糖尿病视网膜病变早期治疗研究)：65，角膜清，角膜后沉着物(KP)(–)，前房中深，周边前房约1CT(角膜厚度)，房水闪辉(–)，虹膜纹理清晰，11点位见激光孔，未见萎缩和新生血管，瞳孔圆，直径约3mm，对光反射不持久，晶状体透明，眼底视盘上方边界清、下方边界毛糙、色淡黄，视网膜A:V≈1:2，网膜未见明显出血，黄斑区中心反光未见。左眼：视力：0.8，ETDRS：75，角膜清，KP(–)，前房中深，周边前房约1CT，房水闪辉(–)，虹膜纹理清晰，1点位见激光孔，未见萎缩和新生血管，瞳孔圆，直径约4mm，对光反射不持久，晶状体透明，玻璃体轻度混浊，眼底视盘上方边界清、下方边界毛糙、色淡黄，视盘颞侧网膜皱褶，视网膜A:V≈1:2，网膜未见明显出血，黄斑区中心反光未见。NCT：R 13.6mmHg，L 12.3mmHg。

辅助检查： 血尿常规、凝血、传染病、生化、红细胞沉降率、甲状腺功能、风湿免疫、抗核抗体、抗中性粒细胞胞质抗体、抗心磷脂抗体、HLA(人类白细胞抗原)-B27、TORCH、结核分枝杆菌等检查未见明显异常,抗 AQP(水通道蛋白)4抗体均阴性,颈总动脉、颈外动脉、椎动脉超声无异常,眼眶 MRI 视神经未见明显信号。OCT:右眼视神经纤维层增厚,左眼视神经纤维层薄变,右眼 219μm,左眼 92μm。视野(30-2):双眼弥漫性视野缺损。FFA(2018 年 11月 26 日):左眼动脉期11s,视盘早期呈现弱荧光,晚期为强荧光,未见明显荧光渗漏;FFA(2019 年 5 月 16 日):右眼动脉期18s,视盘早期呈现弱荧光,晚期为强荧光,未见明显荧光渗漏。F-ERG(2019 年 5 月 15 日):未见明显异常,VEP(2019 年 5 月 15 日):右眼潜伏期119ms,振幅5.72μV,左眼潜伏期120ms,振幅4.77μV。B 超示右眼视盘点状强回声(0.9mm × 0.6mm)。SD-OCT(谱域相干光断层成像):右眼视盘区神经上皮层隆起增厚,层次欠清,视盘下方神经上皮层见团块状中度反射(图6-1-1)。

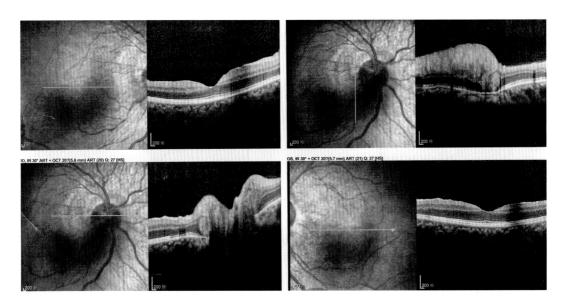

图6-1-1　右眼视盘区神经上皮层隆起增厚,层次欠清,视盘下方神经上皮层见团块状中度反射,左眼视网膜内表面欠光滑,表面见节段性线状光带,黄斑区椭圆体带及嵌合体带部分受损

诊断:双眼埋藏性视盘玻璃膜疣,入院后予营养神经、改善循环等治疗,双眼视力均提高至1.0。

【病例特点与简评】

视盘玻璃膜疣临床上极为少见,发病率为0.3% ~ 0.5%[1]。1868 年,Liebrich 报道了首例临床病例[2]。本病男女均可发病,多双眼同时发病,亦可单眼发病[3],目前,视盘玻璃膜疣的发病原因尚不明确,但其病理证实为神经轴突在新陈代谢过程中导致细胞线粒体钙化形成小的钙化微粒并沉积在病灶表面形成玻璃疣[4]。玻璃膜疣分浅在性和埋藏性两种。浅在性位于视盘表面,检眼镜下即可见。埋藏性则位于视盘组织深部,检眼镜下见视盘边缘消失,视盘隆起,可表现为假性视盘水肿,若疣体损伤或压迫周围血管,可见盘周出血,严重者可引起玻璃体积血。B 超对于诊断埋藏型玻璃膜疣是极其敏感的,超声下可见疣体呈强回声斑,假阳性极少。FFA 早期视盘局部荧光增强,后期可见玻璃膜疣呈荧光着染状态,无荧光渗漏,管壁无着染。FFA 结合 B 超检查可显著提高埋藏性视盘玻璃膜疣的检出率[5]。埋藏性玻璃膜疣临床无并发症时，患者少有自觉症状，随疣体大小、压迫程度及部位，表现出与视神经纤维束损伤对应的视野缺损，以生理盲点扩大、扇形视野缺损为多见[6]。SD-OCT亦是埋藏性玻璃膜疣的有效检查手段，通过SD-OCT可以判定疣体的位置[6]。另外，CT扫描可用于检测埋藏性玻璃膜疣，但对较小的玻璃膜疣，CT不如B超敏感。

视盘水肿是眼科常见体征之一，本病例患者为青年男性，既往体健，否认高血压、糖尿病等慢性病史，双眼先后出现无痛性视力下降伴视盘水肿，极易诊断为视神经炎或缺血性视神经病变，而行激素治疗。患者在外院行激素治疗无效，入院后进一步进行风湿免疫、感染等筛查，结合患者既往检查，排除视神经炎及缺血性视神经病变，B超提示右眼视盘区强回声光团后，在SD-OCT下发现埋藏性玻璃膜疣。本病例提示眼科医师在接诊视盘水肿患者时，当排除各种原因引起的视盘水肿时，应怀疑埋藏性玻璃膜疣，以免漏诊。

（李　满　王　影）

参 考 文 献

1. LORENTZEN S E. Drusen of the optic disk. A clinical and genetic study. Acta Ophthalmol(Copenh), 1966, Suppl 90：1-180.

2. LIEBRICH R. Contribution to discussion on；Iwanoff A. Uber neuritis optica. Klin Monatsbl Augenheikd. 1868，6：426.

3. 张惠蓉.眼底病图谱.北京：人民卫生出版社, 2007：598-599.

4. 窦帅，武晓海，任敏，等.双眼埋藏性视盘玻璃膜疣1例.中医眼耳鼻喉杂志, 2017, 7(1)：54-56.

5. 李娟娟，张美霞.埋藏性视盘玻璃膜疣的临床分析.眼科新进展, 2009, 29(6)：438-439, 442.

6. 王敏，孙兴怀.双眼视盘埋藏玻璃膜疣误诊为视神经炎1例.中国眼耳鼻喉杂志, 2012, 12(2)：112-114.

二、De Morsier综合征

（一）第一组病例

【病例资料】

例1：患儿男，7个月。因出生后发现双眼不能视物，于2006年5月4日就诊。

患儿为足月顺产第一胎，无吸氧史，是其母第一次怀孕，但怀孕过程不详。无家族遗传史，父母非近亲结婚。患儿神智清，精神迟钝，反应差，面向右侧抬头困难，四肢肌张力升高，双侧Babinski征(+)。

眼科检查：无内眦赘皮，眼球水平钟摆型震颤，双眼角膜及晶状体未见异常，视网膜血管正常，黄斑未见中心凹反光。颅脑MRI检查：透明膈缺损，胼胝体较细，右侧大脑半球大部分缺如，脑穿通畸形，左侧额叶脑裂增宽。

例2：患儿男，4个月。因出生后双眼不能定位来诊。曾在外院诊断为脑发育不良。

患儿为足月顺产第一胎，也是其母第一次怀孕。其母否认孕期接触毒物及放射线等。无家族史，父母非近亲结婚。患儿神智清，精神迟钝，反应差。头围41.6mm。四肢肌张力可，双侧Babinski征(−)。

眼科检查：眼位：+5°～+10°，眼底双视盘均淡，左侧视盘小，发育不良。MRI检查：透明膈缺损，第二、三脑室扩大，胼胝体发育极薄。脑电图提示正常。内分泌检查结果均在正常范围内。

例3：患儿男，12个月，出生后即双眼保持内下注视，于2005年12月4日前来就诊。

患儿自出生以来对眼前放置的物体没有反应，对光的照射有反应。足月顺产第二胎，也是其母第二次怀孕。无吸氧史，无家族遗传史。父母非近亲结婚，患儿姐健。其母孕早期多次有感冒症状，因未察觉已怀孕，故多次口服抗生素，具体药物及剂量不详。

眼科检查：眼位+20°，双眼前节未见异常。眼底：左眼视盘颞侧1/4缺如，右眼视盘直径约为正常视盘直径的1/4。双眼视盘颞侧色均淡，视网膜血管正常，黄斑未见中心凹反光。颅脑MRI检查：透明膈缺损，两侧脑室相通，胼胝体存在，脑室、脑池、脑沟大小形态如常，中线结构居中无移位。内分泌检查结果均在正常范围内。

【病例特点与简评】

De Morsier综合征即视-隔发育异常(septo-optic dysplasia, SD)，是一种先天性中枢神经系统疾病。影像学MRI检查可见特征性表现为透明膈缺损或畸形(图6-1-2、图6-1-4、图6-1-6)，胼胝体细线化或发育不全(图6-1-3、图6-1-5)，亦可见其他脑发育异常(图6-1-7)。部分患儿常因视力低下而至眼科诊治。眼征中尚可见眼球震颤、斜视等。检查可见患儿智力改变，癫痫发作，约有2/3合并下丘脑及垂体功能障碍、内分泌功能失调等。

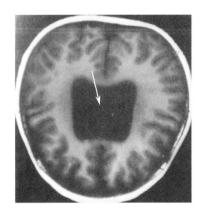

图6-1-2　透明隔缺损MRI像（轴位）

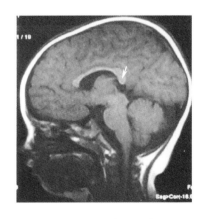

图6-1-3　胼胝体发育异常MRI像（矢状位）

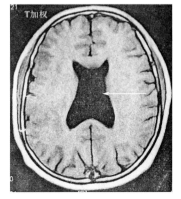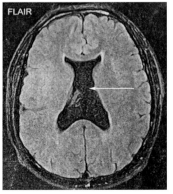

图6-1-4　头颅MRI像（轴位）。透明隔缺损，侧脑室融合，如箭头所示

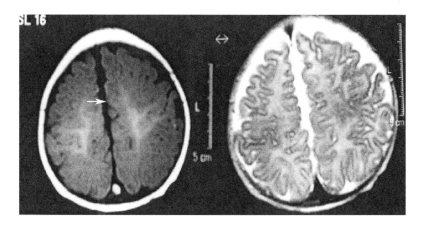

图6-1-5　颅脑MRI像（轴位），示胼胝体发育不全细线化

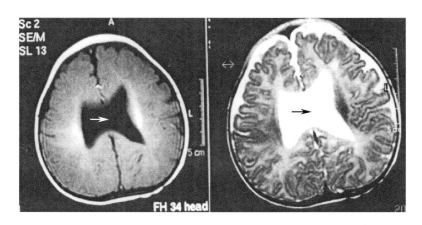

图6-1-6　颅脑MRI像（轴位），示透明隔缺损，侧脑室融合，前角呈方盒状

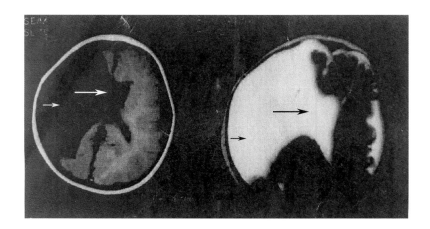

图6-1-7　颅脑MRI像（轴位），示右侧大脑发育不良，脑穿通畸形

　　除上述3例，近年来又见10例。眼科医师特别是神经眼科医师发现婴幼儿有视力减退，双眼或单眼视盘发育不全(图6-1-8)时，应该对患儿进行全身检查，并常规行头颅CT或颅脑

MRI等影像学检查。若发现透明隔缺失,胼胝体发育不全,尚应行内分泌功能检查等。SD患儿常伴有智力发育障碍、视功能发育不良,以及垂体功能减退,因此需要神经科、内分泌科和眼科长期随访。

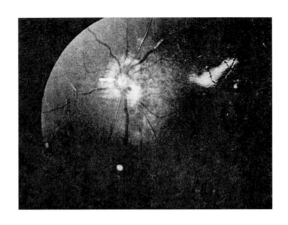

图6-1-8　左眼底照片,可见视盘发育不良

（童　绎）

参 考 文 献

1. 王晨晓,陈洁,童绎. 视-隔发育不全一例. 中华眼底病杂志,2006,06:422-423.
2. 侯立杰,童绎,陈洁. 首诊于眼科的De Morsier综合征二例. 中华眼科杂志,2009,45(12):1135-1136.

（二）第二组病例

【病例资料】

例1: 男,4个月,北京人。2005年11月27日初诊,出生后双眼即看不见。双亲无联姻史,无早产史,其姐无异常。

检查: 双眼无光感,双眼对外界刺激无反应,对光不能追随。神志清,头围39cm,前额发育差,有自发微笑,听力尚可。双眼球较小,发育无异常。眼底:双视盘较小、色淡。血管走行无异常,有水平性眼球震颤,双VEP右P_{100}波缺失,左P_{100}波明显延长。头颅CT:双侧脑室前角透明隔缺失。颅脑MRI:透明隔缺失,胼胝体较薄,中线结构无移位。

例2: 男,1岁4个月,福建寿宁人。2010年12月24日初诊,出生后双眼即看不见。产前B超提示脑室增宽,脑电图显示异常。CT提示脑内多发性钙化伴脑室增宽。

眼科检查: 双眼无光感,眼底视盘呈灰白色,眼球水平性震颤。颅脑MRI:双侧脑室颞侧后角周围脑白质见斑块状长T_1、长T_2信号影,胼胝体薄小,压部明显,视交叉及视盘发育不良,脑室扩大。血清巨细胞病毒抗体IgM阴性,IgG阳性>2 000IU/ml(正常值25～40IU/ml),脑脊液无异常。

视神经发育不良伴中枢神经系统异常,有学者以De Morsier综合征命名。笔者曾有3例报告,今又收集12例。其中,男性9例,女性3例。发病年龄4个月～12岁。无光感6例,数指5例,0.02者1例。双视盘小、色淡者9例,视盘呈苍白色者3例。眼球震颤8例,小眼球2例,虹膜缺损1例,脉络膜缺损2例。VEP检查8例皆有潜伏期明显延长,振幅降低甚至消失。

OCT检查4例,显示视神经纤维层鼻颞侧变薄。头颅CT或MRI显示透明隔缺损3例,胼胝体发育异常5例,两者皆有异常者4例。智力减退7例,明显矮小者3例,脑疝2例,婴儿痉挛症1例,尿崩者1例。母孕早期曾服感冒药及保胎药4例,有巨细胞病毒感染1例。

【病例特点与简评】

该综合征常见于头胎,多数与服用奎宁酊、抗癫痫药或可卡因等有关。宫内巨细胞病毒感染也是重要的因素。既往常称为De Morsier综合征者,为以身材矮小、眼球震颤及视盘发育不全为主的三联征,可有中线结构发育不全,包括透明隔缺失、胼胝体变薄或发育不良及前部第三脑室发育不良。本组12例基本上均符合以上要求。至今在临床上尚见有些病例常诊断为先天性视神经萎缩,而未进行深入分析。近年来,乙醇和有关药物的滥用也导致了视神经发育不良的患病率增加,特别是与中枢神经系统发育障碍有关联更为人们所关注。

视神经发育不全的组织病理学可见视神经纤维层和视神经轴突减少,视盘主要为增生的胶质组织,约3/4的病例在视神经内未发现明显的神经组织,筛板缺少正常的胶原板层的厚度。有观点认为视盘上和视盘周围有双环征为本病特点。在视盘周围有一个清晰程度不等的灰黄色狭窄的环状区,且常在鼻侧或颞侧,又有一个黄色弧状区域即双环征。多数患者视力差,对光反应减弱或缺失。患眼可有多种形态的视野缺损,这与损害部位有关。有些视神经发育不全为节段性,上节段受累特异性表现为下方等视线的视野缺损。

视神经发育不全同时伴有多种中枢神经系统异常的发病机制,有学者认为系妊娠期中枢神经系统间接或直接影响视神经发育。胼胝体的轴索于胚胎12周开始超过中线,最后18~20周超过完毕,后部的轴索起源于视觉或视觉有关的脑皮质,故压部的迅速长大与小儿4~6个月时视觉迅速发展有关。这时婴儿开始双眼调节和双眼视物。双眼调节视物与胼胝体后部在两半球间的连接有关,后部迅速增大可能与连接两侧视觉或视觉有关的脑皮质轴索的髓鞘形成有关,从而在临床上可见相关的在中线部胼胝体的发育畸形。胼胝体发育不良可合并颅脑其他畸形,如脑膜脑膨出、神经元移行畸形、Dardg-Walber畸形等。胎儿缺血或感染是胚胎体发育不良的重要因素,若发生在早期,可造成胼胝体完全不发育,若发生在中晚期,可造成胼胝体缺失常位于后部。

MRI对于伴有中枢神经系统畸形的视神经发育不全是较佳的辅助诊断方法,可清晰地观察视路前段结构,不仅以胼胝体异常和透明隔缺损判断,尚可见脑部异常如脑穿通或脑裂畸形、前部第三脑室发育不全等,因此必须行头颅CT或MRI检查,特别是矢状位检查更能清晰观察。这类患者因为垂体激素含量偏低,如全身麻醉会出现急性肾上腺功能不全。对患儿手术时应给予糖皮质激素。视神经发育不全婴儿,在有新生儿黄疸病史且提示先天性甲状腺功能减退,而导致新生儿低血糖或癫痫时,则提示先天性垂体功能减退。

（童　绎）

参 考 文 献

1. 武乐斌,柳澄,王光彬.神经疾病影像学图鉴.济南:山东科学技术出版社,2002:4-6.

2. 谢瑞麟.实用神经眼科学.上海:上海科学技术出版社,2004:103-107.

3. 王晨晓,陈洁,童绎.视-隔发育不全一例.中华眼底病杂志,2006,22(006):422-423.

4. 侯立杰, 童绎, 陈洁. 首诊于眼科的 De Morsier 综合征二例. 中华眼科杂志, 2009, 45(12): 1135-1136.

5. NELSON L B, OLITSKY S E. 小儿眼科学. 5版. 谢立信, 主译. 北京: 人民卫生出版社, 2009.

6. BEHRMAN R E. 尼尔森儿科学(下卷). 17版. 沈晓明, 朱建幸, 孙琨, 主译. 北京: 北京大学医学出版社, 2007: 2522-2523.

三、误诊为视网膜母细胞瘤的视网膜发育不全

【病例资料】

女, 5个月, 1981年11月10日出生, 出生约半年发现右眼瞳孔领变白。

检查: 右瞳孔稍大, 瞳孔领呈灰白色隆起状, 有新生血管, 指测眼压不高, 临床诊断为视网膜母细胞瘤。劝其手术遭拒。其后又经3个多月, 右眼球逐渐变小, 但左瞳孔领发现了黄白色反光而来诊。1983年3月10日, 在全麻下行右眼球摘除术, 术中未见视神经变粗。术后1个月左眼球萎缩, 玻璃体内可见新生血管, 儿科会诊全身无异常。

病理检查: 右眼球呈萎缩外观, 角膜、巩膜、脉络膜结构均明显增厚, 睫状体结构不清, 视网膜发育不全, 但未见肿瘤细胞。病理切片深入分析, 光镜下见3~4行色素细胞排列成色素细胞层, 神经母细胞未发育, 仅见胶质组织无细胞结构, 眼泡腔未消失, 视网膜发育尚停留在胚胎第6~7周的发育阶段。

【病例特点与简评】

白瞳征最常见于婴儿视网膜母细胞瘤, 其次为 Coats 病, 晶状体后纤维增生症等。该例除有白瞳征外, 尚伴有嗜睡、呕吐, 更增加其为视网膜母细胞瘤的可能性。摘除眼球病理报告为视网膜发育不全, 术后左眼球又萎缩, 更支持患儿系患先天性视网膜发育不全。分析病史, 患儿在胚胎第2~3个月时, 其母患有感冒, 并服用抗菌药物。然而, 患儿视网膜只见由视杯外层发育而来的色素细胞层, 由视杯内层发育而来的神经细胞层未发育, 尚停留在胚胎第6~7周的发育阶段, 即胚胎第2个月中期, 与病史相符合。从组织学分析, 说明眼的发育与母体孕期感染有关, 同时也说明孕期所用抗菌药物对胚胎发育有所影响, 并支持福建医科大学胚胎解剖学教研组的分析, 即胎儿8个月视网膜才发育完成的理论。另外, 就早产儿视网膜发育的理论而言, 单纯强调出生后吸氧对其影响是不够全面的。

(童　绎)

参 考 文 献

1. 陈瑞华, 蔡兆明, 梁平, 等. 人胎视网膜神经节细胞发育的光电镜观察及其临床意义. 中国临床解剖学杂志, 1992, 10(4): 248-251.

2. 童绎, 陈瑞华. 应用视网膜发生基础研究分析视网膜发育不全. 解剖学杂志, 1992, (04): 291-294.

四、先天性眼球运动障碍

【病例资料】

郭某, 女, 2岁, 福建省顺昌人。患儿出生后被发现摇头呈不自主性。母孕期未患重病, 无难产史。家族史无特殊。

检查: 双外眼无异常, 患者眼球虽然正常, 但不能随意向一侧转动, 呈共轭性注视麻痹。

注视某物时头常向右侧偏斜,而眼向左侧倾斜时仅几秒后又迅速恢复原状。垂直性运动无异常,眼球内转时无眼球后退现象,脑电图无异常,头颅CT阴性,儿科检查无异常。

【病例特点与简评】

本病特征为改变注视方位时,头部过度摇摆,即眼球不能向一侧随意转动,常以转动头部来代偿。一般认为病变部位乃额叶至脑桥的传导径路上的先天性障碍,致额叶眼球运动区发出的指令不能传达至脑桥的皮质下侧方注视中枢(PPRE),因此,不能进行随意运动。

（童　绎）

参 考 文 献

藤野贞,童绎,李卓力,等.实用临床神经眼科.福州:福建科学技术出版社,1996:112.

五、Joubert综合征

【病例资料】

杨某,女,6个半月,2006年7月24日出生,出生后发现双眼不追随外界光线。足月剖宫产,无窒息及吸氧史。

检查:双眼不追随光线,双瞳孔稍散大,对光反应迟钝。散瞳眼底检查,视盘色泽正常,边界清晰,动静脉无异常,后极部视网膜呈灰白色状。黄斑部中心凹反射消失,色暗,双眼球轻度水平性震颤,P-VEP双眼均未引出波形。

儿科检查:发育滞后,不能抬头,无抽搐史。腹软,肝脾未触及。

颅脑MRI检查(2006年7月28日):小脑幕位置高,双侧小脑半球结构异常,双侧小脑扁桃体缺如,双侧小脑上脚变细延长呈臼齿状。双侧大脑半球结构对称,脑白质发育程度尚可。中线结构居中。印象:小脑发育畸形,考虑Joubert综合征。

【病例特点与简评】

Joubert综合征是一组罕见的以发育迟滞及多种先天性异常为特征性的疾病。臼齿征是最特异的影像学改变,该征象是一种后脑畸形所造成的。除神经系统外,眼部是最常受累的器官之一。患者通常主要表现为眼球运动异常及视网膜变性。由于该病主要表现为神经系统的发育异常,患者眼部表现常被忽视,故该病的眼科报道极少。本文该例即通过儿科及MRI发现,来眼科会诊所见。目前与该病相关的基因共有10个,致病基因的筛查将有助于明确该病的发生机制,并且可对该病个体进行遗传咨询及产前诊断。北京协和眼科许菲等在2011年福州召开的全国第14届全国眼底病会议报告一家系首诊于眼科的Joubert综合征,患者为男性,5岁。因自幼夜间视力差,强光下不睁眼,语言不清,双视力0.06,双眼底明显变薄且有少许灰白色沉着。颅脑MRI显示小脑蚓部发育不良,脚间窝明显加深增厚,小脑上脚明显延长。在轴位磁共振片呈现臼齿状。该例尚有指眼征。

（童　绎）

参 考 文 献

1. 许菲,李慧,眭瑞芳.首诊于眼科的Joubert综合征一例.第14届全国眼底会议论文集,2011:418.

2. 陈祖培,杨小庆.临床综合征影像学.北京:科学技术文献出版社,2003:137-138.

第二节　视神经炎

一、多发性硬化相关视神经炎

【病例资料】

李某，女，35岁，某中学教师。1968年，左眼突然视力下降，诊为急性球后视神经炎。其后左眼再发病及至双眼同时发病，每次下降均为光感。先后已有6次，每次发病均在分娩后发生。经糖皮质激素治疗均有缓解，视力恢复至0.5~0.6（矫正视力），遗留视神经萎缩。1980年11月，又突发双视力减退，同时并发双下肢瘫痪，神经科确诊为多发性硬化。

【病例特点与简评】

该例住院期间，头颅X线片、脑血管造影、气脑造影等均无异常，内分泌各种相关检测均无特殊异常。视野双颞侧偏盲，右完全性，左不完全性，曾一度被误诊为鞍区占位。

多发性硬化在我国较视神经脊髓炎少见，眼征中视神经炎、球后视神经炎是常见的并发症。以眼部为首发体征，12年后方出现双下肢瘫痪则罕见，提示分娩后促使脱髓鞘病变发展。

在神经眼科中，不少疾病的随访对诊断有很大的帮助。

（吴瑜瑜　童绎）

参考文献

中华医学会眼科学分会神经眼科学组. 视神经炎诊断和治疗专家共识(2014). 中华眼科杂志, 2014, 50(6)：459-463.

二、视神经脊髓炎合并一氧化碳中毒

【病例资料】

患者女，18岁，主因左眼视力下降伴眼球转动痛4个月余，于2019年4月2日入院。

患者于2018年11月底突发左眼视力下降、上方遮挡感，伴眼球转动痛。3d后就诊，查左眼视力下降至0.02，其间伴眼球转动痛。外院诊断为左眼视神经炎。予甲泼尼龙500mg×3d，醋酸泼尼松片50mg口服，序贯减量。2019年1月31日，使用煤炉后出现头晕、恶心、呕吐伴呃逆，但同屋内另姐弟两人未出现相关症状，于当地医院就诊，诊断为一氧化碳中毒。行高压氧舱治疗后病情好转。2019年3月22日，无明显诱因突发双眼视物重影约3d，改善循环治疗后痊愈。

入院查体：左眼最佳矫正视力0.8，RAPD(+)，眼底视盘界清色白，网膜血管未见明显异常（图6-2-1）；右眼视力1.0，前后节无异常。视盘OCT：右眼视网膜神经纤维层(RNFL)大致正常，左眼RNFL变薄（右眼：82μm，左眼：53μm）。动态视野：右眼视野大致正常，左眼上部及颞侧视野缺损。电生理检查：右眼P_{100}波峰、潜时、振幅未见明显异常；左眼P_{100}波峰潜时在低、高空间频率延迟，振幅左眼较右眼降低。外院颅脑MRI：颅脑磁共振平扫未见异常信号。眼眶MRI：左眼视神经眶内段可见长T_2信号（图6-2-2）。颈椎MRI：颈椎磁共振平扫可见延髓至颈1节段长T_2信号（图6-2-3）。血常规、生化、凝血、维生素B_{12}、叶酸、传染病八项、

TORCH检测、结核分枝杆菌抗体检测、甲状腺功能八项、风湿四项、风湿免疫病筛查、抗核抗体、抗中性粒细胞胞浆抗体、抗心磷脂抗体均阴性。血清脱髓鞘疾病谱检测：抗AQP4抗体(+)(26.85U/ml)、抗MBP(髓鞘碱性蛋白)抗体(−)、抗MOG(髓鞘少突胶质细胞糖蛋白)抗体(−)(图6-2-4)。

诊断：视神经脊髓炎谱系疾病。

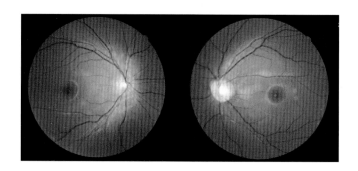

图6-2-1 双眼眼底彩照

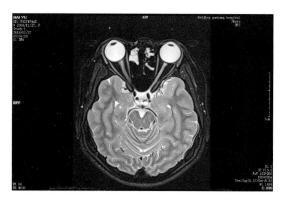
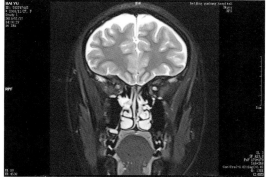

图6-2-2 眼眶MRI 显示左眼视神经球后段可见片状长T_2强化

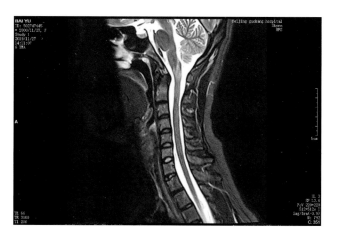

图6-2-3 脊髓MRI 显示延髓至颈1节段脊髓片状长T_2强化

检测结果：

检测方法	检测项目：结果		参考区间
IIFT	抗MBP抗体IgG	阴性	阴性
	抗MOG抗体IgG	阴性	
ELISA	抗AQP4抗体IgG	↑　26.85　μ/mL　阳性	<3.0μ/mL阴性 ≥3.0μ/mL阳性

图6-2-4　血清抗体检测显示抗AQP4抗体IgG阳性

【病例特点与简评】

视神经脊髓炎(neuromyelitis optica，NMO)是视神经和脊髓同时或相继受累的中枢神经系统自身免疫性疾病，其特征性临床表现为反复发作的视神经炎、脊髓炎及顽固性呃逆等延髓最后区综合征和脑室周围系统受累综合征等。可因感冒发热、过度劳累、情志等因素变化而诱发本病发作或复发。

本例患者根据相关检查证实视神经脊髓炎诊断明确。需要关注的是患者视神经炎第一次发病2个月后(2019年1月31日)出现头晕、恶心、呕吐伴呃逆等症状，当地医院诊断为一氧化碳中毒。其与NMO的关系如何呢？上述症状出现是一氧化碳中毒？还是单纯的NMO极后区综合征发作？抑或是一氧化碳中毒低氧状态下诱发极后区综合征？

急性一氧化碳中毒的临床特征：不同程度头晕、恶心、呕吐、四肢无力、意识障碍；影像检查：早期头颅磁共振检查异常，病变可逆；临床检验：C反应蛋白(CRP)、脑脊液髓鞘碱性蛋白(MBP)增高。但当时屋中还有患者的姐弟两人，其姐弟均未出现一氧化碳中毒症状。患者既往一氧化碳中毒病历资料未能提供，而此次入院眼眶磁共振平扫及增强均未见颅脑异常信号。2019年3月22日，无明显诱因突发双眼视物重影，由于病情恰好发现在一氧化碳中毒后近2个月，引发思考：视物重影是否来自一氧化碳中毒后迟发性脑病。一氧化碳中毒迟发性脑病的临床特征：急性一氧化碳中毒患者意识障碍恢复后，经2~60d"假愈期"又出现下列临床表现之一：①精神、意识障碍：呈现痴呆、木僵、谵妄态；②锥体外系功能障碍：帕金森病；③锥体系神经损害：偏瘫、小便失禁、病理反射阳性等；④大脑皮质局灶性功能障碍。综合以上信息，当地医院对本例患者作出的一氧化碳中毒诊断可能性低。急性一氧化碳中毒后脑组织出现广泛缺氧，导致血流速减慢，血液黏滞度增高，脑微循环障碍，导致脑白质广泛脱髓鞘改变，上诉系列病理变化诱发NMO极后区综合征发作可能性大，双眼视物重影更倾向于NMO系列发作症状之一。

综合如上分析，团队实施治疗方案如下：口服激素序贯减量，减量方案延长至3个月；免疫抑制治疗：吗替麦考酚酯分散片0.75g，2次/d；神经损伤修复治疗、口服中药及针灸。治疗后患者矫正视力恢复至右眼1.5，左眼1.0，左眼视野扩大。

（柏　梅　王　影）

参 考 文 献

1. JARIUS S, WILDEMANN B. The history of neuromyelitis optica. J Neuroinflammat, 2013, 10(1)：797.

2. 杨丛珊. 一氧化碳中毒性脑病的MRI诊断. 世界最新医学信息文摘, 2018, 18(52)：72-73.

3. 于笑峰, 伊帅, 许廷斌. 急性一氧化碳中毒迟发性脑病的临床研究. 中国实用医药, 2018, 13(13)：38-39.

三、特发性及MOG相关视神经炎

【病例资料】

例1：患者女，35岁，因右眼看不清1个月，伴双眼酸胀感就诊。患者1个月前感冒后出现右眼视力下降，眼前白雾感，上方为主，伴红绿色觉障碍，伴双眼转动痛3周，缓解10d。既往体健。

眼科检查：Vod 0.4，Vos 1.0，红绿不可辨；NCT：OD 10mmHg，OS 10mmHg。双眼结膜无充血，角膜透明，前房深清，瞳孔圆，右眼直接对光反应稍迟钝，RAPD(+)。眼底：右眼视盘充血、边界不清，左眼视盘色红、边界清(图6-2-5)。

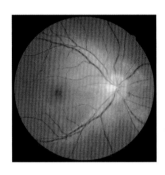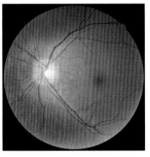

图6-2-5　眼底照片。右眼视盘充血边界不清，左眼视盘色红边界清

辅助检查：视盘OCT：右眼颞上RFLP稍增厚。黄斑OCT：未见明显异常。视野(30-2)：右眼上方弥漫性视野缺损为主，左眼视野正常范围(图6-2-6A)。F-VEP：右眼P_2波隐含期较左眼中度延时，波幅轻度下降。眼眶MRI平扫+增强：右眼视神经球后段长T_2信号(图6-2-7)。抗AQP4抗体、抗MOG抗体、抗GFAP(胶质纤维酸性蛋白)抗体：阴性。血常规、免疫、感染、肿瘤等指标未见异常。诊断：右眼特发性视神经炎。

治疗：排除禁忌证后，予甲泼尼龙针剂500mg×3d，改口服甲泼尼松片40mg，1次/d，序贯减量，辅以改善微循环、营养神经、补钾、补钙、护胃等对症支持治疗。出院时复查右眼

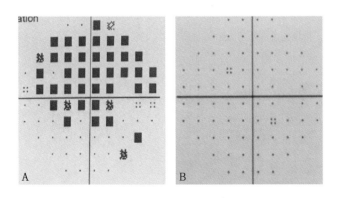

图6-2-6　视野（30-2）：右眼上方弥漫性视野缺损为主。左眼视野正常范围

A.发病1个月右眼视野；B.发病1年后右眼视野。

视野：平均缺损–3.69dB，中心暗点，较前明显改善。发病1年后随访，右眼矫正视力1.0，视野正常(图6-2-6B)。视盘OCT提示右眼神经纤维层厚度在正常范围内。

病例2：患者男，23岁，因左眼视力下降1周就诊。当地医院诊断为双眼视盘血管炎，予地塞米松针10mg/d，静脉滴注抗炎治疗2d，自觉视力持续下降。既往体健。眼科检查：Vod 0.8，Vos数指/眼前，左眼红绿不可辨；NCT：OD 18mmHg，OS 23mmHg。双眼结膜无充血，角膜透明，前房深清，瞳孔圆，左眼直接对光反应迟钝，RAPD(+)。眼底：右眼视盘色红界清，左眼视盘水肿边界不清，视盘血管扩张、模糊不清，盘周见出血(图6-2-8)。

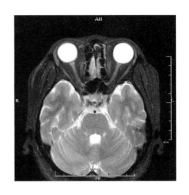

图6-2-7 眼眶MRI平扫+增强：右眼视神经球后段长T_2信号

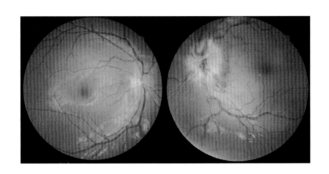

图6-2-8 发病1周，眼底：右眼视盘色红界清，左眼视盘水肿边界不清，视盘血管扩张、模糊，盘周见出血

辅助检查：视盘OCT：右眼RFLP稍增厚，左眼RFLP明显增厚。黄斑OCT：未见明显异常。视野(30-2)：右眼下方局部相对暗点，左眼弥漫性视野缺损(图6-2-9)。F-VEP：右眼P_2波隐含期正常，波幅轻度下降。左眼P_2波隐含期延长，波幅中度下降。FFA：右眼晚期视盘强荧光，左眼动静脉期视盘毛细血管扩张，晚期视盘强荧光伴渗漏。眼眶MRI平扫+增强：左眼视神经眶内段长T_2伴T_1强化(图6-2-10)。血清抗MOG抗体IgG阳性：+1∶32。检验：免疫

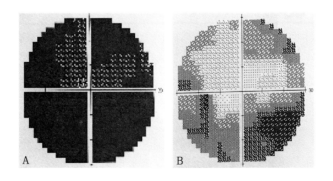

图6-2-9 双眼视野

A. OD发病1周；B. OD发病2周(治疗后1周)。

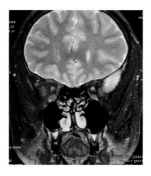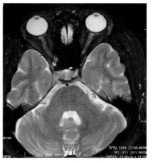

图6-2-10　眼眶MRI平扫+增强：左眼视神经眶内段长T₂伴T₁强化

球蛋白 G 728.0mg/dl，类风湿因子 21.7IU/ml，余指标未见明显异常。

诊断：双眼 MOG 相关性视神经炎。

治疗：排除禁忌证，予甲泼尼龙针剂 1g×3d、120mg×3d 后，改口服甲泼尼松片 40mg，1 次/d，口服序贯减量，辅以改善微循环、营养神经、补钾、补钙、护胃等对症支持治疗。治疗 1 周，左眼视力提高至 0.4。眼底：左眼视盘充血明显减轻（图6-2-11）。左眼视野好转（图6-2-12）。

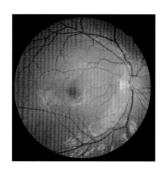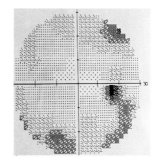

图6-2-11　发病2周，治疗1周后眼底：左眼视盘充血明显减轻　　图6-2-12　治疗后左眼视野好转

【病例特点与简评】

视神经炎泛指累及视神经的各种炎性病变，是青中年人最易罹患的致盲性视神经疾病。

按病因分成四型：①特发性视神经炎，包括特发性脱髓鞘性视神经炎（IDON）、经典多发性硬化相关性视神经炎（MS-ON）、视神经脊髓炎相关性视神经炎（NMO-ON）、其他中枢神经系统脱髓鞘疾病相关性视神经炎；②感染性和感染相关性视神经炎；③自身免疫性视神经病；④其他无法归类的视神经炎。不同类型的视神经炎主要根据典型的发病年龄、方式、症状体征、病程演变及辅助检查进行诊断。视神经炎的诊断和分型流程见参考文献。

其中，IDON 是欧美报道最常见的类型，20~50 岁多见，男女比约为 1:3；多急性或亚急性起病，病前可有各种前驱因素；有自愈性，欧美报道 80%~90% 的患者视力恢复至 0.5 以上；1/3 至半数以上进一步进展为 MS（伴脑白质脱髓鞘病灶患者概率高达 70%）；亚洲报道以视功能损害重且恢复差的 ON 多见，MS-ON 相对少见。NMO 是一种不同于 MS 的主要选择性累及视神经和脊髓的中枢神经系统炎性脱髓鞘疾病,经典NMO又称为Devic病。与IDON有所不同,经典NMO-ON双眼同时或相继(双眼相隔数小时、数天甚至数周发病)出现迅速而严重的视力下降,眼痛相对少见;部分患者出现视盘水肿、视网膜静脉迂曲、扩张及视盘周围渗出;视功能恢复较差,多数患者会遗留双眼或至少一只眼的严重视力障碍(最终视力低于0.1)。复发性NMO-ON多为单眼发病,易复发,视功能损害重且恢复差。目前抗体检测(抗AQP4抗体、抗MOG抗体及抗GFAP抗体)对鉴别NMO-ON及MS-ON有一定帮助。

IDON及NMO-ON的治疗有所不同。NMO-ON建议方案:首选甲泼尼龙静脉滴注治疗,甲泼尼龙静脉滴注1g/d×3d,然后口服泼尼松1mg/(kg·d),并逐渐减量,口服序贯治疗应维持不少于4~6个月。免疫抑制剂适用于恢复期及慢性期治疗。二线治疗包括血浆置换、免疫球蛋白等。

上述这两例视神经炎患者均为青年人,都属于特发性视神经炎,但分属不同亚类型。分型对于临床治疗、预防及预后判断有重要提示作用。

(王剑勇 姜波)

参考文献

魏世辉,张晓君,钟勇,等.视神经炎诊断和治疗专家共识(2014年).中华眼科杂志,2014,50(06):459-463.

第三节 中毒性视神经病变

一、甲醇中毒性视神经病变

【病例资料】

男,51岁,头晕、视物下降2d,于2019年5月9日就诊。

患者在甲醇工厂工作。2d前闻及刺激性酒味气体(甲醇蒸气)后出现头晕、视物模糊,伴咽部不适、胸闷、恶心,随后出现全身乏力,于当地医院就诊,考虑甲醇中毒、酸中毒后转至我院。其一名工友亦出现头晕,但无其他不适症状。

入院后检查:血常规:白细胞计数12.5×10⁻⁹/L,血红蛋白170g/L,血小板计数250×10⁻⁹/L;凝血功能:国际标准化比值1.19,部分凝血活酶时间39.6s,凝血酶原时间13.6s,D-二聚体673μg/L。生化:尿素8.25mmol/L,尿酸736μmol/L,空腹血糖9.18mmol/L,羟丁酸脱氢酶183U/L,肌酸激酶同工酶28U/L。尿常规:蛋白质±0.15g/L,蛋白肌酐比值++(>0.50)。血乳酸:全血乳酸2.2mmol/L。提示凝血功能异常、乳酸酸中毒、肝功能损害、低蛋白血症。入院后入住重症监护室,予床边血液透析治疗、甲泼尼松40mg抗炎治疗,补充维生素B、维生素C及叶酸,辅以护胃、护肾、护肝及维持电解质平衡等治疗。治疗4d后全身情况平稳转普通病房,请眼科会诊。

眼科检查:Vod手动/眼前,Vos数指/眼前,红绿不可辨;NCT:OD 14mmHg,OS 14mmHg。双眼结膜无充血,角膜透明,前房深清,瞳孔圆散大约5mm,直接、间接对光反应消失,右眼RAPD(+),晶状体轻混浊,眼底视盘苍白水肿,网膜水肿,动脉细、静脉迂曲(图6-3-1)。

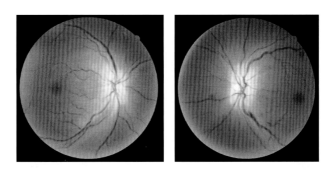

图6-3-1 发病第6天眼底照片。视盘苍白水肿，网膜水肿，动脉细、静脉迂曲

　　辅助检查：视盘OCT：RFLP增厚(图6-3-2)。黄斑OCT：视网膜水肿增厚。F-VEP：双眼波形难引出，P_2波隐含期重度延时，波幅中重度下降。FFA：视盘晚期强荧光，渗漏不明显。眼眶MRI平扫+增强：双眼视神经增粗，眶内段及管内段长T_2伴T_1强化(图6-3-3)。

　　诊断：①甲醇中毒(吸入性)，双眼中毒性视神经病变，乳酸酸中毒，凝血功能异常；②肝功能异常；③低蛋白血症。

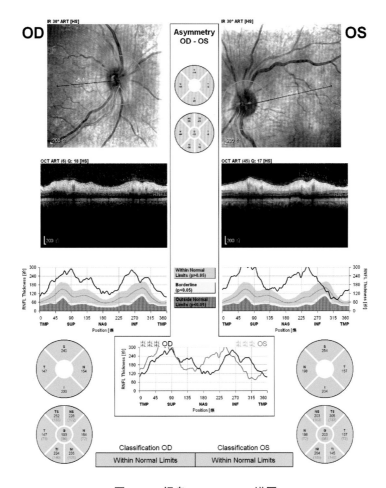

图6-3-2 视盘OCT。RFLP增厚

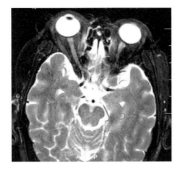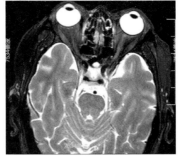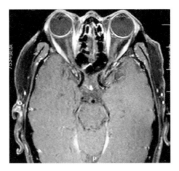

图6-3-3　眼眶MRI平扫+增强：双眼视神经增粗，眶内段及管内段长T$_2$伴T$_1$强化

处理：眼科会诊后予甲泼尼龙500mg，每12h 1次，激素冲击治疗3天，后继续给予甲泼尼龙序贯减量，辅以改善微循环、营养神经及同前对症支持治疗。病情平稳后，患者要求回当地医院治疗。2月余后复诊，双眼视力光感，光定位不准确。眼底视盘界清色淡，动脉细(图6-3-4)。

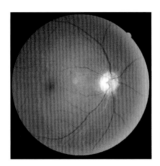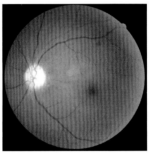

图6-3-4　发病2月余眼底照片。眼底视盘界清色淡，动脉细

【病例特点与简评】

甲醇中毒在我国时有发生，但绝大多数为误服所致，经呼吸道吸入导致甲醇中毒者少见，可导致急性双眼视力下降，视功能损害严重，致残率高。

甲醇为一种无色透明、具有挥发性且有特殊香味的有毒液体。甲醇主要危害神经及血管，具有十分显著的蓄积作用，无论是经消化道还是呼吸道进入人体后，均相继转化为甲醛、甲酸，从而抑制氧化磷酸化过程，阻碍ATP合成，最终导致组织缺氧，引起细胞的变性坏死。报道发现，当血液中甲醇浓度>1.56mmol/L时，可引发中毒症状。甲醇中毒的典型临床表现为摄入甲醇后出现视功能损害、脑损害及代谢性酸中毒。视神经损害包括视物模糊、畏光、视野缺损、瞳孔散大固定、视网膜水肿、黄斑充血、失明及视神经萎缩。

治疗方面：①早期即予血液透析，清除血液中的甲醇及其毒性代谢产物如甲酸等；并纠正水、电解质及酸碱平衡。②纠正酸中毒。③糖皮质激素的使用：病情重者应在早期给予甲泼尼龙500~1 000mg/d静脉滴注，2~3d后减量或改口服，疗程一般以10~14d为宜。④高渗脱水剂可减轻颅内压及眶内压增高。⑤高压氧治疗。⑥特异性解毒药：如乙醇可竞争性抑制甲醇的代谢，较少代谢产物甲酸的产生，有利于透析治疗的清除。建议急性甲醇中毒如无同时饮入乙醇，未进行任何处理时，应立即饮酒(成人)，乙醇剂量为0.7g/kg体重，即

150ml威士忌或白兰地。有条件应监测血乙醇浓度,使血内乙醇水平维持在100~130mg/dl(21.7~28.2mmol/L)。其他解毒药包括叶酸等。同时给予大剂量神经营养药物、血管扩张剂等,尽量保存患者的残存视力。

(王剑勇　姜波)

参 考 文 献

杨志前,余柏城.急性甲醇中毒性视神经病综合治疗探讨.中华神经医学杂志,2007,6(005):517-519.

二、酒精中毒性视神经病变

【病例资料】

例1:朱某,男,31岁,福建霞浦人。1968年3月5日,因考虑退伍,有情绪波动。先饮米酒半斤(250g),后饮竹叶青半斤(250g),其后即发生头晕、精神兴奋,连续2d每晚仅睡几小时。3月7日,自觉双眼视物不清。视力右眼0.05,左眼0.1,眼底无异常,双瞳孔散大,对光反应迟钝,头颅X线片无异常,神经科会诊无神经阳性征。经治疗2个多月,视力双眼前数指。诊断:酒精中毒性视神经病变,双眼视神经萎缩。

例2:张某,男,35岁,双眼视力明显减退3d,于2002年8月5日入院。有饮酒史5年多,近感视力减退,双眼0.2,双瞳孔较大,对光反应迟钝,眼底无病变。按球后视神经炎治疗半年多,视力逐步提高,右0.6,左1.0。双视盘明显变淡,以右侧明显(图6-3-5),视野呈向心性缩小。

【病例特点与简评】

1990年,作者曾观察一组17例酒精中毒性弱视患者,皆为男性。7例为急性期,10例为慢性期。作者认为国内酒精中毒引起的视神经病变确实存在,呼吁国人应减少酒精摄入,对于既往因酒精或其他原因引起的视神经病变患者而言,酒类应列入禁忌,以防复发。作者其后在临床诊治时又发现如此病例,今再列入2例以供参考。

国人吸烟饮酒较多,但一定不能过量,临床诊断中类似病例常见,但应注意鉴别诊断。早年应用头颅X线对颅内占位病变的诊断是有一定价值的,目前选用头颅CT及颅脑MRI更可解决鉴别诊断问题。临床上发现,虽然诊断患者酒精中毒性或烟酒中毒性视神经病变,但患者仍继续饮酒吸烟,必须告知患者及其家属相关危害。

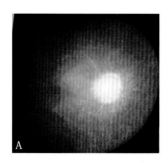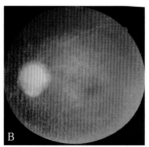

图6-3-5　酒精中毒性视神经萎缩

A.右眼,可见视盘苍白,动脉明显变细,有的白线化;B.左眼,视盘色蜡黄,生理盲点扩大,血管明显变细。

(朱益华　童绎)

参 考 文 献

童绎.酒精中毒性弱视.中华眼外伤职业眼病杂志,1990,12(3):147-149.

三、迟发性沼气中毒性视神经病变

【病例资料】

患者,男,49岁,双眼视物不见2d余,于2018年1月25日就诊。

既往胃溃疡病史。饮酒20余年,每天2两(约100g);吸烟20余年,每天20支。患者于2018年1月21日(18:00—21:30)清除单位沼气池。第2天下夜班后自觉胸闷不适,自行休息。16时,家属发现患者双手皮肤青紫、面色晦暗,叫醒患者后觉其精神较差,予感冒清热冲剂口服。22时,家属发现患者呼之不应,面部发凉,触鼻似无呼吸,呼叫"120"。"120"到达之前,患者已自行苏醒,"120"到达之后,测血压120/80mmHg(1mm Hg=0.133kPa),未见其他体征,遂观。第3天晨起,患者出现胸闷、咳嗽,于外院就诊,诊断:上呼吸道感染、慢性肾功能不全、高钾血症、高尿酸血症。予消炎药物治疗(具体药名不详),患者自觉咳嗽、胸闷症状稍有好转。第4天晨起,患者发现双眼视物不清,伴眼球转动痛,外院就诊时,双眼视力0.03(矫正不提高),诊断:双眼视神经炎。予药物治疗(具体药名不详)。第5天晨起,患者自觉视力继续下降,自觉双眼光感(光感不确定)。于本院神经眼科就诊,入院治疗。

入院后查体,体温36.4℃,心率111次/min,呼吸18次/min,血压123/87mmHg;神志清,精神可,面色晦暗,体形中等,查体合作,自动体位,肢体运动稍差,神经系统检查未见异常。

眼科检查:双眼视力光感(光定位不准确)。双眼瞳孔中等散大约5mm,对光反射迟钝,晶状体、玻璃体轻度混浊。双眼眼底:视盘色淡红,边界欠清,C/D≈0.3,视网膜动脉细,动静脉比1:3,网膜未见出血及渗出,黄斑区中心凹反光未见(图1A和图1B)。双眼眼压正常。OCT示双眼黄斑区未见明显异常。

全身检查:生化全项:总蛋白55.0g/L(↓),免疫球蛋白G 6.81g/L(↓),免疫球蛋白M 0.25g/L(↓),补体C1q 121.7(↓),乳酸脱氢酶103U/L(↓),球蛋白18.1g/L(↓),钾3.14mmol/L(↓),钠134.3mmol/L(↓),尿酸693μmol/L(↑),尿素10.15mmol/L(↑),同型半胱氨酸23.8μmol/L(↑);风湿四项:类风湿因子测定15.7IU/ml(↑);甲状腺功能八项:T_3 1.15nmol/L(↓);病毒感染筛查:巨细胞病毒抗体IgG(+),单纯疱疹病毒Ⅰ型抗体IgG(+),风疹病毒抗体IgG(+);肿瘤标志物筛查:糖类抗原72-4 9.41kU/L(↑);血常规、尿全项、便常规、传染病八项、凝血、风湿免疫筛查、结核分枝杆菌抗体、抗中性粒细胞胞浆抗体、淋巴细胞亚群、抗心磷脂抗体两项、HLA-B27均未见明显异常;血清NMO-IgG:阴性,血清MBP-IgG:阴性,血清MOG-IgG:阴性脑脊液常规:红细胞$4×10^{12}$/L(↑),脑脊液蛋白0.6g/L(↑);脑脊液涂片镜检:可见大量红细胞及白细胞;彩色多普勒血流成像示:右椎动脉颅内段流速偏低;骨密度检查:骨质疏松。

眼部超声检查:双眼玻璃体轻度混浊,双眼视盘区略隆起,右眼视网膜中央动脉血流速度偏低。眼眶MRI报告示:双侧视神经球后段信号异常,炎症可能性大。颅脑MRI示:双侧额顶叶缺血灶(图6-3-6)。动态视野示:双眼大面积视野缺损。F-VEP示:双眼P_2峰潜时延迟,振幅降低。

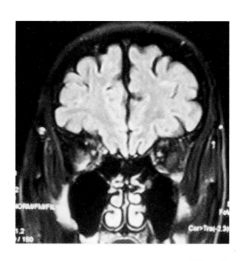

图6-3-6　颅脑MRI示：双侧额顶叶缺血灶

　　诊断：①双眼视神经病变(沼气中毒不除外,视神经炎不除外);②慢性肾功能不全;③低钾血症;④高尿酸血症。

　　治疗：入院后予补钾、降尿酸、双眼球旁注射曲安奈德,配合营养神经、改善局部微循环治疗。入院第4天,患者再次出现发热、咳嗽、胸闷加重。胸部X线(入院第2天)示,左下肺炎症,请抗炎治疗后复查。给予抗炎治疗后,呼吸系统症状消失,胸片恢复正常。治疗2周后,患者电解质紊乱、肾功能不全恢复正常;双眼视力提升至0.01,出院。在出院1周后,患者双眼视力再次下降至光感,遂二次入院予激素冲击+营养神经治疗,未见好转后出院。出院前双眼眼底视盘界清,色淡。

　　【病例特点与简评】

　　沼气又称甲烷,为无色、无臭气体,存在于矿井、下水道、酵池及粪坑中。空气中沼气浓度过高时,氧含量明显降低,可造成人体急性缺氧。高浓度沼气对呼吸道黏膜有强烈的刺激作用,严重者可发生肺水肿。甲烷含量达到25%~30%时,可以使人产生头痛、头晕、恶心、注意力不集中、动作不协调、乏力、四肢发软等症状;甲烷含量达45%~50%以上时,可造成严重缺氧,出现呼吸困难、心动过速、昏迷以至窒息而死亡。本例患者在清除沼气池,疏通下水道后,出现胸闷、一过性昏迷,全身检查存在肺部感染、电解质紊乱等症状及体征,2d后出现视力下降,证实患者系迟发性沼气中毒性视神经病变。

　　患者视力下降出现在沼气中毒2d之后,眼球转动痛、视力急剧下降以及眼底视盘水肿、电生理、眼眶及颅脑MRI检查结果均证实患者为视神经炎可能性大,但追究其视神经炎的病因,有两项需要排除。一是副肿瘤综合征,患者肿瘤标志物筛查,糖类抗原72-4升高,既往有胃溃疡病史及大量吸烟饮酒等不良嗜好,是否为消化道肿瘤继发的副肿瘤综合征? 副肿瘤综合征缘于肿瘤的产物(包括异位激素的产生)异常的免疫反应(包括交叉免疫、自身免疫和免疫复合物沉着等)或其他不明原因,可导致内分泌、神经、消化、造血、骨关节、肾脏及皮肤等系统发生病变,出现相应的临床表现,这不是由原发肿瘤或转移灶所在部位直接引起,而是通过上述途径间接引起。患者脑脊液检查,副瘤性神经综合征即神经系统副肿瘤综合征10项(血清)阴性,故排除该病因。二是支原体肺炎继发的视神经炎。患者再次视力下降入院时复查胸部X线提示,双肺多发炎性病变,考虑部分病变为非特异性感染,对比前片

（2018年1月26日），左肺上叶舌段病变范围较前增大，肺内多发新发病灶，支原体肺炎可能性大。肺炎支原体所引起的人类支原体肺炎病理变化以间质性肺炎为主。感染后多数患者表现为上呼吸道感染综合征，其中发展为肺炎者仅占4%~6%，占非细菌性肺炎的1/3以上。支原体进入体内后，先引起上呼吸道感染，然后下行分别引起气管炎、支气管炎等极严重的肺外并发症，如免疫性溶血性贫血、脑膜脑炎、心肌炎、心包炎、肾炎，严重感染者甚至可导致死亡。Wei-Yu Chiang等报道，8岁小男孩肺炎感染后单一的视力下降的病例，实验室分析显示其血液中有高支原体IgM滴度。Ricardo等曾报道，支原体IgM呈阳性的老年男性出现视力下降伴头痛的病案。本例患者复查胸片为非特异性感染，考虑为支原体感染引起的间质性肺炎，但复查患者支原体时，支原体抗体测定，IgM和IgG均为阴性，所以排除了支原体感染引起的视神经炎。因此，排除该患者其他可能诱因后，可明确诊断为沼气中毒性视神经病变。该病例起病在中毒后2d，对于临床医生具有警示价值。

沼气中毒多为因急性乏氧引发的全身损害，常以对症治疗为主，如吸氧、脱水、利尿及应用肾上腺皮质激素等。因患者早期合并肺部感染，有明显发热、肺部炎症病灶扩大体征，此时全身激素对肺部感染影响是困扰眼科医生的主要原因。该患者早期局部应用激素可能是视力提升的主要原因，在视力再次下降而肺部感染控制时，再进行激素治疗患者视力无好转，提示临床医生：在类似情况下，把握激素使用时机，积极挽救视力，与内科医生积极配合，对患者治疗具有重要意义。

（梁俊　王影）

参 考 文 献

1. 王建国. 沼气中毒的救治分析. 中国现代药物应用, 2015, 9(6): 176-177.

2. 鞠丽丽, 任欢, 齐颖, 等. 肺炎支原体感染的研究进展. 现代生物医学进展, 2013, 13(26): 5190-5193.

3. CHIANG W Y, HUANG H M. Bilateral monosymptomatic optic neuritis following Mycoplasma pneumoniae infection: a case report and literature review. Indian J Ophthalmol, 2014, 62(6): 724-727.

4. GINESTAL R C, PLAZA J F, CALLEJO J M, et al. Bilateral optic neuritis and Guillain-Barré syndrome following an acute Mycoplasma pneumoniae infection. J Neurol, 2004, 251(6): 767-768.

四、中药算盘子中毒引起双眼急性球后视神经炎

【病例资料】

女，25岁，因双眼视力突然下降1d于2005年5月21日入院。患者入院前一天晨起突然双眼视物模糊，下午继续视力减退，次日双眼完全失明、无光感。发病在产后哺乳期，源于发病前一天连续三餐服算盘子炖牛肉，食后无恶心呕吐，仅有轻度腹部不适。同服者量小，仅1次，均无异常。以往体检无眼部及全身性疾病史。

检查：视力：双眼前数指。双瞳孔散大，直径约7mm，直接、间接对光反应均极迟钝。右眼视盘色红，边界稍模糊，左眼视盘色泽边界无异常，黄斑中心凹反射正常。视网膜动脉及静脉无异常，无出血及渗出。入院后行头颅CT、鼻窦片、腹部B超等均无异常。颈动脉、椎动脉及眼动脉等血流均无异常。视觉电生理检查：F-VEP右眼未引出波形，左眼峰时值延长。双眼F-ERG波形未见明显异常。

入院诊断：双眼急性中毒性视神经炎。

入院后第2天给予甲泼尼龙1 000mg,静脉滴注冲击治疗3d,其后改口服泼尼松、静脉滴注青霉素钠,配合高压氧舱及脑神经生长因子等治疗。治疗2个月。右眼视力数指/50cm,左眼视力0.1。随访1年多,右眼视力0.04,左眼视力0.15。双眼视盘颞侧明显苍白。

【病例特点与简评】

中药对眼病的治疗作用毋庸置疑。一般认为中药的副作用较少,引起眼病变更少,但在临床上中药损目致病的副作用时有发生。为此,笔者曾搜集国内已发表的有关报道进行综述。

近年发现1例哺乳期服用算盘子炖牛肉后引起双眼急性球后视神经炎,经治疗后从无光感恢复至右眼0.04,左眼0.15,遗留双眼视盘明显苍白。算盘子属灌木植物,又名算盘珠。具有清热、利湿、祛风活络的功效。福建泉州一带民间常有应用,临床上却很少有引起毒副作用者。本患者进食算盘子在于产后祛风利湿补气,发病可能与个体差异有关。因此,中药类食疗不宜过量,应注意个体差异,有异常反应及时治疗。

(李维娜 李学喜)

参 考 文 献

1. 杨薇,童绎.中药不良反应在眼科的临床表现.中国中医眼科杂志,2005,02:120-122.
2. 李维娜,黄菊芬,李学喜,等.中药算盘子中毒致双眼急性球后视神经炎1例.中国中医眼科杂志,2006,04:234.

五、疫苗相关视神经病变

【病例资料】

例1:男,12岁,1990年6月19日接种预防注射乙脑疫苗0.5ml,第3日晨起左眼视物不清,第4日晨起失明伴左侧上下肢无力和跛行。视力:左眼无光感,左瞳孔散大6mm,直接对光反应消失,间接对光反应存在,眼底无异常。左上下肢肌力Ⅳ级,四肢感觉对称,脑脊液正常。诊断为乙脑疫苗接种后脑脊髓炎视神经病变,经地塞米松静脉滴注等治疗,左眼视力恢复到1.2,视盘苍白萎缩,VEP左传导障碍,脑干听觉诱发电位(BAEP)有异常等。

例2:男,13岁,2个月前因被狗咬伤而接种狂犬病疫苗,1周后双眼视力骤降。视力:右0.4,左数指/眼前。双瞳孔中等散大,对光反应迟钝,右视盘边清色正。F-VEP P_{100}潜时延迟。中西医结合治疗后,视力右0.08,左0.04,双眼视神经萎缩。

例3:男,9岁,双视力下降月余。1个月前因被狗咬伤而接种狂犬病疫苗,注射1周后,双视力下降,双眼0.08,双视盘色红,边界不清,双P-VEP P_{100}潜时延长。经糖皮质激素等治疗3个月后复查视力同前。眼科检查双视盘颜色明显变淡,接种同期患者及其母行血液相关线粒体DNA检测,结果示Leber病3个原发突变位点,母及子11 778位点阳性,3 460、14 484两位点皆阴性。

例4:男,5岁。1个月前接种流感疫苗,1周后自觉双视力下降。眼科检查:视力双眼均为数指/眼前,双视盘色红,边界清,视网膜静脉轻度怒张无出血。F-VEP P_{100}潜时延长。诊断为双视盘炎。后失联。

例5:女,9个月,因1个月前接种百日咳、白喉、破伤风三联疫苗引起高热1周,其后发现视力减退至无光感,双眼对外界无任何反应,双瞳孔等大,对光反应良好,眼底无异常。

头颅CT阴性。诊断:皮质盲。半年后家长告知,患儿已可与同年龄儿童在一起玩耍。

例6:男,53岁,左视力下降1周余,发病前半个月曾接种流感疫苗。视力右1.0,左0.2,左视盘充血,边界不清,静脉轻度怒张,视盘鼻下方火焰状出血。左P-VEP P_{100} 潜时延长,视野10°中心暗点。经糖皮质激素治疗,左眼视力恢复到1.0,眼底基本恢复正常。诊断为左视盘炎。

【病例特点与简评】

例1在接种乙脑疫苗后第3日左视物不清,第4日引起全盲伴同侧上下肢无力,经地塞米松静脉滴注等明显好转,视力1.2,遗留左眼视神经萎缩。符合预防接种后脑脊髓炎诊断,同期接受预防接种者共有5 500人次,均无类似反应,该例注射地塞等治疗明显好转,显然与个体敏感性有关。支持乙脑疫苗接种后所致的变态反应。本例虽无听觉障碍,但BAEP检查显示右侧听神经周围性损害;体感诱发电位显示双侧胫骨后神经传导通路障碍。随访中尚述及上下肢自觉无力发麻,说明病变波及广泛。

预防接种后脑炎十分罕见,发生率在1/10万以下,其中以乙脑疫苗预防接种引起脑炎较其他预防接种为多见。以上6例可见均有接种疫苗后明显引起视力减退,其中5例为儿童发病,提示儿童疫苗接种后中枢神经系统脱髓鞘影响最为多见,有认为可能存在易感性。例3有狂犬病疫苗接种史,同时Leber病3个原发突变位点检测,结果患儿及母均有11778位点突变,母已患视神经病变,符合Leber病基因突变所致,而子为巧合。即使只有11778位点突变,但未发病,提示狂犬病疫苗可能为一种非特异性刺激,可促使Leber病诱发发病。因此,有自身免疫疾病或家族史的患者,在注射前有感冒等不适时,应严格控制疫苗接种。

(李　欣　童绎)

参 考 文 献

1. 童绎,曾良才.乙脑疫苗接种后脑脊髓炎致视神经病变一例.中华眼科杂志,1992,28(05):281.
2. 杨薇,童绎,蔡锦红,等.接种预防疫苗所致神经眼科病变5例.中国中医眼科杂志,2008(06):48.

第四节　视盘水肿/视乳头水肿

一、新型隐球菌性脑膜炎相关视乳头水肿

【病例资料】

患者林某,男,20岁。因双眼视力明显减退于2016年5月18日就诊眼科。因反复头痛,6个月前曾在某院诊断为隐球菌性脑膜炎,同时检出人类免疫缺陷病毒(HIV)(+),确诊艾滋病。予两性霉素B及氟康唑和氟胞嘧啶等治疗。因颅内压持续高达300mmH₂O以上,后在上海行脑室腹腔分流术,颅内压降至正常。现头痛消失,双耳听力明显好转,但因双眼失明来诊。

眼科检查:右眼无光感,左光感可疑,双瞳孔中等散大,约7~8mm,直接、间接对光反应均消失。瞳孔仪检查:右明光刺激7.35mm,暗光刺激7.66mm,左明光刺激6.31mm,

暗光刺激7.36mm。眼底检查：双视盘明显水肿，伴广泛出血，右眼较左眼明显（图6-4-1）。2016年6月25日，双眼底复查，双眼视乳头水肿已消退，呈灰白色萎缩状，右眼尚残留散在出血点，左眼底出血已吸收（图6-4-2）。2016年12月7日，双眼底视盘明显萎缩，已无出血（图6-4-3）；OCT检查显示右眼视盘上下方神经纤维层变薄，左眼神经纤维层呈弥漫性变薄（图6-4-4）。

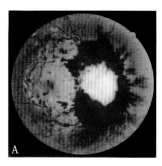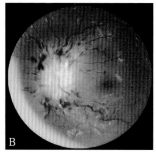

图6-4-1　2016年5月18日双眼底彩照

A. 右眼，B. 左眼。视盘苍白水肿，边界不清，直径增大，视网膜静脉痉挛迂曲，动静脉比异常。出血围绕视盘周围呈大片火焰状，周边视网膜散在大量点状或条状出血。颞侧视网膜少量片状棉绒斑。

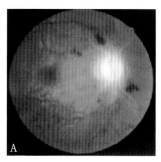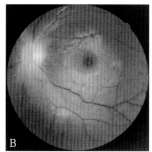

图6-4-2　2016年6月17日双眼底彩照

A. 右眼，B. 左眼。右眼视盘色淡白，边界较前略清晰。眼底出血大部分吸收，残余少量散在出血点。左眼视盘色淡黄，边界较前清晰，部分血管白线化，眼底出血已吸收。

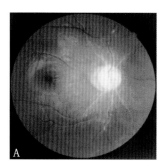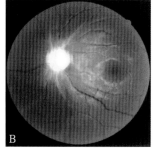

图6-4-3　2016年12月7日双眼底彩照

A. 右眼，B. 左眼。视盘边界清晰，色苍白，部分血管白线化，眼底出血完全吸收。

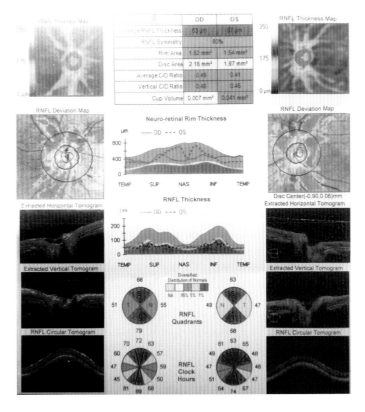

图6-4-4　2016年12月7日OCT检查

右眼视盘上下方神经纤维层变薄,左眼神经纤维层普遍变薄。

体格检查:四肢肌力、肌张力正常,双侧踝阵挛阴性,双侧膝跳反射正常,巴宾斯基征等病理征未引出,克尼格征、布鲁辛斯基征均阴性。实验室检查:脑脊液检查,涂片墨汁染色,早期未找到隐球菌,其后复查则为阳性。2016年9月7日,脑脊液检查:氯化物119.68mmol/L,糖2.12mmol/L,均降低,脑脊液蛋白1 028.0mg/L,上升,脑脊液隐球菌抗原检测阳性。

眼科给予神经营养类药物甲钴胺、胞磷胆碱、三磷腺苷等治疗,随访3个多月,双眼仍无光感,脑膜炎等仍按原方案治疗。

【病例特点与简评】

新型隐球菌性脑膜炎是新型隐球菌(*cryptococcus neoformans*)感染中枢神经系统引起脑膜的脑实质亚急性或慢性深层真菌病,是感染性中枢神经系统疾病的主要病变之一,该病的发病率占真菌性脑膜炎的首位。近年来新型隐球菌性脑膜炎的发病率随艾滋病的流行而增多,也是艾滋病患者最常见的机会性感染之一。本文报告的病例即属此列。

本病起病常呈亚急性而非慢性,伴有头痛、低热、恶心、呕吐及颈项强直等脑膜刺激征,以及视乳头水肿、腰椎穿刺脑脊液压力增大等。确诊常需经脑脊液涂片墨汁染色等检出新型隐球菌或经培养及新型隐球菌特异性抗原检测阳性,如本病例所见。艾滋病合并新型隐球菌性脑膜炎者则预后不佳。本例经随访3个月余,双视力仍无光感,其来诊时,已在外院诊断为新型隐球菌性脑膜炎,因高颅压早期高度视乳头水肿,后期视神经萎缩而失明。本病诊断的"金标准"是脑脊液涂片墨汁染色检查中可发现带有类似的新型隐球菌,一次检查阴性不能排除本病。本例首次检查结果即为阴性，复查为阳性。当颅内压升高时，视神经鞘内和蛛网膜下腔压力也会随之增高，破坏了眼压与视神经内压之间的正常压力差，导致轴浆运输被阻滞于筛板区，故筛板前区视盘内的神经纤维由于轴浆液受到阻滞而发生肿胀，使视盘的体积增大，并将视盘周围的视网膜神经纤维向外推移形成视乳头水肿。

新型隐球菌性脑膜炎，以视神经受累而有眼征者，临床上较少见，早期极易误诊为球后视神经炎、视神经萎缩等，临床上可有间断性头痛、发热、颅内感染，伴神经受损者，应考虑有本病的可能。本例初诊时已确诊，该病的主要问题是如何能争取恢复一些视力。颅内持续高压未能缓解，即使此后脑室腹腔分流术降低颅内高压，但因已太迟，无法恢复视力。另关于本病，国内有报告以眼球运动障碍为首发症状者。

（杨薇　童绎）

参 考 文 献

1. 安得仲. 神经系统感染性疾病诊断与治疗. 北京：人民卫生出版社，2005：449-454.

2. 赵娜，魏世辉. 新型隐球菌性脑膜炎致双眼视力丧失一例. 中华眼底病杂志，2009，25(1)：67-68.

3. 唐少华，王京，马志刚. 眼球运动障碍为首发症状的隐球菌脑膜炎一例. 中国实用眼科杂志，2006，24(10)：30.

4. 谢海庭，李忠丽，杨万斌，等. 难治性隐球菌脑炎一例报道. 中华神经医学杂志，2016，15(10)：1063-1065.

5. 贾丽景，王智，王丽娜，等. 以双眼视神经炎为首发症状的新型隐球菌性脑膜炎一例报道. 中华神经医学杂志，2016，15(7)：745-747.

6. PORTELINHA J, PASSARINHO M P, ALMEIDA A C, et al. Bilateral optic neuropathy associated with cryptococcal meningitis in an immunocompetent patient. BMJ Case Rep，2014，6(11)：1-5.

7. DE SOCIO G V L, BERNINI L, MENDUNO L, et al. Monolateral visual loss due to cryptococcal meningitis. J Int Assoc Physicians AIDS Care(Chic)，2011，10(2)：76-78.

二、脊髓肿瘤合并视乳头水肿

【病例资料】

女，46岁，先右眼后左眼视力下降，于某三甲医院诊为双眼继发性视神经萎缩，右眼无光感，左眼数指/30cm。双眼视盘色泽呈灰白色，边界模糊不清，隆起约3D，静脉充盈迂曲。腰椎CT横断位提示：椎间孔扩大，其外下方可见低密度占位。病理诊断：神经鞘瘤。该例腰痛为并发症状，未考虑眼征与其相关，以致延误诊治，术后四肢活动无障碍，腰痛症状消失，但视力仍无光感。

【病例特点与简评】

脊髓肿瘤合并视乳头水肿临床较少见。1901年，Taylor等报道首例脊髓肿瘤合并视乳头水肿，其肿瘤在C$_3$段。Arseni和Maretsis报道289例脊髓肿瘤，其中仅3例合并视乳头水肿。Matzkin等回顾文献中椎管肿瘤合并视乳头水肿者共53例，其中室管膜瘤最常见，约占40%，65%～70%以腰痛为首发症状。笔者所见也以腰痛为主诉并发症状，66%的脑脊液蛋白含量超过1.0g/L，最高者达105g/L。低段腰骶部肿瘤引起脑脊液压力升高的原因是脑脊液蛋白含量增高，这可能是本病颅内压升高的最主要原因，惜未检测。

关于视乳头水肿及导致继发性视神经萎缩，除颅内占位外，腰椎内肿瘤亦可伴发，主要由脑脊液蛋白质量增高所致。北京协和医院尚报告7例脑脊液蛋白质含量亦高,但并未引起视乳头水肿,值得探讨。

(童 绎)

参 考 文 献

1. 石慧君,张铭连,童绎,等.腰椎肿瘤并视乳头水肿1例.中国中医眼科杂志,2007,17(5):286-287.
2. 王伟娟,张凡,郭颖,等.脊椎内肿瘤病人的眼部并发症.眼科,2004,9(5):274-276.

第五节　视神经萎缩

一、医用红外热像仪治疗三叉神经痛致视神经萎缩

【病例资料】

男,40岁,2006年11月24日初诊。主诉左侧三叉神经痛5年,近1个月加重。在某省私人诊所使用医用红外热像仪,左口旁及耳前两穴位针刺通电,自觉有发热感,15min后左眼部自觉无光感,经当地治疗无效转院来诊。

检查:右眼1.2,左眼0.08,左眼瞳孔中等散大,直接对光反应消失,间接对光反应存在。左视盘色泽呈灰白色萎缩,边界清晰。左眼内直肌不全麻痹。肌电图显示左眼轮匝肌源损害。眼眶及头颅CT、MRI检查等皆无异常。红外光物理治疗科用WP95系列医用红外线热像治疗仪检查,发现左侧颜面部身体温度较右侧面部低约1.5℃,考虑为三叉神经末梢为主的功能区分布区异常。随访3个多月,视力无好转,三叉神经痛已复发。

【病例特点与简评】

三叉神经痛为常见的神经科疾病,由于原因众多,治疗方法亦多。该例应用物理疗法治疗致单眼视神经萎缩,当吸取教训。三叉神经痛有多种中西医治疗方法,不推荐应用这种物理电刺激穴位方法,其并发症难以恢复。建议采用其他更安全的方法,避免留下终身遗憾。

(童 绎)

二、神经节细胞瘤引起眼球突出及视神经萎缩

【病例资料】

陈某,男,6岁,福建莆田人。因双眼视力下降4个月,双眼球突出10$^+$d就诊,经耳鼻喉科检查发现颅底肿瘤(MRI证实)。曾于1996年10月分3次行颅底肿瘤切除、右锁骨上淋巴结及咽部手术。

眼科检查:视力右眼数指/眼前,左眼0.06,双眼球突出、运动良好。双眼视神经萎缩,双眼球水平性震颤。该例因视力减退及眼突为主诉于2000年3月27日入院。经查嗅觉消失,右鼻腔顶部可见肿物,鼻咽部腺样体增生。颅脑MRI示前颅底实质性占位。证实左颈部、咽部、颅底神经节细胞瘤,右上纵隔肿瘤。活检:符合神经节细胞瘤。长期随访。

【病例特点与简评】

　　神经节细胞瘤又称节细胞神经瘤,是起源于交感神经节的良性肿瘤。好发于腹部、咽部、颈部,颅内罕见。颅内神经节细胞瘤多单发,质坚硬,有包膜,切面灰色,常有囊性变,镜下可见病理组织由大小不等形态不一的神经节细胞组成,生长缓慢,可出现皮肤汗腺分泌障碍及邻近组织受压症状。发生在颈、胸部者可有颈交感神经障碍,可手术彻底切除。

　　这类肿瘤常见于儿童或年轻人,最常见的位置是第三脑室底部,极少情况下,神经节胶质起源于视交叉实质或囊性的颅内部分,因此,可被误认为典型的视神经胶质瘤。大多数神经节细胞的生物学特征为类似低级星形细胞瘤,因此预后较好。此类肿瘤一般可手术彻底摘除,但该例就诊太晚,有后遗症。

(童　绎)

参 考 文 献

1. MILLER N R, NEWMAN N J, BIOUSSE V, 等. Walsh and Hoyt精编临床神经眼科学.张晓君,魏文斌,译. 2版.北京:科学出版社,2009:198.

2. 武广华,于百川,曹建.肿瘤学词典.北京:人民卫生出版社,1993:177-178.

三、Wolfram综合征

【病例资料】

　　例1:女,7岁,患儿因视力减退、视神经萎缩住院治疗。入院后同房室友发现患儿父母常将其他病友的尿瓶拿到他处应用,患儿有明显多饮、多尿症状的糖尿病、尿崩症。

　　例2:男,8岁,患视神经萎缩,该病例在入院前已知有糖尿病,但未进行听力检测。

　　两例均为1965年眼科住院患者,当时对该综合征认识不久,因此未进行听力及基因检测。

【病例特点与简评】

　　该综合征为常染色体隐性疾病,其特征为幼年发生的糖尿病,儿童期即呈进展性视神经萎缩,典型患者还伴有尿崩症和耳聋,极易误诊、漏诊。典型临床表现有糖尿病(diabetes mellitus, DM)、视神经萎缩(optic atrophy, OA)、尿崩症(diabetes insipidus, DI)和耳聋(deafness, D),故Wolfram综合征又称为DIDMOAD,临床诊断的标准为青少年发病的糖尿病和视神经萎缩。

　　我国自1987年至今共报道47例,其中仅10例患者通过基因检测精准诊断,大多数皆通过临床诊断。Duan等回顾分析2002—2017年在北京协和医院就诊的6例WS1(*WFS1*相关Wolfram综合征1型)患者,有3例检测到*WFS1*的突变,其中*WFS1*的4号外显子中发现了一种新的移码突变。北京301医院神经眼科报告1例临床得到基因证实的病例:女性,12岁,双眼视神经萎缩,无糖尿病视网膜病变,虽无听力下降表现,但听力检测提示高频段听力下降,无主诉多尿。行DNA序列检测发现*WFS1*基因第8外显子处突变。*WFS1*和*CISD2*基因被证实与本病有关。*WFS1*位于4号染色体短臂,主要突变位于*WFS1*基因的8号外显子。与1型糖尿病患者相比,WS1患者更少出现糖尿病视网膜病变等微血管并发症,且进展缓慢,这可能与WS1患者的血糖更容易控制,糖化血红蛋白(HbA1c)水平和每日所需的胰岛素量更低有关,因此,临床上若发现学龄前糖尿病患儿,但自身抗体为阴性无酮症酸中毒史,应警惕WS1。

视神经萎缩多晚于糖尿病的出现,为WS1第二个出现的症状,呈双眼进行发展,有时可先于糖尿病,发病年龄中位数11(9～19)岁,伴有视力下降,视野缺损和色觉异常,视力较差,常小于0.1,甚至发展为法定盲,Hoekel 等对 18 例早期 WS1 患者进行OCT检查发现,视网膜神经纤维层厚度变薄与该病的严重程度成正相关,有研究报道尚可见先天性白内障、色素性黄斑病变、眼球震颤和青光眼等。艾地苯醌可应用于多种原因引起的视神经病变。

感染性神经性耳聋多累及高频听力,但也有部分患者累及低频,听力可有先天性耳聋至成年听力渐进性下降,发病年龄中位数为12.5岁,由于高频受累不影响语言的理解,因而患者大多诊断延迟,应行听力检查和听觉脑干反应以明确病情。WS1患者较其他听力受损的患者,随着年龄的增长,听力受损的进展更为明显,这可能与中枢神经系统进行性受累有关。

中枢性尿崩症发病年龄中位数为14岁,由于糖尿病也会出现多尿的症状,大多数被忽视,可行尿浓缩试验以确诊。笔者认为婴幼儿视神经萎缩,如有糖尿病、尿崩症,应常规行听力检测,尽可能检测有关基因,以确诊该综合征。

WS1作为一种累积多系统的综合征,目前尚缺乏有效的治疗措施,因而WS1患者早发现、早诊断、早干预至为重要。2018年1月,美国食品药品管理局(FDA)批准 Luxturna(AAV2-hRPE65v2)用于 *RPE65* 介导的遗传性视网膜营养不良,这预示着将有可能为WS1患者提供有效解决方案。

(童 绎)

参 考 文 献

王丹丹,吴继红. WFS1 相关 Wolfram 综合征 1 型的遗传学与临床最新进展. 中国眼耳鼻喉科杂志,2019,19(3):207-209.

第六节　缺血性视神经病变

一、缺血性视网膜病与缺血性脑血管病

【病例资料】

男,64岁,2019年6月30日就诊,主诉右眼突发视物不清6d,无眼痛,发病前20余d曾出现一过性左眼黑矇,当时发作持续1～2min,之后偶有黑矇。既往史:高血压史、多次脑梗死、脑动脉瘤史。

查体:右眼视力0.5,左眼0.1,左瞳孔对光反射迟钝,左RAPD阳性,左眼眼底可见视盘边界欠清,后极部网膜片状出血及少许渗出,黄斑受波及(图6-6-1)。FFA示左眼视盘水肿,视盘及视网膜上部分挡荧光(出血),吲哚菁绿脉络膜造影,未见明显异常(图6-6-2)。颈动脉多普勒超声示左侧颈动脉闭塞,右侧颈动脉粥样硬化伴软斑形成。超声心动图大致正常。颅脑MRI(图6-6-3A)示双侧基底核区多发点片状缺血灶。颅脑DSA(图6-6-3C):①左侧椎动脉V_4段末端-基底动脉起始部迂曲,管腔扩张,考虑椎基底动脉延长扩张症,夹层动脉瘤形成;②右侧椎动脉闭塞;③左侧颈内动脉末端-左侧大脑中动脉起始段囊性扩张,考虑动脉瘤。颅脑CTA(图6-6-3B、D):主动脉弓、双侧颈内动脉海绵窦段动脉硬化伴附壁钙化斑块,

其余同MRA诊断。予患者阿司匹林0.1g，每日1次，及阿托伐他汀钙20mg，睡前口服药物治疗。目前病情稳定。

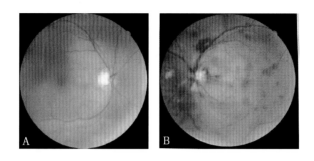

图6-6-1 眼底彩照

A.右眼，未见异常。B.左眼，可见视盘边界欠清，后极部网膜片状出血及少许渗出，黄斑受波及。

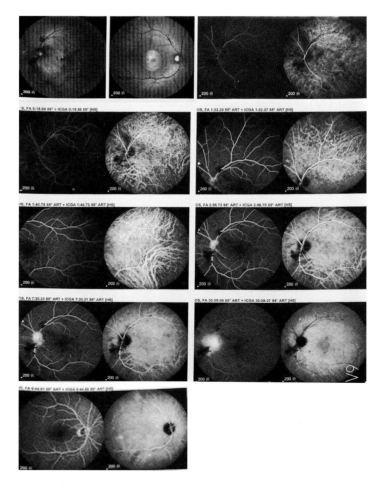

图6-6-2 FFA及吲哚菁绿脉络膜造影

从图上可见视盘及视网膜有遮蔽荧光，晚期视盘有荧光渗漏。脉络膜尚正常。

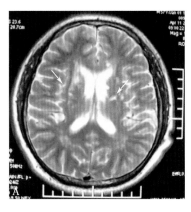
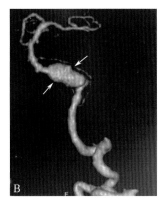
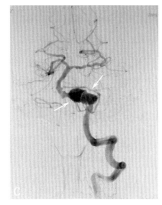
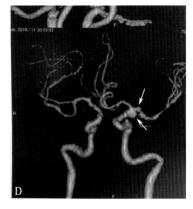

图6-6-3　神经科影像学检查

MRI(图A)双侧小脑、基底节区、脑室旁、半卵圆中心、双侧额、胼胝体多发腔隙灶及软化灶；DSA(图C)、CTA(图B、D)示左侧椎动脉起始部迂曲，管腔扩张，考虑椎基底动脉延长扩张症，夹层动脉瘤形成。D.左侧颈内动脉末端-左侧大脑中动脉起始段囊性扩张，考虑动脉瘤。

【病例特点与简评】

短暂性脑缺血发作(TIA)是指由于脑或视网膜缺血引起的短暂性神经功能缺损，单眼一过性黑矇(TMVL)是由于局部脑或视网膜缺血引起的短暂性脑缺血发作的一种。缺血性视网膜病早期可有阵发性一过性黑矇，与缺血性脑血管病关系密切，两者发病机制与动脉粥样硬化相关。视网膜中央动脉闭塞(CRAO)表现为一眼无痛性视力下降至数指甚至无光感，视网膜分支动脉闭塞(BRAO)则导致持久的相应区域视野缺损。

视网膜缺血性事件是脑卒中发生的先兆，通常提示较为严重的颈动脉疾病。

1. 流行病学及发病特点　缺血性视网膜病变是中老年人群常见的急性病变。多发于60岁以上，平均发病年龄65岁，男性与女性之比为2:1，大多数单眼发病，双眼受累占20%，常合并高血压、糖尿病、高脂血症、血栓栓塞、外周血管疾病等血管病危险因素。其他因素有颈动脉夹层、自身免疫性血管炎、心源性栓塞、心脏瓣膜病、高凝状态等，其中，与颈动脉狭窄关系较为密切。有脑-TIA发作或视网膜-TIA发作史者更易发作。约有一半的缺血性视网膜病变的患者同时还有缺血性心血管疾病，约1/4患者有脑卒中病史。脑卒中概率也较常人大为增加，5年死亡率大约为40%，死亡原因2/3系心血管系统并发症，脑卒中占第二位。

据国外文献统计,颈动脉阻塞的患者大约有69%首发症状为眼缺血综合征。其他少见原因有脑血管畸形、视网膜中央动脉栓塞、妊娠中毒症、偏头痛、多囊肾致肾功能衰竭。

颈内动脉狭窄或阻塞临床表现较为隐蔽,多数患者虽有严重的颈动脉狭窄,但可以无明显眼部及神经系统症状,或仅有非特异性头晕头昏,但长期严重的颈动脉阻塞,66%患者可有缓慢进行性视力减退,12%可表现视力突然下降。单眼一过性黑矇常为单眼突然阵发性无痛性发作,一般在几秒内,90%一般不超过10min,24h内完全缓解,而不留任何后遗症,可反复发作,少者一两次,多者数十次。发作时患者一般难以及时检查,能够在医院及时诊治者,多数眼底检查已无异常,或仅有视网膜小动脉狭窄。现有眼底彩色照相可供观察研究。单眼黑矇常描述为"垂直下沉的阴影",或"像窗帘拉拢",或视野外周向中心逐渐发展或由上而下或由下而上的黑幕状。各种变异症状常为较难描述的不同感觉,如在雾中、透过雨水或透过薄雾看东西等,主要反映视网膜动脉短暂性缺血发作。

2. 检查 由于眼部症状与体征不明显,有报道FFA为颈动脉狭窄和阻塞的最为有效的检查手段,造影早期表现有臂-视网膜循环时间延长,视网膜动脉充盈迟缓,可明确见到视网膜动脉血管内的荧光素充盈前锋,以及荧光素在动脉血管内不断前进的现象。

一过性黑矇多数强调为单眼发作,但亦有突然发生的前循环缺血和后循环缺血均可引起单眼或双眼一过性黑矇,颈内动脉狭窄或阻塞主要发生前循环缺血而表现单眼一过性黑矇。临床上,患者就诊时常诉眼部黑矇,虽然以单眼发作为主,但有时也会提及双眼发作,这点可以从患者对病史的描述中获得较可靠信息,多普勒超声检查常见双侧颈内动脉均有不同程度狭窄,因此,提示单、双眼发作均有可能,强调单眼发作,值得今后在随访中详细询问病史。

3. 诊断 TMVL的诊断主要依靠病史,应根据眼部和颈部检查,特别要重视颈动脉杂音。中年以上突然发病、时间很短的脑局灶性功能发生障碍,又不能以其他疾病解释者,应考虑TIA。为预防以后再发作或发生脑梗死,应尽量寻找病因。首先,要注意检查有无全身性血管病危险因素,除已知引起TMVL主要病因为颈动脉狭窄外,有提及心房纤颤、风湿性心脏病伴心房纤颤,表明心源性栓子是引起颈内动脉狭窄导致一过性黑矇的第二个重要病因。

在一组32例TMVL中,有14例单侧或双侧有颈动脉粥样硬化斑块形成或伴中度狭窄,占43.8%;5例患侧或双侧有重度狭窄,占15.6%;两者总计19例,占59.4%;反复发作者患侧或双侧颈动脉中度或中度以上狭窄更高达80%。颈动脉粥样斑块以软斑多见,其次为扁平斑或溃疡斑。软斑和溃疡斑为不稳定斑块,易脱落破裂,尤其是斑块内出血可引起颈动脉狭窄的突然加重和闭塞,继而引起脑梗死或TIA。TMVL患者眼底栓子可能为血小板栓子,因其较疏松,易被血流冲散,造成短暂性视力丧失而被血流冲散后流向更周边小血管,缺血范围缩小,视力恢复。

曾对46例颈动脉粥样硬化患者行多普勒彩色超声检查颈动脉和眼动脉,4例未发现颈动脉斑块,但颈动脉内膜中层密度(IMT)增厚>1.0mm,表面粗糙,其中1例IMT>2.0mm,其46例均有异常,而对照组均正常。眼动脉的血流与颈动脉血流成正相关,眼动脉血流速度下降,即可提示颈动脉,特别是颈内动脉有病变。一侧颈内动脉梗阻可见眼动脉逆行性血流频谱。

在一组136例一过性黑矇中,眼部症状和体征远低于相关报道,而另一组65例中颈内动脉狭窄引起一过性黑矇者仅9例,占13.9%,也明显偏低,应对颈内动脉狭窄导致眼缺血疾病提高认识。

与大脑半球TIA相比,TMVL与颈动脉疾病关系更为密切。2%~17%的TMVL患者会在发病6个月~3年内发生脑卒中,而且主要为大血管阻塞。有报道称每年2%~4%的TMVL患者发生卒中,伴有高度颈动脉狭窄的患者的概率则提高至8.4%,有1.0%~2.0%的TMVL患者发生同侧视网膜动脉阻塞,导致永久性视力丧失。颈动脉阻塞引起的视网膜缺血,即大约有1/2左右的眼缺血综合征(OIS)伴冠心病,约1/4(OIS)伴脑卒中。颈动脉阻塞患者大约有69%首发症状表现为OIS,一组60例视网膜缺血综合征病例观察,即有8例有卒中史及其后遗症。

视网膜短暂性缺血发作(R-TIA)还可作为颈动脉狭窄和脑卒中预测和复发的预测指标,且对颈动脉狭窄程度有一定预测作用。TMVL是颈内动脉系统短暂性脑缺血发作的重要类型,尽管在TMVL后发生卒中的风险比在半球短暂性脑缺血发作(H-TIA)更低,但TMVL仍是颈动脉狭窄的表现和缺血性卒中发生的重要先兆。针对危险因素采用抗血小板聚积及他汀类治疗,对于中、重度颈动脉狭窄进行手术干预,对于颈动脉狭窄>70%的患者,颈动脉内膜切除术或颈动脉支架术使患者发生同侧卒中的比率明显降低,R-TIA发生同侧脑卒中的危险度较H-TIA减低。但年龄>75岁、既往卒中史、颈动脉狭窄在80%以上者是R-TIA发生卒中的高危因素。

TMVL仍以颈动脉狭窄或阻塞为最主要病因,但也有罕见或少见的脑血管造影及脑室造影后引起视网膜中央动脉栓塞,偏头痛后发生TMVL,当时即见到视网膜中央动脉栓塞。有高血压病史多年,突然因情绪波动发生单眼一过性黑矇,检查视野时发生1/4同侧偏盲,多囊肾引起肾功能衰竭、高血压,反复单眼一过性黑矇导致脑梗死后遗症的病例。其他如巨细胞动脉炎、无脉症、海绵窦血栓、颈动脉手术等也可引起动脉低灌注性视网膜病变。

(邵义泽 童绛)

参 考 文 献

1. SCHRYVER E L L M, ALGRA A, et al. Type of stroke after transient monocular blindness or retinal inrarction of presumed arterial origin. Neurol Neurosurg Psychiatry, 2006, 77: 734-738.

2. NGUYEN T T, WONG T Y. Evidence of early retinal microvascular changes in patients with type 2 diabetes and depression. Psychosom Med, 2010, 72: 535-538.

3. 张薇. 眼缺血综合征临床观察. 眼科, 2005, 14(4): 249-253.

4. 邵义泽, 童绛. 颈动脉狭窄所致单眼一过性黑矇60例病因分析. 中国中医眼科杂志, 2015, 25(25): 334-336.

5. 严密. 应当密切关注由颈动脉阻塞引起的视网膜血循环障碍. 中华眼底病杂志, 2008, 24(2): 79-81.

6. 劳远琇. 颈动脉供血不足的眼部表征. 国外医学. 眼科分册, 1990(04): 199-200.

7. 张慧蓉. 颈内动脉供血不足的眼部表现. 中华眼科杂志, 1983, (5): 308-309.

8. 巩琰, 魏世辉. 一过性黑矇与心源性疾病的相关临床分析. 中华眼底病杂志, 2008, 24(2): 131-132.

9. 陈旭, 黎蕾, 袁非, 等. 视交叉前病变的诊断. 实用神经眼科学. 上海: 上海科学技术文献出版社, 2004: 88-89.

10. 贾楠, 张晓君. 单眼一过性黑矇临床研究进展. 中华眼底病杂志, 2008, 24(2): 154-156.

11. 王建全, 周亚莉, 杨春燕. 单眼一过性黑矇患者颈动脉彩色超声多普勒检查结果分析. 中华眼底病杂志, 2008, 24(2): 129-131.

12. 黄少敏,熊星,童绎.彩色多普勒对颈动脉粥样硬化患者眼动脉的血流检测.中华眼底病杂志,2001,17 (2):150-151.

13. 赵军,魏世辉.颈动脉狭窄致眼部缺血疾病的临床浅析.中华眼底病杂志,2008,24(2):128-129.

二、可疑动脉炎性前部缺血性视神经病变

【病例资料】

女,85岁,福建平坛人。因左眼视力进行性减退3d来诊,同时伴有眼部及头部明显疼痛,头颅CT无异常发现。有高血压病史。

检查:视力右0.6,左数指/10cm。右眼底无明显异常。左眼底视盘呈明显水肿状,无出血。双颞动脉触诊未见明显变粗及压痛。拟行颞动脉活检,患者及家属不同意。经激素治疗好转,右眼视盘色淡红,下方边界稍模糊,左眼视盘水肿消退,视盘颜色稍苍白,边界模糊(图6-6-4)。

【病例特点与简评】

国内确诊颞动脉炎致视神经病变罕见,一方面颞动脉炎致视神经缺血确实罕见,另一方面与国内疑及该病者,活检偏少有关。今后需要有关深入分析。

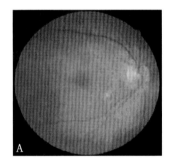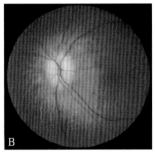

图6-6-4　可疑动脉炎性前部缺血性视神经病变双眼眼底彩照图

A.右眼视盘淡红,视盘下方边界稍模糊;B.左眼视盘稍苍白,边界模糊。

(童　绎)

三、前部缺血性视神经病变与腔隙性脑梗死

【病例资料】

非动脉炎性前部缺血性视神经病变(NAION)与腔隙性脑梗死的相关性研究,笔者曾有报道,2017年还有腔隙性脑梗死与神经眼科疾病的研究进展文献综述。2018年,中华医学会神经学分会脑血管病学组制定《中国无症状脑梗死诊治共识》,深感兴奋与认可,今特将本院第三次NAION资料提供参考。

2003年1月—2018年12月,16年间笔者系统性观察NAION与其头颅CT及颅脑MRI检查结果。第一组(2003年1月—2008年12月),在82例104眼NAION中,40例行CT或MRI检查,17例阳性,腔隙性脑梗死占42.5%;第二组(2008年1月—2013年12月),在362例448眼中,116例中有78例腔隙性脑梗死,占67.2%;第三组(2016年1月—2018年12月),192例行头颅检测,行CT 72例中30例有腔隙性脑梗死,占41%,120例行MRI,108例腔隙性脑梗死,占

90%。由此可见，CT检查第一组与第二组略同，第三组MRI明显阳性率增高，提示NAION与腔隙性脑梗死的相关性有增高趋势，可见神经学会脑血管病组发表《中国无症状脑梗死诊治共识》针对临床此类疾病的诊治提出问题是很有意义的。

【病例特点与简评】

临床上无症状脑梗死并非静止、不变化或隐匿性的，因为无症状脑梗死是有症状脑梗死发生的危险因素，为不伴脑梗死老年人患认知障碍的2倍。有指出，目前临床医师及群众对待这一疾病有两种倾向，一是重视不够，另一种是过度诊断及治疗。临床上常见医院影像科诊断不一致，笔者常与影像科医师共同讨论诊断，有时尚需随访观察，实际上，影像学通过CT及MRI检查可显示其诊断标准，必须认真对待。

脑小血管的影像学表现为脑白质损害、腔隙性脑梗死和陈旧性微出血，可单独或同时发现。国内上海有报道脑白质损害在NAION表现，在无症状脑梗死中，90%为腔隙性脑梗死，10%为血栓≥15mm的皮质或皮质下梗死。腔隙性脑梗死易过度诊断，常与单个扩张的血管周围间隙皮质病变等混淆，MRI鉴别能力优于CT，本文第三组MRI阳性率即高达90%。过度诊断可带来过度治疗，需要警惕。脑白质疏松症(leukoaraiosis，LA)系指影像学诊断，在脑室周围或皮质下脑白质的斑点状或斑片状改变，现多认为LA与缺血性损伤关系密切，属于脑小血管病的一种类型。眼底动脉属于大脑动脉的小分支，其动脉硬化可直接反映脑部甚至全身动脉血管病变，临床亦证明眼底改变与脑小血管病多发相关，提示眼底动脉硬化与LA可能有共同的危险因素及相同的发病机制，从年龄和高血压两个因素分析眼底动脉硬化与LA的关系具有重要的临床意义。

上述共识制定目的之一便是防止过度治疗，如无危险因素，可以随访，如果有危险因素，应重视危险因素的控制，尤其是高血压的稳定性，应选择个体化降压治疗，有时尚应请神经内科会诊。

笔者建议在神经眼科中，NAION、视网膜中央动脉阻塞、眼肌麻痹等应常规行颅脑MRI检查，确诊为无症状脑梗死(SBI)后，积极筛查危险因素。如高血压、糖尿病等，尚应检查眼底视网膜血管病变，颈动脉狭窄和斑块形成等作为参考。单一腔隙性脑梗死不伴血管危险因素的SBI者，参照中国缺血性脑卒中和短暂性脑缺血发作一级或二级预防指南，给予个体化预防处理及随访，不建议对无症状的腔隙性脑梗死行过度治疗，建议积极创造条件开展高质量针对SBI的防治随访。

（杨　薇　童　绎）

参 考 文 献

1. 杨薇，童绎，高健生.前部缺血性视神经病变与腔隙性脑梗死的相关研究.中国中医眼科杂志，2008，018（003）：134-136.

2. 徐黄杰，杨薇，宋剑涛，等.前部缺血性视神经病变与腔隙性脑梗死相关性的临床回顾性研究.临床眼科杂志，2015，(2)：121-123.

3. 童绎，杨薇，曹国强.腔隙性脑梗死与神经眼科疾病的相关性研究进展.中国实用眼科杂志，2017，035（004）：353-357.

4. 中华医学会神经病学分会脑血管病组.中国无症状脑梗死诊治共识.中华神经科杂志，2018，051(009)：692-698.

5. 徐运.加强无症状脑梗死的规范化诊疗.中华神经科杂志,2018,(9): 664-665.

6. 田国红,贾楠,江汉秋,等.非动脉炎性前部缺血性视神经病变患者脑白质病变风险因素分析.中国眼耳鼻喉科杂志,2013,(04): 226-228.

7. 宓特,郑兴月,屈传强.眼底动脉硬化与脑白质疏松症.中华医学杂志,2014,94(043): 3453-3454.

8. 赵军,魏世辉.颈动脉狭窄致眼缺血性疾病初探.中国实用眼科杂志,2006,024(005): 521-523.

第七节 颅脑外伤性视神经病变

创伤性视交叉损伤

【病例资料】

例1:男,40岁。颅脑外伤后左眼视神经萎缩。视盘上已无血管可见,视力右眼0.2,左无光感。右颞侧不全偏盲,提示视交叉病变。该例尚有脑积水,该例如不进行视野检查,则无法提示为视交叉病变。

例2:男,35岁,颅脑外伤后视交叉病变致双颞侧偏盲,因管状视野行走困难,视力双0.2,经神经生长因子治疗,双颞侧视野均有扩大。

【病例特点与简评】

此类患者除有头颅创伤史外,常见意识障碍持续几小时至2周,前额部受伤多见。视力皆减退,视野缩小,眼球运动障碍等,可合并脑脊液漏,多饮、多尿少见,单眼瞳孔散大,单侧或双侧对光反应迟钝。视野以颞侧偏盲多见。影像学检查:头颅CT及视神经管检查,脑挫伤多见,其次为视神经管骨折。颅脑MRI检查:头颅以颅前窝额叶有脑挫伤,直回脑组织对视交叉有压迫。VEP检查均呈现波幅降低于正常值下限,且潜伏期延长。

视交叉血液供应主要来自颈内动脉和大脑前动脉,视交叉正中部软膜内的血管较丰富,但相对应的实质内的毛细血管密度均较低。视交叉的中部毛细血管网吻合少,网眼大,密度低,毛细血管由侧部急转,左右横向排列,几乎无小动脉穿行,微循环薄弱,因此易造成视交叉供血障碍,导致交叉纤维功能受损,引起双颞侧视野缺损。视交叉损伤可能与视交叉上方眶直回脑挫裂伤对视交叉的压迫有关,因视交叉中部供血受阻而致双颞侧偏盲。本组2例视力视野明显改善,提示解除对视交叉的压迫,视交叉供血得以恢复。反之,则无法恢复视力及视野。

外伤后视交叉可直接撕裂伤、挫伤、出血或挫伤坏死,多非单独某一种机制引起。外伤性视交叉神经损伤病情较严重,受伤部位多集中在前额部位,昏迷时间多数较长,头颅CT及颅脑MRI检查均可发现颅窝额叶有脑挫伤。直回脑组织对视交叉有压迫。例2视野检查:双颞侧偏盲,术中发现额叶眶回脑组织肿胀,挫伤与前颅底粘连,额叶部分脑组织疝入筛窦及蝶窦。笔者认为颅底硬膜粘连及疝入筛窦及蝶窦的脑组织,牵拉眶尖向下压迫视交叉,可能是外伤性视交叉损伤的主要机制之一。

对严重颅脑外伤者,如考虑视神经损伤,亦应注意检查嗅觉是否减退或丧失,视野有无颞侧偏盲。头颅CT或颅脑MRI检查应注意颅前窝情况及额叶眶直回脑挫裂伤的改变,如有这些改变可提示合并视交叉损伤。为了早诊断、早治疗,视野及MRI检查是外伤性视交叉损伤的首选检查,MRI检查有明显视交叉压迫者,应争取手术。

(李欣 童绎)

参 考 文 献

1. 王剑，童绎，付继弟，等. 外伤性视交叉损伤. 中华神经外科杂志，2008，24(11)：842-844.
2. 黄瑜斌，黄锋，童绎. 外伤性视交叉损伤. 中华眼外伤职业眼病杂志，2013，35(10)：761.

第八节　遗传性视神经病变

一、常染色体显性视神经萎缩

【病例】

例1：强某，男，19岁，主诉双眼视力减退数年，曾诊断为视神经萎缩，头颅CT无异常。有家族史(图6-8-1)。

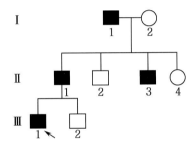

图6-8-1　例1家系图

Ⅰ₁视神经萎缩，双视力矫正0.3~0.5；Ⅱ₁视神经萎缩，0.4~0.8(矫正)；Ⅱ₃视神经萎缩，双0.2；Ⅲ₁视神经萎缩，7岁开始发病，矫正视力右0.1，左0.05

例2：张某，男32岁，黑龙江人。双视力减退已多年，子亦患视神经萎缩(图6-8-2)。

血样送北京市眼科研究所，检查结果报告为*OPAI*基因突变，基因检测此家系为常染色体显性遗传性视神经萎缩(ADOA)家系。

例3：魏某，女22岁，双视物不清数年，诊断为视神经萎缩，父亦患视神经萎缩(图6-8-3)。

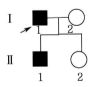

图6-8-2　例2家系图

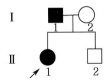

图6-8-3　例3家系图

Ⅰ₁、Ⅱ₁均行血样检测mtDNA Leber病三原发基因，结果阴性

该病与Leber病临床上有明显遗传区别：Leber病系母系遗传，而该病可通过父系遗传，从以上简单的家系图可明显看出，该病较Leber病少见。国内对该病的检测已引起重视。

【病例特点与简评】

常染色体显性视神经萎缩即Kjer型视神经萎缩,是最常见的遗传性视神经病变,丹麦发病率约1/10 000,较高,而其他地区约为1/50 000。多数在儿童期隐匿发病,中度至重度视力下降,罕见完全失明,双视盘颞侧明显萎缩,中心暗点或旁中心暗点,色觉障碍主要为蓝黄色。组织病理为视网膜神经节细胞变性,致病基因*OPAI*编码一种动力相关的GTP酶,是与线粒体形态功能相关的线粒体蛋白,是迄今发现的与人类疾病相关的第一个动力蛋白。*OPAI*突变类型主要为缺失/插入突变、错义突变、剪接突变及无义突变。就视网膜神经节细胞及视神经而言,筛板前无髓鞘部分线粒体的含量丰富,而有髓鞘部分的数量明显减少,且筛板前后血管系统的血-脑屏障特性也不同,反映了两部分不同的代谢需求,这也可能是视网膜神经节细胞对*OPAI*突变特别敏感的原因之一。

笔者与北京同仁眼科中心遗传学李杨团队合作,通过对一连续三代发病的国人ADOA家系研究,发现一个*OPAI*基因剪接位点新突变,即TVS9.2A—G,2018年又发现1例*OPAI*基因突变。早年曾对该病误行mtDNA检测查看有无Leber遗传性视神经萎缩(LHON)突变改变,当然无变化。

(童 绎)

参 考 文 献

李杨.遗传性视神经病变.北京:人民卫生出版社,2019.

二、LHON罕见一例无光感失明

【病例资料】

巫某,男,43岁,福建浦城县人。2013年普查中发现。17岁开始视力逐渐下降,右眼无光感,左眼前数指/10cm。双眼视盘色泽苍白,边界清。有一哥亦患视神经萎缩,双视力0.06,血液检测mt DNA,兄弟二人11778A均为阳性,G3460A,T14484C皆阴性。

【病例特点与简评】

Leber遗传性视神经萎缩(LHON)为眼科常见遗传性疾病,虽然预后不佳,国外常有致盲报道,但我国临床上引起全盲者罕见。笔者开展LHON的临床及基因研究已数十年,确实无光感者罕见,今提出,希望国人对此重视。

(童 绎)

三、Leber视神经病变遗传早现

遗传早现(genetic anticipation)是有些遗传病通常为显性遗传病,在世代传递过程中有年龄逐代提前和疾病症状逐代加剧的现象,如强直性肌营养不良、遗传性小脑性运动共济失调综合征。笔者曾于2008年《中华医学遗传杂志》报道一家系有典型遗传早现,血液检测线粒体DNA为T14484C位点突变。其后观察7个家系均为G11778A位点突变。现可在遗传学中确认Leber遗传性视神经病变为遗传早现,后代个体的线粒体DNA突变向亲代生殖的传递和自身细胞突变的积累,本摘要目的在于呼吁国内深入分析Leber病遗传早现存在。

(童 绎)

参 考 文 献

童绎，王影，姜枫，等. 伴有mtDNA14484位点突变的Leber病一大家系. 中华医学遗传学杂志，2008，25(5)：531-555.

四、Leber遗传性视神经萎缩伴叠加综合征、预激综合征

【病例资料】

例1：先证者，女，19岁。因双眼视物逐渐模糊6个月余，2006年2月就诊。

眼科检查：视力右眼0.04，左眼0.02，均无法矫正。眼底见双眼视盘色苍白，边界清晰。视野检查：双眼旁中心暗点。色觉检查：红绿色盲。双眼VEP：P_{100}波潜伏期延长。心电图检查：P-R间期<0.12s，QRS时限>0.11s，起始部有 δ 波，属预激综合征B型。血液mt DNA基因检测：11778(+)。临床诊断：Leber遗传性视神经萎缩(LHON)伴发预激综合征。

患者兄妹3人。其哥哥患视神经萎缩(图6-8-4)，双眼视力0.4，双眼视盘色苍白，边界清晰。心电图检查确诊为预激综合征；头颅CT检查无异常发现；未行线粒体DNA检查。经中西医治疗无效。其母亲、姐姐2人行血液mtDNA基因检测，结果显示11 778位点突变。眼科检查：母亲及其姐姐双眼视力均为1.0，眼底及心电图检查未见异常。家系图见图6-8-5。

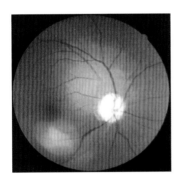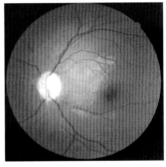

图6-8-4　双眼视神经萎缩。可见双眼视盘色苍白，边界清晰

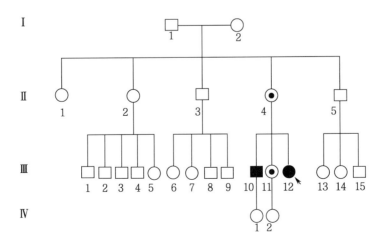

图6-8-5　患者家系图

例2：患者男，16岁。因双眼视力突然下降2个月余，2006年12月就诊。无家族发病史。

眼部检查：视力右眼0.04，左眼眼前数指。双眼瞳孔中等散大，对光反射迟钝。眼底检查：双眼视盘色淡，以颞侧明显。VEP检查结果显示双眼P_{100}波潜伏期延长。色觉检查提示红绿色盲。视野检查结果显示右眼中心暗点。FFA检查结果显示早期视盘及其周围有毛细血管扩张，无渗漏。脑脊液检查及头颅CT检查均无异常。心电图检查提示预激综合征B型。血液mtDNA基因检测：11 778位点突变。

临床诊断：LHON伴发预激综合征。

经中西医结合治疗，视力提高到右眼0.1，左眼0.2。

【病例特点和简评】

Leber病家系中如有多个成员合并严重神经系统异常，则称为Leber叠加综合征(LHON+)。尚可有震颤、肌张力障碍、运动失调、小脑性共济失调、精神异常、骨骼异常、脊髓病变、急性婴儿期脑性癫痫、儿童期致死性脑病等，影像学显示基底核病变等。

在研究LHON+病例中，曾见3个家系，除有典型女性垂直传递及家族中有2人以上患视神经萎缩外，还有不同程度的神经系统症状，各家系患者及其母系中均未发现mtDNA 11 778位点突变。近年来对1例进行有关mtDNA基因检测，发现T3866C突变，该家系所有母系成员均携带该突变，非母系成员和135名正常人对照均不携带此突变。以上结果提示，T3866C突变可能是与LHON+相关的mtDNA突变，临床诊断LHON+，其双侧豆状核呈对称性分布的条状长T_1和长T_2信号影，边界清楚(图6-8-6)。国内上海华山医院神经科亦报告1例一度误诊为视神经脊髓炎(NMO)或进展性多发性硬化(MS)，但NMO抗体阴性，缺乏NMO与MS典型影像学的表现；患者血液mtDNA检测发现有11 778位点突变，最终诊断为伴多发性硬化样表现的LHON+。笔者认为，双眼视力下降伴有视神经病变，其后有其他全身部位受累或出现自身免疫病变样表现，且病程进展缓慢的患者，应考虑行外周血mtDNA原发性位点等检测，以排除LHON+。

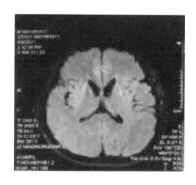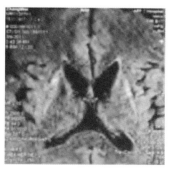

图6-8-6　双侧豆状核呈对称性分布的条状长T_1和长T_2信号影，边界清楚

另外，LHON+患者应常规检查心电图，笔者曾发现2例合并预激综合征，对LHON+可伴有的心脏功能异常状态，检测其血液mtDNA有助于深入了解该病有关基因突变的相关性。

（杨　薇　童绎）

参 考 文 献

童绎，杨薇. Leber遗传性视神经病变伴发预激综合征二例. 中华眼底病杂志, 2012, 28(5): 529-530.

五、LHON罕见一例一眼先发病，另一眼13年后发病

【病例资料】

谢某，男，16岁，右眼突然视力下降3个多月，左眼在3岁时视力减退，曾诊为弱视。视力：右0.05，左数指/10cm。眼底检查：右眼底未见明显病变，左眼视神经萎缩。电视野：右眼旁中心暗点。FFA：右眼早期可见视盘周围毛细血管扩张性微动脉血管改变，视盘周围视网膜纤维层肿胀和视盘无渗漏现象，即三联症。血液检测：mtDNA 11 778 阳性。

【病例特点与简评】

本例单眼发病在3岁，13年后另一眼发病。G11778A(+)，国内罕见，从本例可见原因不明单眼或双眼视神经病变，应重视血液mtDNA检测。

（童　绎）

参 考 文 献

童绎，魏世辉，游思维，等. 视路疾病基础与临床进展. 北京：人民卫生出版社, 2010: 344.

六、指眼征对Leber先天性黑矇的诊断价值

【病例资料】

例1：男，6个月，父母称患儿出生后双眼即失明，对外界无任何反应。

双眼球凹陷状，以左侧明显；瞳孔中等散大，对光反应迟钝；眼底呈青灰色；F-ERG：无b波；有指眼征。

诊断：Leber 先天性黑矇。

例2：男，1岁2个月，患儿出生即看不见。

双眼球轻度震颤；眼底可见青灰色状；有指眼征；F-ERG：b波振幅偏低；EOG波形分化差，各波形难以辨认。

诊断：Leber 先天性黑矇。

【病例特点和简评】

指眼征(图6-8-7)亦称眼-指现象，即患者有用手指或拳压迫眼球的惯性动作，有时甚至将指压入眶内。1869年，Leber首先描述该现象见于先天性黑矇，又称Leber先天性黑矇(Leber congenital amaurosis，LCA)。1939年，Franceschett报道先天性白内障、粘连性角膜白斑者亦有该征。1967年，Roy认为该征可见于Leber先天性黑矇，以及其他先天性视网膜变性、先天性风疹综合征、先天性青光眼、双眼先天性白内障、全角膜白斑、先天性白内障伴发视网膜脱离、诺里病7类疾病。国内书刊亦有介绍。笔者曾总结Leber先天性黑矇有三联症，即视力减退或失明、眼球震颤和指眼征。指眼征对Leber先天性黑矇诊断有一定价值，特别是当眼底无明显改变，又缺乏ERG检查时，指眼征的出现无疑对诊断有极大的帮助。至于先天性角膜白斑、白内障等，因临床均较易诊断，则指眼征对其可说无诊断意义。

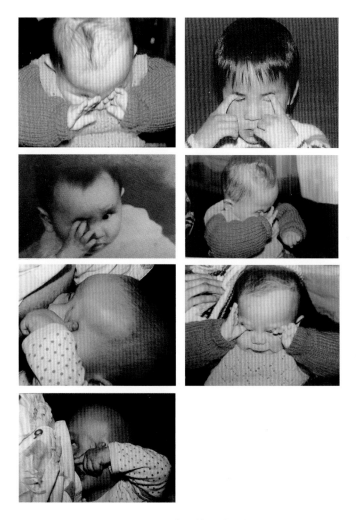

图6-8-7　不同Leber先天性黑矇患儿指眼征

（杨薇　童绎）

参 考 文 献

1. 高静娟, 童绎. 指眼征对遗传性疾病的诊断价值. 中华医学遗传学杂志, 1995, 12(1): 54.

2. 童绎, 杨薇, 梁丽娜. Leber 先天性黑矇临床特征探讨. 中国实用眼科杂志, 2014, 32(6): 761-763.

七、Charcot-Marie-Tooth病

【病例资料】

男, 39岁, 主诉左眼视力减退4个多月, 于1989年10月20日初诊。患者于15岁时双下肢无力, 随后发生肌肉萎缩, 家系(图6-8-8)中有类似症状, 一弟及其堂弟均患有视神经萎缩。

检查: 双眼视力0.05, 双眼视盘明显萎缩(图6-8-9)。视野向心性缩小。VEP潜时明显延长。血液mtDNA 11 778位点和3 460位点三次复查均阴性, 14 484位点阳性。该例随访有30年。双眼视力0.06, 双下肢肌肉明显萎缩, 不能站立, 使用轮椅辅助出行。

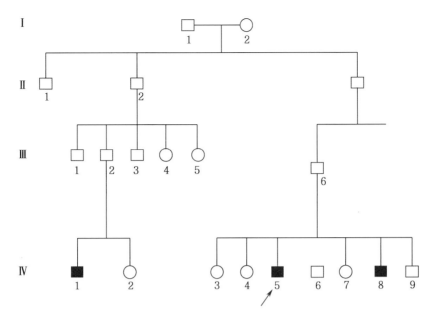

图6-8-8　Charcot-Marie-Tooth病患者家系图，患者的1个弟弟及堂弟均患有视神经萎缩

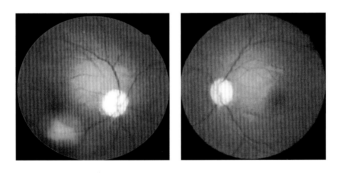

图6-8-9　双眼底彩照。双眼视盘边清、色淡

【病例特点与简评】

Charcot-Marie-Tooth综合征又名进行性神经肌肉萎缩症，系家族性遗传性疾病，以肢体远端始自腓骨肌和小肌肉的逐步萎缩为其特征并呈缓慢进行，最终手部小肌肉也发生萎缩。发病年龄在5～15岁，90%在20岁以前的儿童或少年期易发生。

眼部可见眼肌麻痹、原发性视神经萎缩、眼球震颤等。手足部的肌肉萎缩慢性进行性可直达上臂和四肢的远端。萎缩逐渐向上发展，多为对称性，很少超过下肢的1/3。膝以下的肌肉因进行性消瘦而呈一种麻雀脚样畸形，也可见足下垂和弓形足，手足指内翻等。

（童　绎）

参 考 文 献

童绎，林玲. Charcot-Marie-Tooth病伴线粒体DNA 14484位点突变一家系. 中华眼科杂志, 2012, 48(5): 453-454.

第七章

视交叉和视路疾病

第一节　蝶鞍区及周围占位性病变

一、垂体瘤卒中

【病例资料】

例1：女，24岁，因双眼视力突然无光感，于1981年10月30日入院。主诉视力减退已半年多，近期有头痛、呕吐。双眼无光感，瞳孔中等散大，对光反应消失。双视盘色淡、边清。次日处于嗜睡状态，突然口吐白沫，手足抽搐，经抢救无效死亡，死亡前瞳孔缩小仅有2mm，未见散大。月经失调多年。尸解见垂体窝明显扩大，囊肿大小约4cm×4cm×3cm，充满陈旧和新鲜血液，视交叉和中脑被压。海马沟回部和小脑扁桃体呈明显疝迹。镜检：垂体囊壁为单一的嫌色细胞坏死组织，由成片的红细胞构成，可见血黄素颗粒，视神经有变性坏死。

例2：男，60岁。双眼视力减退后现视神经萎缩，反复头痛。CT和MRI显示有垂体窝扩大，垂体瘤存在。视野检查有典型双颞侧偏盲，提示有垂体腺瘤，反复头痛及视力下降可能为垂体卒中所致，建议手术治疗，患者拒绝。

【病例特点与简评】

垂体瘤卒中易误诊为脑出血、蛛网膜下腔出血、脑膜炎、脑炎等。

典型垂体瘤卒中包括：①瘤内出血，瘤体急剧扩大，使鞍膈膨胀而出现剧烈头痛、呕吐和发热；②压迫视交叉、视神经，视力急剧下降，严重者在几分钟内完全失明；③两侧海绵窦受压，有球结膜水肿，动眼神经、滑车神经、展神经、三叉神经等麻痹；④血液和坏死的瘤组织流入蛛网膜下腔或第三脑室时，有颈强直等；⑤丘脑下部受挤压时可见急性受损症状，如呕吐咖啡样物、高热、血糖增高等；⑥急剧的垂体-肾上腺皮质功能不全时可出现休克。

例1患者入院不足24h即死亡。患者虽视力障碍，按球后视神经炎诊治，因双眼视力无光感，无法进行视野检查，失去一项判断颅内病变导致视力下降的重要证据；出现多年闭经（也未经治疗），说明病变早就存在，只是严重影响到眼才来就诊。尸检中垂体窝明显扩大，肿瘤已有4cm×4cm×3cm，压迫视交叉引起视神经变性，因而考虑其视力减退时间不止半年。从囊肿中充满陈旧和新鲜血液来看，本例垂体瘤卒中不仅一次，当时可因出血量少而自然恢复。但较严重的出血，若不及时采取外科治疗将很难恢复。该例死亡时瞳孔持续缩小，显然与中脑受压有关。

劳远琇报告的4例中有3例已有尿崩症、库欣综合征及不孕等，由于未考虑鞍区肿瘤，发病前均未能确诊，通过视野检查，4例中有3例确定为视交叉附近有压迫性病变，并经手术证实。对已有垂体功能减退者,如突然出现急剧的视力消失或减退,亦应考虑为垂体卒中。头颅 CT 或颅脑 MRI 扫描对其诊断有意义。垂体卒中应由神经内外科会诊治疗。确诊为垂体卒中仍以手术为佳。

眼肌麻痹可为鞍区肿瘤卒中的并发症状,因医师常仅注意眼肌麻痹而误诊,一半多累及动眼神经,滑车/展神经受累者少见,有认为第Ⅲ对和第Ⅵ对脑神经联合麻痹者,多见于鞍区肿瘤,特别是鞍旁肿瘤。

(童 绎)

参 考 文 献

1. 劳远琇.鞍区"肿瘤卒中"所致的失明视野检查协助诊断.中华医学杂志,1978,58(03):149-154.
2. 童绎,陈瑞华.应用视网膜发生基础研究分析视网膜发育不全.解剖学杂志,1992(04):291-294.
3. 童绎,谭秉琢.垂体瘤卒中二例.中华眼科杂志,1984,20(02):120-121.

二、空蝶鞍症

【病例资料】

孙某,女,31岁,山东东营人。双眼视力先后逐渐下降1年余。曾诊断双眼视神经萎缩,多次经头颅 CT 或颅脑 MRI 检查均显示有空蝶鞍,提示视交叉向下凹陷,双视野呈典型双颞侧视野缺损。月经尚正常,转神经外科会诊。

【病例特点与简评】

类似病例临床上不少见,经影像科检查,CT 或 MRI 均可发现部分空蝶鞍。患者视力常无明显减退,视野亦呈不规则视野缺损,临床只能作为随访观察。如有类似上述所提的病例,视力及视野有明显改变,多次 CT 或 MRI 检查亦显示空蝶鞍,则应请神经外科会诊决定可否手术以改善临床症状。劳远琇教授曾报告2例空蝶鞍症都在视野检查中发现双颞侧偏盲,怀疑视交叉有占位性病变,2例均经手术证实,鞍区无肿瘤,视交叉或视神经附近有粘连。

空蝶鞍症可发生于任何年龄,中年妇女较多见。本文1例30岁,劳远琇2例为17岁和29岁。症状常不明显,可有头痛、稍肥胖、月经失调、鞍背稍大等,多年病变稳定,垂体虽被挤压,但有代偿功能或功能仍正常,无或有轻微的分泌症。如空蝶鞍是继发于垂体腺瘤,则合并相应的垂体功能障碍、视野缺损甚至视神经萎缩。劳远琇2例由于基底池及视交叉或视神经附近广泛粘连,而致视盘色泽变淡及视野呈双颞侧偏盲。当时,劳远琇尚以头颅 X 线片、气脑造影开始诊断;头颅 CT 或颅脑 MRI 刚开始运用。本文1例已经进行 CT 或 MRI 3次以上检查,不同医院皆显示有空蝶鞍症,已有视野偏盲及受压现象。既往对此认识较少,自从影像学飞跃发展,空蝶鞍症诊断明显增加。

空蝶鞍症的发病原因及临床表现不同,如临床上有视交叉或内分泌障碍的表现,则应考虑内外科治疗,有明显压迹现象,常需开颅探查囊肿或肿物切除,见到粘连予以切断,可能对病情缓解有所帮助。

(童 绎)

参 考 文 献

劳远琇.空蝶鞍症——报告两例表现双颞侧偏盲.中华眼科杂志,1979,15(1):19-21.

三、鞍区及其周围病变

【病例资料】

例1: 叶某,女,16岁。视力下降2年,一直认为近视,后发现右眼看不见,于2006年6月26日入院。

眼部检查: 右无光感,左0.05。右瞳孔直径约8mm,直接对光反射消失,左正常。双视盘色淡,以右侧为著。头颅CT示鞍内及鞍上可见低密度囊肿物,边缘不连续,点状钙化。MRI示鞍内鞍上类圆形混浊,T_1、T_2信号肿物,边界清晰,直径3cm,环形强化。

2006年4月28日,全麻下行冠切右额开颅肿物切除术。术中见肿瘤囊性变,黄色液体内有胆固醇结晶,实质性肿瘤灰红色,质地中等,肿瘤血运中等。尽量切除肿瘤,瘤壁钙化,与视交叉及周围组织粘连,将鞍上瘤壁尽可能分离后切除,双视交叉充分减压,垂体瘤位于5点肿瘤近切除,大小约3cm×3cm×3cm。病理证实颅咽管瘤。术后右眼光感,左眼视力为0.09,视野左颞侧偏盲。

该例显然为误诊,视力不能矫正,显然不能用近视解释,应尽早行颅脑MRI检查。儿童期更应怀疑为颅咽管瘤。该例虽经手术摘除肿瘤,但因病变2年多,术后双眼均无法恢复视力。

例2: 齐某,女,48岁。因双眼视物不清就诊,曾按视神经炎治疗无显效。

头颅CT检查报告为阴性,后行头颅加强CT为阳性,有五角星样改变。临床考虑为垂体瘤。后转外院神经外科,经MRI、手术证实,为鞍结节脑膜瘤。眼科检查:视力右0.4左0.8,双眼视盘颞侧色淡,视野双颞侧偏盲。

该例先行眼血流图、FFA等检查,均无临床诊断。患者自述头部盖帽状压迫感半年多。CT阴性,一定要行MRI加强。笔者在临床上已见多例CT阴性者,经MRI强化即显现脑部占位性病变,眼科医师应请影像科及神经内外科会诊,共同商讨诊断。

例3: 男,37岁。先有嗅觉障碍多年,自认为鼻炎,多家耳鼻喉科医院检查均按鼻炎处理。其后发生视力障碍。眼科检查:双视力0.2,不能矫正。眼底检查:双继发性视神经萎缩。颅脑MRI检查显示有较大嗅沟脑膜瘤。术后视力略同术前。临床上常见有嗅觉或鼻塞者,一般鼻科医师常诊断为鼻炎,如治疗无好转,必须行颅脑MRI检查,阳性颅内病变者不少,值得警惕。

例4: 王某,女,27岁。误诊为神经性耳聋达7年。MRI及手术证实为右侧听神经鞘瘤,手术切除。随访多年,视力右0.05,左0.01,继发性视神经萎缩。听嗅觉障碍者从神经眼科观点必须排除颅内占位,必须行全面神经眼科检查,包括视野及颅脑MRI,即使当时无阳性发现,亦应定期复查。屡见临床上误诊、漏诊病例。

例5: 朱某,男,40岁。头颅外伤4个多月,当时曾昏迷10^+ d。视力右0.8,左0.3,双视神经色淡,边界尚清。视野双颞侧不典型偏盲。患者同时有嗅觉障碍。颅脑外伤造成的视交叉损伤虽少见,但也时有发生,因此颅脑外伤者清醒时尽可能进行全面检查,尽量行视野检查,视交叉损伤常可发现。如未行视野检查很容易漏诊。此类患者尽量早期诊治,尚可保留一定视力及视野。

例6: 王某,男,16岁。经鼻内镜发现鼻部肿瘤,2005年7月5日在某院行手术,术后视力有所提高。同年8月9日,因发现肿瘤有残留,行视神经管蝶鞍骨质压迫瘤体与海绵窦粘连分离术,术后患者清醒后双眼不见光线。眼科检查双眼无光感,瞳孔散大,直径约9mm,双视盘明显苍白。从神经外科角度,手术目的是将肿瘤尽量切除,这是对的,但常导致后遗症,分离过分会失明,已见多例,预后极差。

例7:张某,男,18岁。因松果体瘤、梗阻性脑积水,先行脑室腹腔分流术,后经2个月治疗,有嗜睡来诉。双眼球向上看障碍,眼底无异常。检查:双眼上转受限,经年余治疗,双眼球可向上转动,有好转。

例8:张某,女,双眼视力减退已4年多。视力右无光感,左0.5。2018年3月1日,行颅脑MRI平扫,提示左侧顶叶团块状异常信号灶,考虑动静脉畸形。颅脑MRA示左侧顶叶区基因型血管团,左侧大脑前动脉、左侧大脑中动脉及右侧大脑后动脉增粗,其分支参与供血。2019年12月30日,复诊,已在上海行手术摘除,术后右眼无光感,左0.6,双眼继发性视神经萎缩。

例9:陈某,男,60岁。双视力减退已年余,因视乳头水肿住院治疗。头颅CT未见占位性病变,中西医结合治疗均无效。2018年5月,证实为高颅压。腰椎穿刺(腰穿)压力>300mmH$_2$O,后引手术栓塞。2019年10月2日,复查,视力右眼前手动,左眼前数指。对于视乳头水肿,类似硬脑膜动静脉瘘,原因不明者,要尽早行腰穿测压力,如高则行DSA进一步确诊。

【病例特点与简评】

鞍区的垂体及其相关肿瘤对视路的影响为眼科医师、神经内外科医师共同所关注。视交叉为视路的重要连接点,蝶鞍在蝶骨体的上面,位于颅中窝的正中部,前方两侧为向上突起的前床突,中部为鞍结节,鞍结节前方有位于两侧视神经管之间的视交叉前沟,后方为隆起的鞍背,鞍背两侧为后床突,上面是由硬脑膜构成的鞍膈。蝶鞍在凹陷软脑垂体窝,两侧为颈动脉沟。视交叉与蝶鞍一般不直接接触。其间有基底脑池(视交叉池和脚间池)相隔,两者之间相距1~10mm,垂体瘤生长、扩大、冲破鞍膈后尚需一段时间才可出现视交叉变长症状。这是眼科和神经眼科医师最佳寻找和发现垂体瘤的时期。

视交叉与颅内段长度不完全相同。由于视交叉的位置有前置位、正常位和后置位的变异,因此在垂体瘤压迫视交叉的部位也不尽相同。如视交叉为前置位,肿瘤可先压迫视交叉的后部,黄斑部纤维可较早受累,中心视力降低;且可同时影响视束,导致不一致的同侧偏盲。当视交叉全部或大部分位于鞍上时,垂体瘤自下向上压迫视交叉体部,引起双眼颞侧偏盲。如为后置位,则有可能使垂体瘤完全在两侧视神经之间发展,不影响视交叉或仅侵犯前缘,单眼视野缺损也可源自后位视交叉视神经受压。

视交叉上方为第三脑室的前端,第三脑室底部前端在视交叉的前后各形成一个隐窝:在前方称视隐窝,后方称漏斗隐窝。因此,当颅内压增高引起脑室扩大时,由于视隐窝或漏斗隐窝的扩大,视交叉受压出现典型视野缺损,有时可能误诊为垂体瘤。视交叉有重要的相邻关系,这些部位的病变可影响视交叉发生相应的视野改变。

来自视网膜神经节细胞的轴突进入视神经时,其基本保持视网膜局部排列的顺序,即鼻侧上下方的纤维仍在视神经内侧上下方,颞侧上下方纤维仍在视神经外侧上下方。黄斑部纤维占据颞侧的中央部位,后行时黄斑纤维逐渐移至轴心位置。接近视交叉时视神经内旋45°,各象限纤维方位稍有改变,即颞上象限纤维在正上方,鼻下纤维在正下方,颞下纤维在正外侧,鼻上纤维在正内侧。来自各眼视网膜鼻侧的纤维在视交叉中,X形交叉到对侧,而进入同侧视束，来自颞侧视网膜的纤维不交叉。鼻侧和颞侧视网膜垂直水平线通过黄斑中心凹，交叉与非交叉纤维的比例为53∶47。来自视网膜鼻侧纤维交叉到对侧，并与对侧视网膜颞侧非交叉纤维组成视束。两眼鼻侧视网膜交叉纤维在视交叉处并非简单的对角线相交，而是相互交错形成复杂排列。

大脑后动脉、后交通动脉和基底动脉供养垂体漏斗并起小分支至视交叉，视交叉下方与垂体漏斗有同一血液供应来源，基于发现中央视交叉的血供仅来自腹侧血管壁，双颞侧视野缺损是由垂体瘤生长损害血供引起，而不是由视神经直接受压引起。由于肿瘤组织高代谢特征，发生垂体瘤时，存在从视交叉毛细血管的窃流现象，使中央视交叉对压迫损伤更易感。

鞍结节脑膜瘤视交叉病变的原因可简单分为六类：

1. 鞍内病变　多为垂体腺瘤，常见有正中下方压迫视交叉。
2. 鞍上病变　较少见。
(1) 脑膜病：多发生于嗅沟，如Foster-Kennedy综合征，其次为鞍结节蝶骨小翼额叶等。
(2) 自后上方压迫视交叉的病患：颅咽管病较常见，也有第三脑室扩大等。
3. 鞍旁病变　视交叉蛛网膜炎，自前下方压迫视交叉。
4. 血管瘤　韦氏环的病变来自颅脑动脉硬化，自双侧压迫视交叉。
5. 外伤　少见。
6. 视交叉本身　少见，如神经胶质瘤。

今列举鞍结节脑膜瘤生长压迫视神经时，常以视力减退为首发症状，由于早期缺乏典型的临床表现，容易造成诊断上的困难和误诊。笔者曾观察33例皆以眼征为首发症状的鞍结节脑膜瘤患者，其中24例就诊于眼科，被诊断为前部缺血性视神经病变。最大肿瘤直径≤3cm者17例，>3cm者16例。全切16例，近切除15例，大部分切除2例。病理证实鞍结节脑膜瘤。术后视力恢复与肿瘤大小似有一定关系。肿瘤小者手术后视力恢复好于肿瘤大者，但有的肿瘤属大者，术后视力视野也有恢复，无统计学差异。本组患者中11例当地医院头颅CT检查正常。但其中6例患者于我院就诊时即发现头颅CT显示鞍区有异常信号。其中1例患者因视力障碍，当地医院诊断前部缺血性视神经病变，两次头颅CT检查报告均正常，数月后才来我院就诊。阅读其发病以来所检头颅CT片，发现密度均变高，鞍上处稍高密度占位，进一步MRI增强扫描可清晰显示病灶。手术后病理证实为鞍结节脑膜瘤。总之，对于疑似的患者，应进行CT强化或颅脑MRI检查，类似病例已见多例，值得警惕。对于原因不明的单眼或双眼进行性视力减退，应常规行视野检查。典型有一眼视力减退、中心暗点，另一眼颞侧视野缺损，以垂直水平线为界(交界处暗点)，乃肿瘤累及视神经和视交叉连接处的病变，应考虑鞍结节脑膜瘤。

（童　绎）

参 考 文 献

1. 中华医学会神经病学分会脑血管病学组卒中诊治指南编写组. 中国颅内静脉系统血栓形成诊断和治疗指南. 中华神经科杂志, 2012, 45(11): 818-823.
2. 王剑, 童绎, 王宁利, 等. 以视力障碍为首发症状的鞍结节脑膜瘤33例临床分析. 中华眼底病杂志, 2006, 22(6): 408-409.

3. 谢立科,童绎,吴正正,等.嗅沟脑膜瘤长期误诊致双眼失明一例.中国实用眼科杂志,2007,25(8):846.
4. 李先泽,魏世辉,马成,等.颅内静脉窦血栓形成眼部症状的临床探讨.中国实用眼科杂志,2006,24(1):79-81.
5. 王大江,方伯言,魏世辉.颅内静脉窦血栓形成的眼部临床特点分析.中华眼底病杂志,2006,22(6):373-375.

四、鞍旁肿瘤压迫性视神经病变

【病例资料】

患者女,40岁,因左眼上睑下垂半年,视物模糊1个月,于2019年4月就诊。左眼上睑下垂,无晨轻暮重改变。1周前当地医院眼科检查发现左眼视盘水肿。患者近期自觉容易疲劳,无系统性疾病及家族遗传病史。患者过去体质良好。胶布过敏,皮肤皮疹。2014年行剖宫产。

眼科检查:Vod 0.5(矫正),Vos 数指/10cm(矫正);NCT:R 15mmHg,L 14mmHg。双眼各方向运动可。左眼上睑下垂遮盖瞳孔上缘,角膜透明,前房(−),瞳孔等大、等圆,左眼RAPD(+),晶状体尚清。眼底:右眼底未见明显异常;左眼视盘水肿边界不清,静脉增粗稍迂曲,未见出血渗出,黄斑部反光未见(图7-1-1和图7-1-2)。

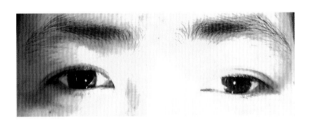

图7-1-1 左眼上睑下垂遮盖瞳孔上缘

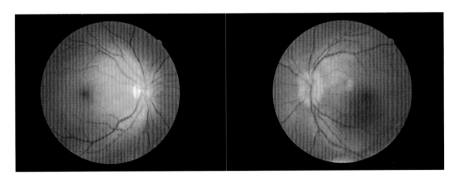

图7-1-2 眼底照片:左眼视盘水肿边界不清,静脉增粗稍迂曲。右眼未见异常

辅助检查:视盘OCT示左眼视盘神经纤维层厚度增加,下方为著(图7-1-3)。黄斑OCT未见异常。视野(30-2):左眼弥漫性视野缺损,仅颞上象限局部视敏度正常,MD-21.23dB。F-VEP:P_2波左眼轻度延时,波幅左眼较右眼中度下降。F-ERG:左眼视网膜功能较右眼轻度下降。头颅MR平扫+增强:左侧鞍旁占位,脑膜瘤考虑。附见:左侧筛窦囊性灶(图7-1-4)。脑动脉CTA:左侧鞍旁占位,考虑肿瘤,左侧颈内动脉虹吸段部分包绕,紧邻病灶,关系密

切，左侧大脑中动脉M1段紧邻病灶。右侧胚胎型大脑后动脉(图7-1-5)。血常规检验：白细胞计数3.7×10⁹/L。C反应蛋白、生化、凝血功能、肿瘤标记物CA125、铁蛋白、CA153结果正常。

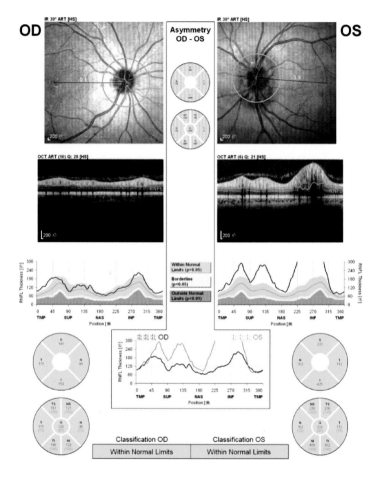

图7-1-3　视盘OCT：左眼视盘神经纤维层厚度增加，下方为著

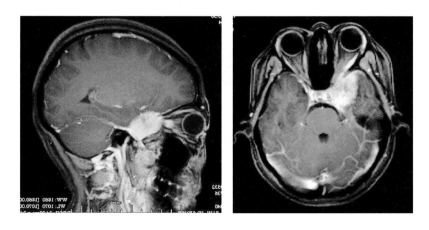

图7-1-4　头颅MR平扫+增强：左侧鞍旁占位，脑膜瘤考虑。附见：左侧筛窦囊性灶

诊断：①左鞍旁肿瘤(考虑脑膜瘤)；②左眼压迫性视神经病变；③左眼上睑下垂(左眼压迫性动眼神经麻痹)。

处理：建议手术治疗。

【病例特点与简评】

1. 压迫性视神经病变　压迫性视神经病变(compressive optic neuropathy，CON)是指占位性病变对视神经产生机械性压迫而造成视神经功能进行性损伤的一组疾病。在发病早期即解除压迫，对于改善患者的视功能，阻止视力进一步损害具有重要的意义。儿童CON多见于颅咽管瘤和视神经胶质瘤；中老年人多见于垂体瘤；中年女性患者相对常见于脑膜瘤等。目前该类疾病依据有无视盘水肿，分为前部和后部CON。

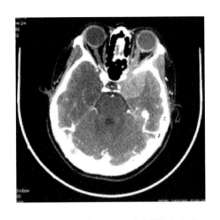

图7-1-5　脑动脉CTA：左侧鞍旁占位，考虑肿瘤，左侧颈内动脉虹吸段部分包绕，紧邻病灶，关系密切，左侧大脑中动脉M1段紧邻病灶。右侧胚胎型大脑后动脉

2. 压迫性动眼神经麻痹　第Ⅲ对脑神经(动眼神经)支配上直肌、下直肌、内直肌和下斜肌及提上睑肌，伴随动眼神经走行的副交感神经纤维支配瞳孔。动眼神经麻痹会累及一条或多条眼外肌，产生一系列综合征，通常会导致复视。压迫性动眼神经麻痹可能由肿瘤或动脉瘤引起。特点是：上睑下垂、斜视，通常伴有瞳孔散大。

3. 脑膜瘤　生长于蝶骨嵴和嗅沟部位的脑膜瘤，容易向眶内或视神经管内生长延伸。该部位肿瘤可以很大但不出现视力下降或神经系统症状。巨大的肿瘤导致的颅内压增高占位效应使视乳头水肿，也可表现为典型的受压侧视神经萎缩而对侧视乳头水肿，即Foster-Kennedy综合征。鞍上及鞍结节肿瘤导致视交叉综合征。脑膜瘤在影像学中表现为略长T_2信号，注射造影剂后显示出均匀的强化，边界清晰，硬脑膜鼠尾征，如本例患者所示。

(王剑勇　姜波)

参 考 文 献

田国红,孙兴怀.压迫性视神经病的诊断要点.中国眼耳鼻喉科杂志,2015,15(001):65-70.

五、鞍区肿瘤术后视力突然丧失防治的探讨

【病例资料】

女,4岁1个月。2019年11月19日,全麻下行开颅切除颅咽管瘤+颅内压监测电极植入术。术前视力0.2,术后双眼无光感,双瞳孔直径约8mm,对光反应消失,双视盘明显苍白。术后3个月随访观察,视力眼前数指。

1980年9月—2006年6月,共见13例。男性8例,女性5例;年龄8～72岁;垂体腺瘤8例,颅咽管瘤5例;术前视力从眼前数指至1.0,无全盲无光感者。视野检查双颞侧完全性或不完全性偏盲5例,同侧偏盲2例,对比视野检查颞侧偏盲1例,其他无法检查或不合作。4例复查头颅CT无出血等,2例双眼视力恢复至0.02～0.04,其余11例无效。13例鞍区肿瘤均是当时患者醒后主诉失明无光感,计双眼7例垂体腺瘤,单眼的颅咽管瘤,其中2例为颅咽管瘤复发,再次手术发生。其后又观察3例,共16例,2例为垂体腺瘤,1例为颅咽管瘤。从

本组分析,可能术后失明乃与累及视交叉或视神经,直接损伤其营养血管有关。本组3例颅咽管瘤复发再手术视力丧失者,显然与术中视交叉损伤有关。

【病例特点与简评】

鞍区肿瘤最常见的是垂体腺瘤,其次是颅咽管瘤、鞍结节脑膜瘤等。鞍区的结构复杂,肿瘤大小不等,经鼻或鼻腔手术,术中可能对视神经或视交叉造成直接损伤,术后即刻失明。有观点认为供应视神经视交叉的二、三段分支血管发生痉挛,导致视神经缺血、缺氧可能性较大。为了预防血管痉挛,术中双极电凝电流强度应控制,术中尽量减少鞘瘤和脑组织的牵拉,手术结束前应反复冲洗手术野,可使用罂粟碱温盐水,术后2h使用尼莫地平等,尚见术后无变化,术后2~3d突发视力进行性下降,经综合治疗多数有效。此与术后当即失明者预后显然不同,可能因术中累及视神经及视交叉的直接损伤或其营养管损伤所致,颅咽管瘤术后复发再手术视力丧失者显然与术中分离对视交叉损伤有关。有的医师希望剥离完整,但恰恰会引起神经性失明,应引起警惕。有学者认为术中VEP监测对预防突然视力丧失有助,但也认为VEP的异常也不总显示术后视力恶化。

总之,手术创伤与引起视神经或视交叉的损伤密切相关,从其预后来看恢复视力者极少见。从神经科角度来看,手术能将肿瘤完整取出最佳,从神经眼科角度来看,鞍区肿瘤常不一定能早期发现,而进入晚期鞍区肿瘤与正常组织结构有粘连,该时神经眼科检查常有不同程度视力下降、视野改变,视路已有一定损伤,术后能够争取一定视力则很理想了。有病例术后再打开创口,鞍区也仅有残留血迹而已,并无特殊改变。16例中仅2例恢复一定视力,所以总的来看还是保守治疗更具有现实意义。

(童　绎)

参 考 文 献

童绎,张清生,杨薇.鞍区肿瘤术后突然视力丧失防治的探讨.中华眼外伤职业眼病杂志,2010,(9):669-670.

第二节　视交叉以上的视路病变

一、妊娠高血压及产后皮质盲

【病例资料】

皮质盲临床上不罕见,而妊娠及产后的皮质盲则罕见。今将所见2例报告如下:

例1:女,28岁,河北邯郸人。2005年8月20日,初诊于邯郸市某医院。发病前主诉有妊娠高血压,正常分娩后次日发生持续性抽搐,神志不清,视力消失,经对症治疗症状缓解,头颅CT显示双大脑枕叶广泛性梗死。眼科检查:双眼无光感,双瞳孔大小正常,对光反应良好,双眼底无异常,诊为皮质盲,随访后双眼视力恢复良好。既往无高血压或癫痫史等。

例2:女,30岁,江苏徐州人。2006年2月15日初诊。产后18d突然双眼全盲。当地诊治无效来就诊。产前诊断为妊娠高血压。检查:视力右眼前手动,左眼光感。双瞳孔等大,对光反应良好,眼底未见异常。当日检查时突感视力好转,双眼数指/2m,曾有多次妊娠及流产史。既往无高血压或癫痫史等。

【病例特点和简评】

皮质盲是妊娠高血压严重并发症之一,诊断依据为无光感,瞳孔大小正常,对光反应正常,眼底无异常。主要由双侧皮质中枢障碍或两侧外侧膝状体及视放射损害所致。根据病史发病情况,本文所见2例皆符合妊娠高血压引起的皮质盲。该2例发病前均经妊娠高血压治疗且均有缓解。1例分娩后次日发病,头颅CT显示双大脑枕叶皮层广泛性梗死;1例产后18d发病,显然时间延长了,也许与血中高凝血物质有关。2例经随访均恢复视力,提示经治疗预后还是好的。

产后皮质盲罕见,与妊娠期血液浓缩、分娩前后血流动力学的变化及产后心功能状态有关。妊娠期血流处于高凝状态,血浆纤维蛋白质比非妊娠期增加50%,产褥期仍处于较高水平,而纤溶系统活性下降,其他凝血因子也有所增高。除高凝外,静脉的分布特点、血流缓慢和湍流等因素,也易引起脑梗死。妊娠高血压并发皮质盲可能是先兆子痫的最早症状,患者可在无头痛,呕吐及胸闷等前驱症状情况下突然失明。妊娠高血压一旦出现皮质盲,应尽早治疗。

(杨薇 童绎)

参 考 文 献

1. 杜月新,李效兰.产后皮质盲一例报告.天津医药,1990,03:154.
2. 杨纪实.妊高征并发皮质盲一例.中华妇产科杂志,1990,25(4):257.
3. 童绎.中毒型菌痢与黑矇.中华眼科杂志,1979,15:295.

二、枕叶梗死与同向偏盲

【病例资料】

例1:男,59岁,双视物不清年余,有高血压10多年。视力:右0.5,左0.4。双眼压正常,眼底有轻度动脉硬化的改变。视野检查结果显示左侧同向偏盲(图7-2-1),提示大脑左侧视中枢受损。CT检查显示大脑左侧枕部大小约4.0cm×3.5cm的低密度灶,基底节大小约0.5cm×0.5cm的低密度灶。提示左侧枕部基底节脑梗死。后转神经科诊治。

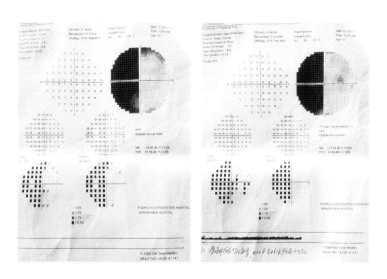

图7-2-1 双眼视野显示双眼同侧(左侧)偏盲

　　例2：女，63岁，双眼右侧视物模糊不清伴头痛、恶心呕吐1d就诊于神经科。神经科系统检查无阳性体征发现。行CT扫描，未发现异常。患者转诊眼科，同日行视野检查，发现双眼右上象限同向偏盲(图7-2-2)，提示左侧枕叶受损。次日MRI证实左侧枕叶急性脑梗死。该病例说明一部分较小或早期的梗死灶未被早期CT查出，而通过视野检查则显示。

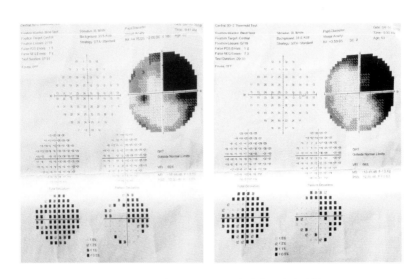

图7-2-2　双眼视野图，显示右上象限视野缺损

　　【病例特点与简评】

　　枕叶是大脑皮层最高级的视觉分析器。枕叶病变所致的临床表现主要是视力障碍，患者常首诊于眼科。如不进行详细的视野检查极易误诊。典型视野损害主要表现为双眼一致、病灶对侧眼的同向偏盲。由于病变性质、位置和范围的不同，视野缺损的大小和形态也会有所不同。枕叶极部的损害可引起偏盲性旁中心暗点，距状裂上唇或下唇的损害可引起两侧下方偏盲或上方偏盲，枕叶病变的同向偏盲多保留中心注视区，即黄斑回避。机制尚未完全阐明。枕叶梗死常见的病因是高血压、动脉硬化及糖尿病等，应常规行视野或CT及MRI等检查。MRI较CT敏感性高，但两者均不能代替视野检查。有报告仅见一侧枕叶梗死，说明视野检查能显示少数较小或较早未被CT查出的梗死灶。目前临床中存在两种倾向：一种是神经科医师对无明显神经系统体征的患者，只要CT、MRI正常，即会轻易放过；另一种是经验不足的眼科医师对仅有视物模糊而眼部常规检查无异常的患者，只要CT或MRI结果呈阴性，也会忽略视野检查。这就极易造成漏诊。笔者曾报告12例，至今又见35例，可见视野检查的重要性。

　　视野检查更能说明视功能的损害程度及病情的发展情况，还能辅助定位，故对每一位疑有神经眼科病变的患者，都应把视野检查作为应查项目。

（童　绎）

参 考 文 献

卢毓敏, 童绎, 梁纳, 等. 枕叶脑梗死的视野改变12例临床分析. 中华眼底病杂志, 2004, 020(006): 382-383.

第八章

瞳 孔 异 常

一、Holmes-Adie综合征

【病例资料】

例1：女，40岁。参加运动会时因劳累突然昏倒。检查：颜面部苍白，四肢出汗。双瞳孔散大，对光反应消失。怀疑颅内血肿。神经科检查无异常。休息后神清，双瞳孔等大约8mm，对光反应消失，双膝跳反射消失，符合Adie综合征。25年后复查，双瞳孔3～4mm，对光反应存在，膝跳反射正常。该例免于行头颅CT或颅脑MRI检查。

例2：女，32岁。主诉视近不清已有年余。检查：视力双眼1.0，近视力0.5/30cm。双眼交替外斜，左眼是主视眼。右眼瞳孔中等散大，对光反射迟缓(图8-0-1)，双膝腱反射消失，其他全身体格检查无异常。诊断：Adie综合征。该综合征一般多见于20～30岁的女性，多单眼先发病，其后双眼亦可发病，既往常误诊为青光眼或颅内疾病。0.1%毛果

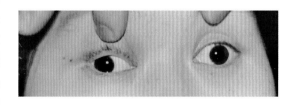

图8-0-1　右眼瞳孔中度散大

芸香碱滴眼液点眼有效，对诊断亦有帮助。一般不必行颅内影像检查，应常规检查膝腱反射。若无膝跳反射消失诊断为Adie瞳孔，有些病例尚需随访观察，以免误诊。

例3：女，55岁。因瞳孔散大，于某院诊断正常眼压青光眼。右眼已行青光眼减压术，术前视力正常，眼底亦正常。左眼瞳孔中等散大，对光反应消失。右眼瞳孔上方虹膜根部切除。双眼滴0.1%毛果芸香碱滴眼液，瞳孔均可缩小。双眼压正常，双膝跳反射明显消失。该例显然将Adie综合征误诊为青光眼而手术。

例4：女，19岁，学生。因双眼视近不清，学习成绩下降，忧虑而失眠，已数月。曾至某地精神病院就诊，发现瞳孔散大8mm，即按抑郁症给予阿立哌唑，早晚各1片，无明显效果。至我院检查，双眼视力1.0，近视力0.3/30cm，+1.0DS矫正后1.0(近)，予0.1%毛果芸香碱滴眼液治疗，双瞳孔明显缩小。随访1年多，瞳孔仍散大，但无精神负担，无失眠，学习成绩明显提高。

【病例特点与简评】

Holmes-Adie综合征(HAS)是以Adie瞳孔、腱反射消失为主要特点的临床综合征。多为特发性，也可见于颅内病变、颅脑外伤、感染、副肿瘤综合征等。HAS患者通常无症状，部分患者可有头痛、视物模糊、畏光等症状。HAS核心特征包括两个：一个是Adie瞳孔，表现瞳孔散大，对光反射迟钝或消失，强光刺激下调节反射时瞳孔可缩小，用稀释的毛果芸香碱滴

眼液(0.031 3%～0.062 5%)滴眼,瞳孔会出现缩小,而正常瞳孔在该剂量下不会缩小;另一个特征是腱反射消失,下肢腱反射最常受累,膝腱反射消失最常见。神经电生理检查见反射减退或消失,肌电图和神经传导速度基本正常。

　　Adie瞳孔和HAS在临床上易误诊为其他原因所致瞳孔散大。神经科医师多考虑为动眼神经麻痹或颅内占位性病变所致,全身检查和头颅CT等影像学检查常为阴性;而眼科医师多考虑有无眼外伤或高眼压症,经询问病史及眼压测量等也易排除。该征只要定期随访,不一定要常规行颅脑影像学检查。值得指出的是,对这类患者要预先告知其瞳孔散大为良性疾病,以减少患者的精神负担,一旦患者突然发生昏迷,将不至于误为颅内血肿所致瞳孔散大。本病与自主神经系统紊乱有关,公认与中枢神经系统梅毒无关,普遍认为本病是睫状神经节的病毒感染所引起急性的病程造成副交感神经麻痹,以后神经再生时,由于调节纤维的数目多于瞳孔运动纤维,前者错误地"篡夺"了后者的功能。多数为特发性,但可伴随带状疱疹病毒、糖尿病、急性炎症性脱髓鞘性多发性神经病(吉兰-巴雷综合征)、眼眶外伤等。

　　本病由于睫状神经节的副交感神经节后纤维的损伤,一部分或更多的虹膜括约肌对光反射损害而造成传入性瞳孔功能障碍。早期虹膜括约肌和睫状体两部属平滑肌节段,急性失神经支配,瞳孔反射部分或全部消失,瞳孔调节反射也减退,其后随时间的进展,司调节反射的神经元控制的神经支配迅速恢复,随着调节反射神经元的轴突再生,瞳孔调节反射改善,但瞳孔对光仍无反应。急性Adie瞳孔所致的双瞳孔不等大在照明光增强时更为明显。慢性单侧Adie瞳孔在暗光下可能较小(陈旧性Adie瞳孔),但在非常亮的照射下,只要患者不进行调节,检查者一定可以检查到受累眼的瞳孔大于正常眼。即使是检查陈旧性小Adie瞳孔,只要光线照射的强度足够,未受累的瞳孔仍可收缩至比受累眼瞳孔小。

　　Holmes-Adie瞳孔在裂隙灯高倍镜下观察可见虹膜括约肌的节段性麻痹,为该病特征。张氏在22例中见此征有16例仅在瞳孔领虹膜括约肌见少许蠕动样改变,笔者在早年的1例亦未见,后在暗室裂隙灯下可见瞳孔领少许括约肌蠕动状。在102例中,仅见15例有失神经支配的急性期药物试验时,用0.1%毛果芸香碱滴双眼可显示某些胆碱能超敏性。受累眼瞳孔可较明显缩小,近注视有瞳孔收缩反应,而对光反射仍不可恢复。该现象结果导致受累眼的光-近分离化现象。一般认为属于慢性Adie瞳孔症状,不发生在急性Adie瞳孔,即睫状神经节后神经纤维受损后发生神经纤维错向再生所致。在发病后的第1个10年,第二眼受累的平均年发病率为4%。Adie瞳孔患者病程中腱反射减退见逐渐加重。在一组73例Adie瞳孔患者中,89%腱反射减退或消失。应提及的是检查腱反射,但不是每个病例都会出现反射减低,而一旦出现腱反射减低,则对诊断有助。

　　由于本病可无明显症状,症状常被患者家人或熟悉的朋友发现,除视近不清外,有时可有畏光等。用来检查受累眼瞳孔对近注视引起收缩力超过光反射导致的收缩力现象即光-近分离化现象,如光-近分离存在,说明不属于急性Adie瞳孔,而是慢性,说明存在调节神经纤维在虹膜括约肌的错向再生。真正的光-近反射分离是指在温和的光线下瞳孔对近注视反应超过其对光刺激所产生的最大程度的收缩。深部腱反射(包括肱二头肌反射、肱三头肌反射、膝跳反射、踝反射)常减弱,但在非特异性Adie瞳孔患者中亦有正常者。低浓度毛果芸香碱滴眼1～2次/d,可缩小瞳孔,减少任何畏光和眩光,缩瞳剂对较年轻患者也可帮助其调节功能。首先给患者约1/10浓度的毛果芸香碱(可用人工泪液配制),由于胆碱能的超敏,有时低浓度也可足够发挥作用。Adie瞳孔现已确认，任何原因导致的节后副交感神经功能紊乱所致的周围副交感神经性眼内肌麻痹均属此症。

对单侧Adie瞳孔病例，0.125%毛果芸香碱不仅可以替代2%～5%乙硫甲胆碱，而且更为敏感，因毛果芸香碱有很强的缩瞳作用。0.062 5%毛果芸香碱可行Adie瞳孔的诊断。毛果芸香碱可作为Adie瞳孔的治疗药物。缺乏立体视觉的Adie瞳孔可能从稀释的毛果芸香碱长期应用中获益，可缓解畏光不适。如果0.1%毛果芸香碱不能收缩瞳孔，要考虑其他原因造成的虹膜括约肌的直接损伤。

不应忘记检查眼球运动和眼睑功能，以除外轻微的动眼神经麻痹。不是每例传出性瞳孔障碍都是Adie瞳孔，不应忘记考虑其他可导致Adie瞳孔的可能。外伤、眼眶手术、激光或冷凝治疗带状疱疹等均可引起。应告知患者有瞳孔散大，身上要携有医学鉴定卡，一旦发生昏迷，会考虑其瞳孔散大为Adie病所致。目前广泛的头颅CT检查就易诊断颅内血肿。

早在20世纪60—70年代，笔者即对该病进行临床观察，至今已观察100多例。从100例统计分析：女性占75%，男性占25%，女性明显多于男性；单眼80%，双眼20%；年龄以20～40岁多见，超过40岁以上者计12例，70岁以上2例；膝跳反射减弱或消退者占72%。随访20～30年以上者有25例，双侧者18例，单侧者7例，显然，随着随访年龄的延长，双眼瞳孔患病者亦增多。

值得重视的是，本组有因瞳孔散大误为低压性青光眼而手术者，有因瞳孔散大视力减退而被误为抑郁症者。建议内科急诊手册类书籍对该病给予一定介绍，以引起无临床经验的急诊医生认识，以免误诊。

（童　绎）

参 考 文 献

1. 童绎. 强直性瞳孔和Adie综合征28例临床分析. 眼底病, 1987, 3(1): 28-31.
2. MARTIN T J, CORBETT J J. 实用神经眼科学. 魏文斌, 张晓君, 译. 北京: 中国协和医科大学出版社, 2016: 299-302.
3. 陈玉辉, 侯世芳, 龚涛, 等. 伴有Holmes-Adie综合征的重症肌无力一例. 中华神经科杂志, 2018, 51(12): 985-986.

二、Horner综合征及小瞳孔症

【病例资料】

例1：女，62岁。1976年8月于某院行左乳腺癌根治术。术后半年多声音嘶哑，右眼睑轻度下垂，右瞳孔明显变小约2mm，左声带麻痹，双锁骨上淋巴结肿大。

例2：男，2岁。2001年4月5日初诊。因腹泻，家人给予吗啡片少许煮水喝。饮后次日即双眼瞳孔明显变小。家人取少许吗啡片经实验室检验证实为吗啡。

例3：男，30岁。因口服防鼠药致急性肾功能衰竭，入我院肾内科。主诉双眼视近不清，检查双眼视力1.0(矫正)，双瞳孔缩小仅有2mm，对光反应不清，经入院治疗后瞳孔较前散大。

例4：林某，女，72岁。因头晕、左侧肢体瘫痪入神经科，诊为右小脑后下动脉血栓形成。视力右眼0.02，左眼0.8。右眼中度上睑下垂，眼球凹陷状，角膜雾样混浊，瞳孔散大约6mm，对光反应消失，混合性充血明显，眼底不可见。左眼压42.12mmHg，左瞳孔大小约

4mm，对光反应可见。本例右小脑后下动脉血栓形成伴同侧Horner综合征及急性闭角青光眼属罕见。急性闭角青光眼按常规治疗好转，而青光眼系巧合还是由于脑干中网状结构内交感神经受损造成难以肯定。

例5：陈某，男，62岁。有高血压史，曾因小脑后下动脉血栓形成住院。现因右睑裂小而诊。检查：右眼睑裂6mm，左眼12mm，右瞳孔明显变小，约2mm，对光反应不明显，左瞳孔大约5mm，直接对光反应良好。

例6：姜某，男，20岁。有头痛、目眩，伴恶心、呕吐半个月。双视力1.0，眼底无异常。双瞳孔约2mm，对光反应消失。滴托吡卡胺滴眼液仅1滴，15min后双瞳孔散大约4mm，头痛、恶心等症状明显减退。诊断：痉挛性瞳孔缩小。

【病例特点与简评】

Horner综合征是由于支配眼睑和面部的交感神经的功能障碍所致。评估目的在于确定交感神经支配通路有无损伤，明确损害的解剖部位（如损害在节后或节前）。Horner综合征临床上以交感神经受累所致轻度上睑下垂和瞳孔缩小为特征，下睑轻度抬高，近反射和对光反射正常。先天性或病程较长者可出现低色素性虹膜异色症，如病变在颈上神经节下，会有同侧出汗减少。Horner综合征病因如下：

1. 中枢性（一级神经元）　脑干病变（肿瘤、血管疾病、脱髓鞘）；脊髓空洞症；延髓背外侧综合征（Wallenberg综合征）；脊髓肿瘤；糖尿病性自主神经功能病变。

2. 节前神经纤维病变（二级神经元）　Pancoast肿瘤（上叶顶部肺癌）；颈动脉和主动脉瘤或夹层；颈动脉病变、腺体病变、外伤、手术损伤。

3. 节后神经纤维病变（三级神经元）　丛集性头痛（偏头痛）；颈内动脉破裂；鼻咽部肿瘤；中耳炎；海绵窦占位病变。

笔者历年来不完全统计Horner综合征共有18例，计：丘脑、淋巴瘤2例，小脑后下动脉血栓形成2例，乳腺癌转移至脑部6例，颈部外伤5例，颈部神经纤维瘤1例，颈椎骨质增生1例，纵隔肿瘤1例。其他尚见瞳孔缩小17例，计：脊髓痨1例，脑干出血2例，鼻咽癌放疗后5例，高血压4例，吗啡中毒1例，鼠药中毒1例，智力迟钝、耳聋、小瞳孔症1例，先天性小瞳孔2例。在Horner综合征18例中，皆有瞳孔小（2mm）及睑下垂（不完全性），一般从临床病史、体检及各种影像检查中多数可获得初步病变定位。一般书刊多有介绍通过药物试验判断为哪一段病变，但临床医师较少应用药物试验，且10%可卡因尚需临床配制。笔者认为，药物试验对临床判断还是有很好的作用，可应用以下药物判断为哪一段神经病变（表8-0-1）。

表8-0-1　特殊散瞳药对不同原因小瞳孔症的作用比较

	正常眼	中枢性	节前段	节后段
10%可卡因	正常开大	明显开大	不开大	不开大
0.5%～1%安普乐定	不散大	开大	开大	开大
1%羟苯丙胺	开大	开大	开大	不开大

药物试验检查尽管重要，但不能作为决定有无交感神经麻痹诊断和定位诊断的唯一标准，因有10%误差，多数应进行交感神经链通路全程的检查，如颅脑MRI、胸部CT，以及其他辅助检查，如颈动脉造影和CT血管造影等。有人报告，该综合征可有9%为恶性肿瘤所致，

而恶性肿瘤所致的Horner综合征有高达81%为节前段型造成。本节中以孤立性小瞳孔为表现者有18例：有的如吗啡中毒、鼠药中毒、鼻咽癌放疗后引起，原因较为明确；有的为高血压者，则难以肯定因果关系，仅作推测；有的还应随访。

颜面部和颈部皮肤无汗或发汗减少，如病变位于颈上神经节后的颈内动脉丛或海绵窦处，则仍可发汗，如病变位于颈上神经节或其以前或颅外动脉，则无汗。因支配发汗为交感神经纤维在离开颈上神经节后伴随颈外动脉走行，而与支配瞳孔肌的交感神经伴随颈内动脉入颅是分开走行的。

Horner综合征不仅是一种症状，而且还是某些疾病的首发或伴随症状，在该病的定位诊断中起重要作用。中枢性病变中，最常见的病因为血管病，其中以Wallenburg综合征(即小脑后下动脉血栓形成)最为多见，笔者在神经内科会诊即见2例，脑干及颈髓肿瘤中，脑桥神经胶质瘤等多见。颈髓手术也常引起，节前段病变可能是下段颈髓、颈交感神经干的各种病变的最常见的病因，如外伤和肿瘤、血管瘤以夹层动脉瘤等较常见，肺尖部结核及脊椎脓肿，胸膜炎等累及交感神经二级神经元及炎症病变亦可引起。节后段病变可能为颈内动脉及眼眶或眶上裂病变，外伤类手术为常见病因。颈内动脉瘤以及炎症等引起海绵窦综合征，可产生Horner征。因海绵窦损害可阻断交感神经节后纤维，引起神经传导异常，导致Horner综合征的发生。Horner综合征常同时伴有头面部疼痛，为丛集性疼痛。暂时性Horner综合征也常出现，大约2/3丛集性头痛的患者在整个病程中，某一次发作时伴有Horner综合征，真正性Horner综合征约占5%，双侧可能为病变累及多处范围或交感干的病变。

(童 绎)

参 考 文 献

1. Levein L A, Arnold A C. 实用神经眼科学. 张晓君, 王宁利, 译. 北京: 人民卫生出版社, 2007: 288-293.

2. Martin T J, Corbett J J. 实用神经眼科学. 魏文斌, 张晓君, 译. 北京: 中国协和医科大学出版社, 2016: 289-297.

3. 孙作斌, 王中有, 姜丽娜. 霍纳综合征的临床意义(附64例病例报道). 中国神经精神疾病杂志, 2007, 33(9): 567-568.

4. 陈洁, 中马秀榭, 童绎, 等. 恶性淋巴瘤致视交叉病变及颈交感神经受累1例. 中华眼视光学与视觉科学杂志, 2006, 8(5): 320.

5. 藤野贞, 童绎, 李卓力, 等. 实用临床神经眼科. 福州: 福建科学技术出版社, 1996.

第九章

眼外肌相关神经病变

第一节 单侧动眼神经麻痹病因分析

【病例资料】

单侧动眼神经麻痹临床多见，其原因众多。笔者统计了临床遇到的75例。其中以颅脑创伤(15例)(图9-1-1)和糖尿病(15例)最多见，其次为高血压和动脉硬化(14例)，以上三者占65.13%。颅内占位为第三位(13例)：蝶骨嵴脑膜瘤4例，垂体瘤术后3例，动脉瘤6例，均经MRA或DSA证实。先天性发育异常4例：3例为完全性，1例为上支不全性，皆幼年发病。单眼周期性3例，右颈内动脉虹吸部动脉瘤2例，皆女性。分娩后、局部封闭后及拔牙后各1例。原因不明者6例。1例在分娩后4d发生左侧完全性动眼神经麻痹。拔牙后引起者为男性74岁，发病前有一次拔牙后次日即发生同侧动眼神经麻痹。1例因三叉神经第一支疼痛，经局部普鲁卡因封闭后第1次有好转，1周后再行封闭即引起左侧动眼神经麻痹，但瞳孔大小相等，对光反应良好，颅脑MRA无异常，以上3例对症治疗均痊愈。

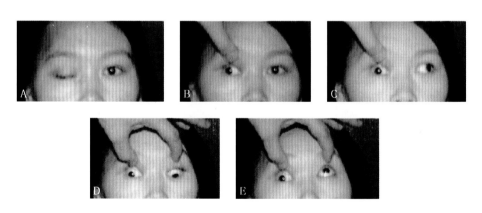

图9-1-1 女性，28岁。颅脑外伤引起右眼动眼神经麻痹

A. 外观右眼上睑下垂；B. 拨开眼睑，右眼外斜；C. 左转，右眼不过中线；D. 下转，右眼呈外斜；E. 上转，右眼呈外斜。

【病例特点与简评】

单侧动眼神经麻痹原因殊多，不同临床医院重点不同则有不同病因。北京天坛医院以神经外科著称，其中以动脉瘤多见，近年来颅脑损伤则多见。糖尿病引起动眼神经麻痹眼内肌不受影响，而且即使不治疗也通常在3个月内恢复，动眼神经支配的瞳孔纤维位于动眼神经背内浅层，即在神经干表面的内上部或称上方周边部。而该部血液供应主要来自软脑膜的丰富吻合支，对糖尿病所引起的神经营养缺血具有很好的耐受性。另外糖尿病引起的动眼神经麻痹是动眼神经微循环障碍所致缺血，结果使神经中央部分的粗纤维脱髓鞘或坏死，所以瞳孔不受累。与颅内肿瘤特别是后交通动脉瘤引起者即颅脑损伤者瞳孔散大不同，有极明显鉴别诊断价值。CT诊断动脉瘤另一特点为可能发现动脉瘤破裂所形成的颅内血肿、脑室内出血和蛛网膜下腔出血。

有人认为诊断动眼神经麻痹，头颅CT和颅脑MRI是主要诊断手段，而有人认为DSA方为有效诊断手段，三维CTA和MRA由于无创伤可首选，但尚不能替代脑血管造影。

总之，临床医师应充分认识动眼神经麻痹病因诊断的重要性，尽早对患者行DSA脑血管造影极为重要。早年曾见1例小学女教师单侧动眼神经麻痹，正准备行头颅影像学检查，突然晨起因血管瘤破裂死亡。因此，明确诊断后更应抢在动脉瘤破裂前进行处理，以获得最佳疗效。

（杨薇 童绎）

参 考 文 献

杨薇，童绎．单侧动眼神经麻痹75例病因分析．中国中医眼科杂志，2008，018(004)：221-222．

第二节 睁 眼 困 难

一、眼型重症肌无力

【病例资料】

例1：女，28岁，2007年6月8日初诊。主诉常有复视，经维生素B_1、维生素B_{12}等治疗有好转，但又常复发，2002年、2004年、2007年均有复发。发病以来一直无上睑下垂及晨轻暮重现象，每次发病检查均为右眼眼球下转障碍，其他各方向运动均无异常，无全身肌无力，头颅CT无异常。新斯的明1.0mg肌内注射，15min后右眼球运动良好，经泼尼松治疗半年(起始剂量50mg，根据病情逐渐减量)，后随访7年未见复发。

例2：女，36岁，1998年11月10日因主诉有复视2年就诊。检查：右眼球向内转动明显障碍，诊为右眼内直肌麻痹入院诊治，无晨轻暮重及全身肌无力。脑脊液检查细胞学无异常，寡克隆抗体阳性，疑脱髓鞘疾病，检查双眼无上睑下垂，右眼球向内转动明显障碍，其他各运动均正常，头颅、胸片、鼻咽部均正常，CT皆无异常。经新斯的明1.0mg肌内注射阳性而确诊眼型重症肌无力，泼尼松治疗后(起始剂量60mg，根据病情逐渐减量，维持半年停药)，右眼球转动恢复正常，观察3年多无复发史。

眼征中常见单眼或双眼上睑下垂，眼球运动障碍，一般瞳孔大小及对光反应无异常，随访多数可回归正常。今将所见病例附图如下(图9-2-1～图9-2-3)。

【病例特点与简评】

重症肌无力是神经肌肉接头处，乙酰胆碱酯酶受体自身致敏和破坏导致的自身免疫性疾病。只有眼征的重症肌无力(myasthenia gravis，MG)可称作眼型重症肌无力(ocular myasthenia

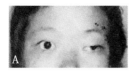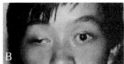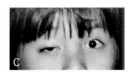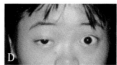

图9-2-1　眼型重症肌无力患者单眼上睑下垂

A～D.均可见单眼上睑下垂。

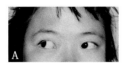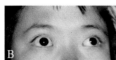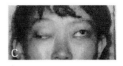

图9-2-2　眼型重症肌无力患者单眼上睑下垂伴眼球运动障碍

A.患者双眼球向右运动可；B.患者双眼向上运动时，右眼球向上方运动受限，伴有向后仰代偿头位；C.患者右眼上睑下垂伴向上运动受限，右侧眉上抬。

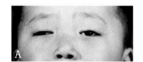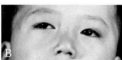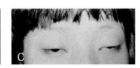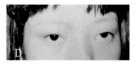

图9-2-3　眼型重症肌无力

A,C.双眼上睑下垂；B,D.新斯的明注射后双眼睑明显睁大。

gravis，OMG)，与全身性重症肌无力(generalized myasthenia gravis，GMG)不同。MG可影响所有横纹肌，对眼外肌特异性高，上睑下垂和复视为患者首发主诉，在所有患者中90%可有眼征，15%MG可以多年仅有眼征，OMG在发病后2年仍限于眼部，只有很少数转变为GMG。自发性缓解主要发生在发病后的前2年内，因而这个阶段对临床观察和治疗就十分重要。5%合并甲亢，其发生率在MG中为常人的50倍，同时，合并胸腺瘤亦明显增加，因此临床上MG必须注意甲亢和胸腺瘤的检查。

眼型MG特征为眼外肌无力和易疲劳、晨轻暮重，早期常见上睑下垂，可仅单眼先发生，其后另眼亦有发病，多为不对称性。其次多见为眼球转动障碍和复视，瞳孔多无异常。值得重视的是，非典型MG极易误诊，可无上睑下垂，仅表现为孤立性眼内直肌麻痹者，如同时巧合有外伤史等，则极易诊为外伤性。一般神经营养类药物常不能持续有效，则应考虑有无重症肌无力，给予抗胆碱酯酶药物及新斯的明试验或冰试验等，常可获得阳性结果。神经科指出，新斯的明试验应该规范试验和观察，即常用新斯的明1.5mg，观察0.5h以上。笔者对疑似病例常用规范试验取得明显效果，儿童则仍以新斯的明1支(0.5mg)即足够。因此，临床上当患者不论有无典型晨轻暮重病史，有无上睑下垂，只要有复视及眼球有局限性肌肉障碍，一般治疗无效时，则应常规考虑重症肌无力，给予新斯的明试验等诊断性治疗，以免误诊漏诊。

有关提上睑肌，有观点认为属眼外肌，因与上直肌有相同的胚胎学来源和神经支配，结构和功能上与上直肌有密切关联，在解剖上无法区分眶部和眼球部，惯称眼肌型重症肌无力。事实上，提上睑肌亦不属于6条眼外肌，眼型重症肌无力亦常累及眼轮匝肌，应属于面肌，由第二鳃弓发生。笔者认为不如称眼型重症肌无力较妥，国内有些书刊已称为眼型MG。

MG治疗常用抗胆碱酯酶药，如溴吡斯的明和肾上腺皮质激素等，中医药及针刺也可取得较好效果，罕见麻疹后眼型重症肌无力暂时好转者，推测与麻疹时所产生的肾上腺皮质激素分泌有关。

眼型MG一般临床眼科医师或神经眼科医师均完全可以独立诊治，临床上常见不少医师将患者转入神经科，如转变为全身型，则应由神经科诊治。

（庄淑流　童绎）

参 考 文 献

1. 何晓璐，童绎．眼型重症肌无力发病的新进展．中国实用眼科杂志，2005，23(10)：1003-1007．

2. BRAZIS P W，MASDEU J C，BILLER J．临床神经病学定位．王维治，王化冰，译．北京：人民卫生出版社，2009：184．

3. 管宇宙，崔丽英．眼外肌起病的重症肌无力新斯的明试验方法的评价．中华神经科杂志，2014，47(5)：327-330．

4. 童绎，庄淑流．非典型重症肌无力眼型13例临床分析．中国实用眼科杂志，2017，35(9)：927．

5. 童绎．麻疹后重症肌无力眼症暂时缓解一例．中华儿科杂志，1963，12(04)：249．

二、开睑困难

【病例资料】

例1：林某，女，61岁。睁眼困难2年多，在某精神病院按焦虑症治疗，服用奋乃静、胞磷胆碱钠、地西泮等可缓解。

例2：杨某，女，49岁。睁眼困难4个多月，曾有颞叶脑梗史，肌电图重复神经电刺激阴性，未见神经源性损害，曾行头颅CT无异常，口服奋乃静可缓解好转。

【病例特点与简评】

图9-2-4示开睑困难。

不是由于提上睑肌的器质性改变而眼睑开不大的开睑困难，可分为开睑障碍和心因性两种：

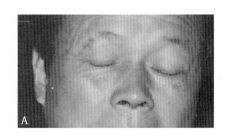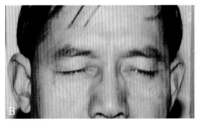

图9-2-4　开睑困难

A.双侧额肌在努力上提眼睑，但眼睑仍处于闭合状态。B.眼睑及其周围肌肉处于痉挛状况，无法睁眼

1. 开睑性运动障碍　指随意地睁开眼睑有困难,闭睑正常,开睑开始有困难,如用手指抬高眼睑,刚可保持开睑的状态,头部有后屈状,应和器质性睑下垂、肌无力等鉴别。

本病可伴有核上性障碍、额叶病变及各种锥体外系等障碍,推测可能为锥体外系统多巴胺含量异常所致,高龄者中帕金森病多见。

治疗可用抗帕金森病的药物 L-Dopa 或脑代谢活性剂,轻度开睑障碍不必手术。

2. 心因性开睑困难　系心理因素所致,必须解除其原因,为非器质性,可给予安慰剂或少量药物配合治疗,或中药及针刺试行治疗,均获得良好效果。

眼科和神经眼科医师常对此注意不够,不少患者到多家医院诊治,均无明显效果。通过了解病史,发现患者由于工作上过于劳累,已有焦虑症,服多种镇静剂可缓解,有的调换另一种镇静药即可好转。少数有报告肝豆状核变性引起开睑困难,大脑血管意外更可见开睑困难等。即在 Wilson 病应注意眼睑闭合和其他锥体外体征出现。

(李学喜　童绎)

参 考 文 献

1. 童绎,高静娟.眼综合征.福州:福建科学技术出版社,1981:128-129.

2. 藤野贞,童绎,李卓力,等.实用临床神经眼科.福州:福建科学技术出版社,1996:128-129.

3. KEANE J R. Lid-opening apraxia in Wilson's Disease. Journal of clinical neuro-ophthalmology, 1988, 8(1): 31-33.

三、眼睑痉挛

【病例资料】

王某,女,60岁,北京人。因双眼频繁眨动8年,加重半个月来诊。既往2型糖尿病史、微血管减压术史、A型肉毒毒素注射史。自诉微血管减压术后出现嗜睡、乏力症状,A型肉毒毒素注射疗效一般。

检查:双眼间断频繁眨动,睁眼困难(图9-2-5A),畏光,眼干,发作时伴有口-下颌的肌肉不自主扭动,无弄舌。心下发紧,易紧张,舌淡红,苔薄白,左尺脉弱。

诊断:Meige综合征(完全型)。经龙砂开阖六气针法(主要取少阴、太阳)及口服中药治疗1个月后,眼睑痉挛基本痊愈(图9-2-5B)。

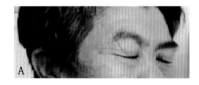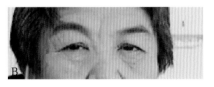

图9-2-5　眼睑痉挛
A.治疗前;B.治疗后。

【病例特点与简评】

眼睑痉挛是一种局灶性肌张力障碍性疾病,早期表现为单眼或双眼的阵发性、非自主性痉挛收缩、干眼、可伴有畏光、睡眠障碍、情绪变化等全身症状,随着病情的进展,可发展为眼睑痉挛合并口下颌肌张力障碍,即Meige综合征的完全型。此症状类似非典型半侧面肌痉挛(hemifacial spasm, HFS)表现,通常需要与半侧面肌痉挛鉴别。HFS为面部神经支配肌肉的不随意强直性或阵发性收缩,通常认为与营养邻近面神经的颅内微血管受压迫有关,但是继发性面神经损伤,如颅内肿瘤、颅内血管畸形、Bell麻痹或创伤性面神经损伤也可引起面肌痉挛。半侧面肌痉挛的主要表现为一侧或双侧面部肌肉的发作性不自主抽搐,多发生于单侧面部,起病多见于眼轮匝肌,逐渐扩大至同侧口角,以及整个面部,甚至累及颈阔肌。最常见的责任血管为小脑前下动脉,其次为小脑后下动脉、椎动脉、迷路动脉等,多种影像学检查如CT、MRI、MRA和OCT等显示半侧通路痉挛者,同侧基底动脉或椎动脉移动扭转弯曲或扩张。

部分眼睑痉挛患者的首发症状可为单眼眼睑痉挛,与早期典型半侧面肌痉挛的症状类似,因此两者在症状上极易混淆。在影像学检查上,特发性眼睑痉挛一般无影像学的改变,而面肌痉挛通过MRA可发现颅内占位或血管压迫面神经,在神经肌电描记上可见异常肌反应,一般对卡马西平治疗敏感,此为两者的鉴别点。

眼睑痉挛的病因不明,现代医学研究认为本病的发病与遗传因素、颅脑器质性损害、环境与情绪因素有关:遗传基础上,本病发病可能与CIZ1和SYNE1基因突变有关;颅脑器质性损害方面,可能与脑基底节损害、γ-氨基丁酸能神经元功能低下、胆碱能、多巴胺能神经递质失调有关;环境因素方面,日照、睡眠障碍、抑郁、压力、劳累、创伤是本病发病的危险因素。

因本病病因不明,故在治疗上多为对症治疗,从病情轻重程度可依次选择口服药物(安定类、多巴胺受体拮抗剂、γ-氨基丁酸类药、抗胆碱能类药、抗精神病药及抗抑郁类药),眼周局部注射A型肉毒毒素,睑周眼肌切除术,复方樟柳碱颞浅动脉旁皮下注射,中药,针灸,耳穴,拔罐等,其中中医在病情的各个阶段均可干预。

注射用A型肉毒毒素是目前的一线治疗方式,其可选择性地作用于外周胆碱能神经末梢,抑制刺激性及多发性乙酰胆碱量子性释放,其在神经肌肉接头处的作用最强。使肌肉松弛麻痹而达到缓解痉挛的目的。一般该药不能通过血-脑屏障,A型肉毒毒素加利多卡因或冰敷有明显减轻局部注射疼痛的作用。一般A型肉毒毒素注射均可缓解痉挛,但常在2~3个月后复发,经再注射均有好转,但肉毒毒素注射可能会损伤面神经运动末梢,反复注射者可出现疗效降低和永久性的眼睑无力、鼻唇沟变浅等不良反应。亦有经外科行神经减压术、脑深部电刺激术、眼眶全肌全切除术后好转。

目前的西医治疗方式均有一定的不良反应:如口服药物效果一般,且多有认知和行为改变等副作用;肉毒毒素疗效维持时间短,仅是对症治疗,需要重复注射,易产生抗体,可能产生首次抵抗和继发性抵抗,再次注射疗效可能会降低,且价格昂贵,部分患者难以负担;脑深部电刺激术的价格最为高昂,大规模的临床研究较少,还需要更多的临床研究加以证实其短期和长期疗效,其有一定的产生副作用的风险,包括手术相关并发症、设备相关并发症和刺激相关并发症。

(莫雅婷　杨　薇)

参 考 文 献

1. 童绎,许天华,范月香. A型肉毒杆菌毒素治疗眼睑及面肌痉挛. 临床眼科杂志,1999,5:330-331.

2. 许天华,童绎,范月香. A型肉毒毒素对原发性眼睑痉挛和Meige综合征的治疗方法探讨. 临床眼科杂志,2001,(05): 415-416.

3. 上海交通大学脑神经疾病诊治中心. 面肌痉挛诊疗中国专家共识. 中国微侵袭神经外科杂志,2014,(11): 528-532.

4. 彭彬,张申起,董红娟,等. 良性特发性眼睑痉挛患者的可能致病基因. 武汉大学学报(医学版),2017,38(03): 459-466.

第三节　线粒体肌病

一、慢性进行性眼外肌麻痹

【病例资料】

女,55岁,双眼上睑下垂4年余,伴双眼球转动受限,眼球突出2年余。

眼科检查: 双眼视力1.0,双眼上睑下垂,正视时睑裂9mm,提上睑肌无力,双眼球突出(图9-3-1)。眼轴右24mm,左23mm(眶距103mm)。肌电图无明显异常,新斯的明试验阴性。

诊断: 慢性进行性眼外肌麻痹。对该患者末梢血液进行基因分析,其携带大片段异质性3533碱基对的缺失,缺失点位于核苷酸5 307~8 840位点。另外,对线粒体基因组的3 243、4 298、5 628三个位点和共有缺失进行检测,未发现该患者携带此类突变。该患者线粒体基因组携带大片段缺失突变,呈异质性表现。

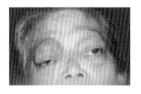

图9-3-1　慢性进行性眼外肌麻痹患者

患者有代偿头位,头向后仰,额肌上抬。双眼上睑下垂,以右眼为甚,双上睑缘遮盖瞳孔超过2mm。左眼外斜视。

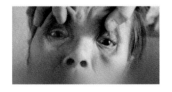

图9-3-2　另一个慢性进行性眼外肌麻痹患者

患者双上睑无法自主上抬,需靠外力撑开。

【病例特点与简评】

该病系一种常见的线粒体肌病,系由线粒体代谢过程中某些酶缺失的一组遗传性疾病。其特点是通常呈慢性、双侧性、进行性上睑下垂(图9-3-2),逐渐出现眼球运动功能不全。眼球向各个方向运动均有障碍,特别是以上转障碍尤为严重,最终眼球固定不动。线粒体基因组的DNA片段缺失与该病有直接联系。同时伴有面部、吞咽部和四肢肌肉的麻痹。

临床诊断不困难,但应与重症肌无力等鉴别。

本例双眼由上睑下垂开始,逐渐出现眼球向各个方向运动均有障碍,特别是上转障碍明显,最后眼球固定在正中位或外斜位,不能转动,瞳孔不受影响。患者必须将头部上仰才能视物。线粒体DNA的完整性对于保持细胞内的氧化磷酸化反应至关重要,故线粒体DNA的突变会造成氧化磷酸化功能异常和ATP产生障碍,最终导致多系统病变。一般认为,线粒体DNA缺少组蛋白保护机制和缺乏有效的修复机制是造成特殊线粒体DNA高突变的原因。线粒体DNA的重排现象(包括缺失、倍增,或者两种情况皆有)的情况占83%的Kearns-Sayre综合征(KSS)和47%的慢性进行性眼外肌麻痹(CPEO)。大范围的线粒体DNA片段的缺失被认为是造成CPEO和KSS最常见的原因。虽然CPEO与线粒体DNA的缺失存在关联,但是一般说来其呈散发性发作。

在大部分的CPEO患者中存在共有缺失,缺失位点的起点是8383位碱基,终点在13459位,共缺失5 076对碱基,包括部分ATP酶复合体亚基*ATPase8*基因及呼吸链NADH脱氢酶亚基*ND5*基因,全部*ATPase6*基因构成细胞色素C氧化酶复合体(复合体Ⅳ),催化活性中心的亚基*COX Ⅲ*基因,呼吸链NADH脱氢酶亚基*ND3*、*ND4*、*ND4L*基因,故有学者认为共有缺失与CPEO的发生有直接关系。但是在本研究中,此患者的大片段碱基对缺失突变,造成线粒体氧化磷酸化(OXPHOS)有关的细胞色素C氧化酶复合体的亚基*COX Ⅰ*和*COX Ⅱ*,ATP酶复合体亚基*ATPase6*和*ATPase8*,NADH脱氢酶亚基*ND2*基因,以及色氨酸、丙氨酸、天冬酰胺、半胱氨酸、酪氨酸、丝氨酸、天冬氨酸、赖氨酸这8个运转RNA基因的结构性缺失,而未发现有携带共有缺失一致缺失位点的mtDNA存在。Carta等报道,CPEO患者携带的缺失突变型也同样与共有缺失突变型的缺失位点不一致,起止位点在9 570～14 619位点之间。

绝大多数与线粒体DNA单碱基突变有关的已知疾病会影响线粒体转运RNA基因,其直接导致蛋白质的翻译能力减弱,而这些蛋白质往往是组装氧化磷酸化复合体Ⅰ、Ⅲ、Ⅳ和Ⅴ的。国外学者发现,有CPEO患者携带A3243G突变,本例患者此位点未能测出,与国内学者的研究结果相符。mt3234、mt4298、mt5628位点均未能检出。

总之,CPEO的详细病理生理分子机制目前还不清,虽然临床表征相近,但其不同患者的突变类型和线粒体DNA的阈值却不相同。携带有与本研究报道缺失位点相同的病例尚未见诸文献报告,此种突变类型的发现对于本类疾病的早期诊断、治疗和机制研究具有重要意义。

(童绎　杨薇)

参 考 文 献

童绎,杨薇,刘斌,等.慢性进行性眼外肌麻痹1例线粒体遗传突变分析.中国中医眼科杂志,2010,(01):59-61.

二、Kearns–Sayre综合征

【病例资料】

例1:女,20岁,四肢酸痛无力2年余,上楼或蹲位起立困难,有夜盲多年,右耳听力下降。

检查：智力低下，仅上过小学。小脑征阳性，巴宾斯基征阳性，延髓支配受累，反射消失。双眼视力0.2，双眼球固定，完全不能转动。双眼底呈视网膜色素变性样改变。ERG示b波降低。肱二头肌活检符合神经源性肌肉损害，未见神经再支配。电镜显示呈非特异性改变。肌电图呈进行性神经损害性肌电信号，类似进行性腓肠肌萎缩肌电信号。颅脑MRI：额顶叶及左桥臂片状长T_2异常信号影，小脑萎缩。

例2：女，42岁，以反复性肢体抽搐3年，近日又复发12d入院。发作时肢体抽搐，牙关紧闭，双手握拳上举，神志不清，呼之不应，口唇发绀，持续约数分钟。自行缓解后言语含糊，反应迟钝。初诊病毒性脑膜炎，经甲泼尼龙、阿昔洛韦等治疗有好转。2013年8月25日，因双眼失明来诊。

检查：神志清晰，上肢腱反射活跃，下肢腱反射迟钝，双侧病理征阴性，双侧克尼格征阳性。双眼无光感，双眼瞳孔大小正常，对光反射存在。眼底无异常。实验室检查：血糖10.33mmol/L，血清乳酸11.48mmol/L，丙酮酸0.307mmol/L，乳酸/丙酮酸(L/P)比值310.3，血浆乳酸(干)4.42mmol/L，脑脊液检查常规细胞学正常，乳酸4.14mmol/L。脑电图：重度异常脑电图。左肱二头肌活检：肌源性损害，可见破碎红纤维。血液线粒体DNA显示A3243G位点突变。经半年多随访，癫痫未见复发，但双眼仍无光感，眼底仍无变化。

【病例特点与简评】

Kearns-Sayre综合征为线粒体脑肌病的一类分型，于1958年由Kearns和Sayre首次报道。他们对一患有色素性视网膜炎、眼外肌麻痹和完全性心脏传导阻滞的患者进行尸解后发现，该患者的大脑呈弥漫性海绵样变性。本病恒定的临床三联症为：儿童期发病、进行性眼肌麻痹和色素性视网膜炎。另一个三联症是完全性心脏传导阻滞、脑脊液蛋白升高(通常>1g/L)和脑综合征。多数患儿智力落后，还可有发作性昏迷、身材矮小、听力丧失、糖尿病、甲状腺功能减退及其他激素缺乏引起的内分泌紊乱。

例1：偏小脑性共济失调，肱二头肌活检符合神经源性肌肉病变。肌电图呈神经源性损害，眼肌麻痹，有夜盲及视网膜色素变性。支持Kearns-sayre综合征诊断。经一般对症治疗达半年，无效。

例2：初诊时为病毒性脑炎，其后发现血液及脑脊液中乳酸为7.56~11.48mmol/L，均明显高于正常。颅脑MRI显示颞顶、枕叶软化灶，全脑萎缩，第四脑室明显扩大。重度异常脑电图，肱二头肌活检存在破碎红纤维，血液线粒体DNA显示A3243G位点突变，符合线粒体脑肌病伴高乳酸血症和卒中样发作(MELAS)诊断。其后发现双眼无光感，经眼科检查证实为皮质盲；影像学检查可见颞顶枕叶有软化灶，足以解释皮质盲或偏盲的发生。张晓等报道的本病44例中，符合皮质盲或偏盲者共28例，占63.6%；有31例有致病基因突变，其中28例为线粒体DNA A3243G突变，与本文所见1例相符。

从临床神经眼科角度来看，一旦诊断皮质盲或偏盲，应结合神经科临床表现。线粒体脑肌病虽属罕见，但眼科亦常波及，提示应重视该病在神经眼科的表现。

Kearns-Sayre综合征可能是一种自身免疫病，有观点认为乳酸与丙酮酸结合进入三羧酸循环发生紊乱而导致脂类代谢异常。大多数为散发性，一般起病于儿童期，少数患者有家族史或父母有血缘史，因此可能与遗传有关。眼科以进行性眼外肌麻痹、上睑下垂和非典型色素性视网膜病变为主。

（童　铎）

参 考 文 献

1. 陈清棠.线粒体肌病和脑肌病.中华神经精神科杂志,1994,(3):169-170.
2. 张晓,王朝霞,刘凤君,等.线粒体脑肌病伴高乳酸血症和卒中样发作的癫痫发作及脑电图特点分析.中华神经科杂志,2014,47(5):336-340.
3. 童绎,杨薇.以视听障碍呕吐智力低下为主要临床表现的线粒体脑肌病一例.中国实用眼科杂志,2006,024(006):657.

第十章

血管相关性视神经病变

一、颅内静脉系统血栓形成

【病例资料】

例1：陈某，女，19岁，大学生，1999年8月初诊。因鼻疖挤压后引起畏冷、高热、昏迷。经抗生素等治疗，视力：右眼无光感，左眼1.2。右眼睑周围血肿(图10-0-1)，眼轻度上睑下垂，眼球固定，瞳孔中等散大，直接对光反应消失，右眼视盘呈灰白色萎缩，边界模糊不清，静脉稍怒张弯曲。左眼查体无明显异常。头颅CT(−)。

诊断：海绵窦血栓形成后右眼视神经萎缩。

例2：男，13岁，1991年8月4日，福建某院会诊病例。鼻疖挤压引起烦躁不安后嗜睡。双眼睑肿胀，双眼球固定，球结膜充血水肿(图10-0-2)。双眼底视乳头水肿，右眼较左眼明显。原给予磺胺、头孢菌素、庆大霉素等治疗，后加用氯霉素治疗。同时给予20%甘露醇250ml，每8h 1次静脉滴注等。

诊断：海绵窦血栓形成。2011年随访，该患者基本恢复。

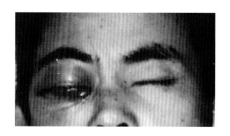

图10-0-1　海绵窦血栓形成患者，右眼球突出，眼睑高度水肿

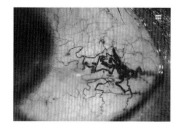

图10-0-2　左眼颞侧球结膜血管怒张

例3：陈某，男，60岁，2019年7月3日就诊，双视乳头水肿，视力减退。查视力双眼眼前数指。2018年5月会诊。颅内压高于300mmH₂O。DSA证实硬脑膜动静脉瘘，行栓塞术。术后颅内压已正常，双视乳头水肿明显好转(图10-0-3)，长期行中医治疗。本例建议中医治疗最好能够在西医明确诊断后进行，否则会引起医者或患者担心。

例4：黄某，男，15岁，福建泉州人，来诊时已在外院诊治。眼科检查双视力：指数/30cm，在外院已行检查证实为颅内静脉窦血栓形成。嘱中西医结合治疗，必要时复查脑血管影像。类似病例不罕见，必须早期认识该病，早期诊治为宜。

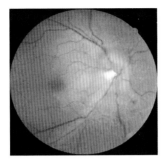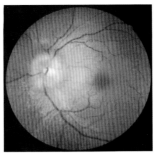

图10-0-3　硬脑膜动静脉瘘患者的眼底彩照

双眼视乳头水肿,边界不清,视网膜静脉略显迂曲扩张。

例5:张某,女,41岁,双眼视力减退4年多,近因右眼视物不见来诊。视力:右眼无光感,左眼0.5。2018年3月1日,行MRI平扫+MRA扫描,提示左侧顶叶团块状异常信号灶,考虑动静脉畸形。颅内MRA示左侧顶叶畸形血管团,左侧大脑前动脉、左侧大脑中动脉及左侧大脑后动脉增粗,其分支参与供血。2019年1月30日复诊,已在上海手术摘除畸形血管团,术后视力右眼无光感,左眼0.6,诊断为双眼继发性视神经萎缩。

【病例特点和简评】

颅内静脉窦血栓形成(cerebral venus simus thrombosis, CVST)是由于多种病因引起的,以脑静脉回流受阻,常伴有脑脊液吸收障碍,导致颅内高压为特征的特殊类型脑血管病,约占脑血管病的0.5%~1%。女性产褥期CVST发生率较高,可达10/10万,约占所有CVST的5%~20%。随着临床医生对本病的认识和诊断技术的提升,本病已不少见,尤其在口服避孕药和围产期女性中更值得重视。60%以上患者病变累及多个静脉窦,其中上矢状窦发生率居首位。由于脑静脉与颅外静脉在解剖上存在吻合,彼此相通,当静脉窦血栓形成,血栓累及范围、侧支循环的差异等因素导致临床表现复杂多样,可从无临床症状至病情严重,甚至死亡。由于患者凝血与纤维蛋白溶解(纤溶)状态的波动,导致患者病情呈缓解与加重交替。本病多呈亚急性或慢性隐匿起病,除海绵窦血栓形成外,其临床症状缺乏特异性,因而极易漏诊和误诊,漏诊率可达73%,40%的患者平均诊断时间在10d以上。不同年龄段患者的危险因素不尽相同,婴幼儿以脱水和围产期并发症多见,儿童以头面部急慢性感染多见,而成年女性则以口服避孕药和围产期并发症多见。多种危险因素促使血管壁损伤,血流动力学异常以及血液高凝状态是CVST主要发病机制。

头痛是CVST最常见症状,约90%的病例可出现头痛,多由颅内高压或颅内出血引起。在有血栓形成倾向的患者中,血栓可致一侧或双侧横窦或乙状窦狭窄或闭塞,减少脑脊液吸收而产生所谓"良性颅内高压征"。此类患者多有明显的头痛、视力障碍、视乳头水肿和搏动性耳鸣。经静脉窦支架降低颅内压,能明显改善部分患者的临床表现。对急性或反复发作的头痛、视物模糊、视乳头水肿、一侧肢体的无力和感觉障碍、失语、偏盲、癫痫性发作、孤立性颅内压增高综合征,不同程度的意识障碍或认知障碍,以及硬脑膜动静脉瘘,均应考虑CVST的可能。由于颅内动脉在海绵窦中呈S形走行,高流量的颈内动脉海绵窦瘘(carotid-cavernous fistula, CCF),颈内动脉的血流直接压入海绵窦,可表现为眼球突出、球结膜充血水肿等,80%由外伤所致。

不同部位的CVST的临床表现：以海绵窦血栓形成为例，多为炎症，常继发于鼻窦炎、鼻旁及上面部皮肤的化脓性感染，急性起病。由于眶内静脉回流受阻，可出现眶内软组织、眼睑、球结膜及前额部皮肤水肿，眼球突出，患侧睑下垂，眼球运动障碍，瞳孔散大，对光反应消失等，视乳头水肿，甚至引起脑膜炎、脑脓肿等。

值得临床注意的是，患者因颅压增高导致的视乳头水肿，视力下降、视野改变，患侧眼痛、突眼、复视及上睑下垂等就诊于眼科，眼科医生常考虑肿瘤、炎症而忽略CVST。对孕产妇CVST者如能够尽早诊断，及时治疗，对改善其预后能起到积极的作用。

硬脑膜动静脉瘘(duralartero-venous-fistula, DAV)指发生于硬脑膜的动静脉异常直接交通，累及硬脑膜及其附属物大脑镰和小脑幕等，占所有脑血管畸形的10%～15%，可以发生于硬脑膜的所有部位，但以横窦、乙状窦和海绵窦最为多见。该病好发于女性，CT和MRI显示扩张的眼上静脉可提示DAV，但正常却不能排除本病。北京301医院报告1例青年患者，初诊为视盘水肿，入院诊为特发性高颅压。入院后腰椎穿刺(腰穿)脑脊液压力>300mmH$_2$O，颅脑MRI及DSA明确诊断，后行颅后窝硬脑膜动静脉瘘部分栓塞术及静脉窦支架置入术。术后视力、耳鸣及颅内血管杂音均好转。

CVST是近年来神经眼科颇受重视的一类疾病，其发病原因常与炎性因素及血液高凝状态等有关，可仅见为孤立性颅内压增高，部分患者或仅表现为视乳头水肿，而头晕、恶心、呕吐等症状不明显。以眼部为首发症状的颅内静脉窦血栓形成，该病隐匿，应引起眼科医生的重视，以防误诊。CVST约1/3的患者有眼部症状，1/5的患者以眼部症状为首发，对于双视盘水肿，如其他疾病难以解释，应想到本病，可行腰穿证实。笔者已见多例双视盘水肿，腰穿后颅内压超过300mmH$_2$O，最后行头颅MRV、DSA确诊为颅后窝硬脑膜动静脉瘘，行栓塞治疗，视力、耳鸣及血管杂音部分好转。301医院47例CVST中，41例(87.2%)有眼部症状。CVST造成颅内压增高引起的视乳头水肿、复视及视力下降等常到眼科诊治，医生常考虑脑肿瘤、出血及炎症等，却未考虑CVST，早期未能得到有效治疗，引起失明甚至危及生命。在CVST发生中，多为多发性血栓，但是受累部位以上矢状窦多见。CVST血栓形成与各症状有一定相关性：头痛、复视、斜视与上矢状窦血栓形成有关，头痛及眼底静脉迂曲与侧窦血栓形成有相关性。临床上，患者若有以上症状，应考虑较可能的血栓形成部位。MRI/MRA检查为临床首选检查方法，比CT更敏感更准确，且为非创伤性。DSA是诊断"金标准"，敏感性高，诊断正确率为75%～100%，且与疾病所处时期无关，能清楚显示颅内静脉窦的病变部位及形态，并能测定静脉窦显影延迟，脑脊液压力升高，多数患者压力>300mmH$_2$O。

影像学检查：头部CT静脉造影(CTV)具有良好的空间分辨力，且无血流相关的伪影，具有较高的敏感度和特异度，可同时显示静脉窦闭塞和窦内血栓，CT结合CTV对静脉窦血栓确诊，可作为CVST疑似患者的首选影像学方法，其敏感度可达75%～100%，特异度可达81%～100%。大多数情况下，MRI/MRV已可对CVST进行准确诊断，且所见增强剂更安全，又没有X线辐射，被认为是诊断和随访CVST的最佳手段。DSA具有CT/MRI等无法比拟的优势，但有创伤性操作导致颅内压增高的风险，限制了其普遍应用。

降低颅内高压和视神经保护：进展性视力丧失常提示预后不良，需紧急处理。采取有效措施积极降低颅内压，是保护视神经最有效的治疗手段，同时可辅助神经保护药物治疗。对于颅内压持续升高、视力进行性下降、短期内无法降低颅内压的患者，建议施行微创视神经鞘减压术,术前停用肝素12h,可选择低分子右旋糖酐等代替,术后即可恢复抗凝治疗。严重颅内压增高内科治疗无效时,可考虑手术治疗;严重高颅压并伴有进行性视力下降或出现脑疝早期者,应该紧急处理,必要时可手术减压治疗。

(杨　薇　童　绎)

参 考 文 献

1. 中华医学会神经病学分会脑血管病学组.中国颅内静脉系统血栓形成诊断和治疗指南.中华神经科杂志,2012,045(011):818-823.
2. 李先泽,魏世辉,马成,等.颅内静脉窦血栓形成眼部症状的临床探讨.中国实用眼科杂志,2006,024(001):79-81.
3. 王大江,方伯言,魏世辉.颅内静脉窦血栓形成的眼部临床特点分析.中华眼底病杂志,2006,22(6):373-375.
4. 王剑,童绎,王宁利,等.以视力障碍为首发症状的鞍结节脑膜瘤33例临床分析.中华眼底病杂志,2006,22(6):408-409.
5. 谢立科,童绎,吴正正,等.嗅沟脑膜瘤长期误诊致双眼失明一例.中国实用眼科杂志,2007,25(8):846.

二、基底动脉尖综合征

【病例资料】

陈某,男,45岁,北京人,因复视来诊。既往有高血压史。数月前因过度劳累,饮少量酒后自觉头晕呕吐,后急诊入某院诊治。血压150/95mmHg,说话含糊不清,对近期事情的记忆力减弱,双眼球向上方运动明显障碍,以右侧更为明显。颅脑MRI检查显示,对侧大脑枕叶供血不足,左侧明显。后经降压、神经营养类药物治疗,逐渐好转。双眼视力0.6,眼球向各方运动基本正常。

【病例特点与简评】

基底动脉尖综合征(TOBS)是基底动脉尖部血液循环障碍的一组综合征,即基底动脉顶端2cm内包括两侧大脑后动脉、小脑上动脉和基底动脉顶端呈"干"字形的5条血管闭塞所产生的综合征。头颅CT或颅脑MRI可发现这5条血管供血区的多发梗死灶。87%~100%可呈现眼球运动障碍,如会聚障碍,并可见眼球节律性内跳动,垂直性注视麻痹,表现向上方注视麻痹多见,向下罕见。假性展神经麻痹多由高度会聚所致;上睑退缩或痉挛,歪扭斜视、核间性眼肌麻痹或动眼神经麻痹等;瞳孔异常改变,瞳孔异位可达90%以上;这是中脑的特有体征,如病变位于间脑阻断光反射弧的传入,则出现瞳孔缩小,光反射微弱、短暂。病变位于中脑下端,累及E-W核或其纤维,则瞳孔散大固定,光反射消失。意识行为异常,睡眠障碍和大脑脚幻觉是脑干上端梗死特征性症状。由于导水管周围网状结构病变损伤上行激活系统,患者嗜睡和睡眠倒错,并对环境缺乏注意力,表现缄默,Segre称"嗜睡性缄默症",感觉及运动异常。

视觉障碍是TOBS突出症状,偏盲(象限性同向性偏盲或同向性偏盲)或皮质盲,后者为两侧大脑后动脉缺血所致。

临床上如有头晕、视物旋转、呕吐为首发症状,伴有一过性意识障碍,持续时间短,程度较轻,有眼征、共济失调、幻觉、视觉异常等,应高度注意基底动脉尖综合征的可能。如头颅

CT或颅脑MRI在基底动脉尖血管供应区范围内有3处以上病灶,即可确诊为TOBS。早期发现及时处理一般预后较好,如意识障碍进行性加重,应考虑是发生基底动脉闭塞。

既往从神经眼科临床来看,笔者在与神经科医师共同诊治中已发现门诊即见多例,应着重检查眼球运动垂直障碍,特别是向上方运动时有无障碍,同时应注意全身症状,包括意识障碍等,即有脑血管病危险因素的年老患者,突然出现眩晕呕吐、意识障碍、眼内外肌麻痹、肢体瘫痪等后循环区多症表现时,应考虑该病。

(童 绎)

参 考 文 献

1. 岳连贵,张彩荣.基底动脉尖综合征临床与影像学改变(附12例报道).中国临床神经科学,2005,13(3):312-313.
2. 赵建国.脑梗死.北京:人民卫生出版社,2006:108-110.

三、烟雾病(moyamoya)

【病例资料】

刘某,男,13岁,福建永泰人。以左上肢反复麻木3年、黑矇1年来诊。

眼科检查:视力右眼0.8,左眼1.0,双眼外眼及眼底无异常。视野:双左上1/4象限盲(图10-0-4)。即行MRI平扫+增强,提示右颞下枕叶异常。

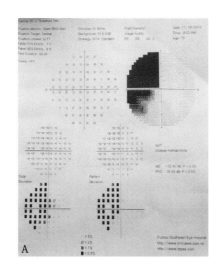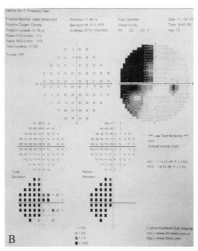

图10-0-4 双眼左上1/4象限偏盲

A.左眼,B.右眼。

请神经科会诊,行CTA增强剂3D重建,考虑烟雾病。DSA术中造影及3D重建显示,颈内动脉系统造影可见右侧颅底异常细小血管增生,左侧颈内动脉造影可见双侧大脑前动脉呈左侧供血优势型,右大脑中动脉狭窄。左侧椎基底动脉造影可见同侧大脑后动脉通过吻合支向前循环供血,静脉相可见右侧乙状窦近窦汇侧长约6cm不显影,近正端及横窦显影良好,右椎动脉右侧小脑后下动脉以远不显影,右前、小脑后下动脉显影良好,余静脉相未见明显异常。

2012年12月18日,行右侧额颞顶开颅蛛网膜剥离术。多层螺旋CT增强剂3D重建显示双侧脑前动脉及大脑中动脉、左侧大脑后动脉起始段变窄,双侧大脑前及双侧大脑中动脉、左大脑后动脉显影纤细,扫入颅底见大量细小侧支循环显影呈烟雾状自颅底扩散,右椎动脉较对侧纤细。

术后自觉左上肢麻木好转,左同侧1/4偏盲无改善。

【病例特点与简评】

烟雾病指一组原因不明的颅底动脉进行性狭窄至闭塞,导致颅底出现异常的血管网为特点的脑血管疾病。本病好发于儿童与青少年,亦可见于中年人,似有家族性。本病无特征性的临床症状与体征,大致可分为缺血性与出血性。缺血多发生在青少年,15岁以内占95%,脑缺血为首发症状,这是由于烟雾病缺乏血管狭窄、闭塞这些造成脑梗原因的条件,而有的患者过于年轻更是缺乏此种成因。这种脑梗死为多发性的,早期为一过性短暂脑缺血发作(TIA),约占20%,以后多次反复发作,以至于闭塞,可呈永久性脑缺血发作表现,如进行性智力低下、癫痫发作、轻度偏瘫、头痛、视力及语言障碍等。

该病常就诊于神经内科,首诊于眼科也不少见。常见眼动脉或视网膜动脉缺血就诊,或视野缺损被诊断为缺血性视神经病变、眼动脉及视网膜中央动脉阻塞等。对年轻或儿童患者突发单眼或双眼黑矇、视野缺损,早期无视力下降,以眼底改变无法解释时,应高度怀疑该病,及时行颈动脉及全脑血管造影或请神经内科会诊,以免误诊或漏诊。解放军总医院眼科1例男性,39岁,左下方视野缺损伴视力下降,仅DSA确诊为moyamoya病。将尿激酶1号105U溶于50ml生理盐水中进行加压灌注治疗,之后患者明显好转。FFA提示眼底血管侧支循环建立,脉络膜循环良好。烟雾病诊断仅靠神经放射诊断,不是病因诊断,凡病因明确者,应单独将病因排在此综合征前。由于脑电图及CT检查均无特异性,极早期诊断比较困难,确诊仍依靠脑血管造影。小儿以非吻合搭桥术为首选,其他方式均可试用或分组联合运用。一般认为预后较好,死亡率较低,后遗症少。一旦脑底动脉环完全闭塞,当侧支循环建立后,病变就停止发展。

烟雾病与颈动脉狭窄,其鉴别有:①病因不同:前者病因不清,后者有明确的高危因素,如高血压、高血脂等。②发病机制不同:烟雾病的基因病理改变分两种,一是血管膨胀,而管壁变薄伴发动脉瘤,易引起出血,二是以颈内动脉为主的血管壁内膜细胞增殖、增厚,血管内弹力层弯曲增厚,中膜平滑肌细胞增殖变性,导致血管狭窄,甚至闭锁。颈动脉狭窄则与颈动脉粥样硬化有关。③发病年龄不同:烟雾病发病年龄有两个高峰期,一是在4岁左右的儿童期,二是35岁左右的壮年期,而颈动脉狭窄常见于中年人。④脑血管造影结果不同:前者表现为烟雾状侧支血管形成,后者无。⑤临床表现不同,烟雾病儿童主要表现为脑部缺血,成人则多为脑出血。

(童　绎)

四、眼动脉阻塞

【病例资料】

例1:女,64岁,福建莆田人。右眼失明2年,会诊为视网膜中央动脉阻塞,左眼突然失明,右侧肢体轻度偏瘫,神经科会诊为左大脑中动脉血栓形成伴左眼动脉供血不足。眼科检查：双眼无光感，右视神经萎缩，动脉细小狭窄，左眼视盘色淡、边界不清。视网膜动脉明显细小，视盘至黄斑间有灰白色明显混浊，未见樱桃红点。颅脑CTA：左大脑中动脉第二段见一异常扩张血管影，大小0.5cm×1.0cm，边缘光滑，双颈动脉及颈内动脉无异常，颅脑彩色多普勒超声检查，脑动脉梗死。右颞动脉供血不足，豆状核区及放射区有钙化栓塞。血压130/80mmHg，血糖无异常。

例2：男，72岁。右眼因一时性黑矇后突然完全失明1周来诊，4年前曾有右侧大脑动脉供血不足，其后有口角发麻，左肢体瘫，头颅CT无著变。眼科检查：右眼无光感，左1.0，右视盘充血潮红，边界不清，视盘上有火焰状出血，后极部黄斑区水肿，左眼底无异常，经按眼动脉阻塞治疗，右眼仍无光感。

【病例特点与简评】

眼动脉阻塞既往文献较少提及，临床上仍然有发生，应注意全身脑血管系统与其紧密关系，早发现、及时治疗。笔者所见两例，视力均未能挽救。

在视网膜中央动脉阻塞中约有5%患者为急性眼动脉阻塞，主要为急性视力丧失，光感全无，偶然也有视力恢复至0.6者，虽缺血严重，尚未见虹膜新生血管并发症。由于视网膜内外层缺血，严重视网膜混浊超出后极部范围。由于脉络膜受累，可能视网膜色素上皮和/或脉络膜也混浊，40%患者无樱桃红点，其余患者黄斑中心凹可能有一些不等程度的红润，可能为缺血有所恢复或缺血不严重，尚不足以产生色素上皮与视网膜外层混浊。对不全阻塞者，应行FFA检查，可见脉络膜弱荧光，臂—视网膜循环时间明显延长，动脉充盈延迟，并可见动脉前锋、静脉回流迟缓与弱荧光。ERG a、b波平坦或消失，经颅彩色多普勒超声可以测定颈眼动脉狭窄的血流频谱低平，血液速度降低，眼眶部MRI显示眼动脉供血的视神经鞘眶脂肪眼外的信号增强。华西医院黄力等报告1例隆鼻术局部麻醉致眼动脉阻塞，由于眼动脉大多来自颈内动脉，少数来自颈外动脉的脑膜中动脉，鼻部有连接颈外动脉和颈内动脉的筛前动脉、筛后动脉、滑车动脉、鼻背动脉等，故鼻眶部注射药时栓子都有逆行眼动脉的可能，鼻眶部、眼睑等注药前应排除注射器内空气，其次是注药时必须回抽无血才能注入，以保证患者安全。

（童 绎　杨 薇）

参 考 文 献

1. 张承芬. 眼底病学. 北京：人民卫生出版社，1998：185.

2. 黄力，陆方，严密，等. 隆鼻术局部麻醉致眼动脉阻塞一例. 中华眼底病杂志，2001，17(1)：2.

3. 童绎，魏世辉，游思维. 视路疾病基础与临床进展. 北京：人民卫生出版社，2010.

第十一章

肿瘤相关性视神经病变

一、颅内转移癌

【病例资料】

本组3例皆为男性45岁以上患者：皮肤转移性黑色素瘤1例(图11-0-1)。皮肤转移性腺癌2例，原发性癌肿部位均未查出。1例先有左眼视神经病变，后有眼突视神经孔扩大，提示已向眶内转移。1例转移至脊髓，同时向眼部转移。

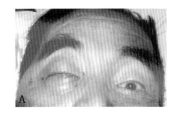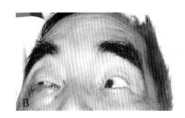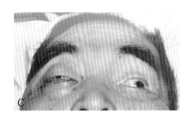

图11-0-1 颅内转移癌患者，右眼动眼神经麻痹

A. 正前方注视，右眼上睑下垂，球结膜水肿；B. 向右注视，右眼球不能外转；C. 向左注视，右眼球仍然固定不动。

【病例特点与简评】

颅内转移癌绝大部分呈结节状，但也有少数无肿瘤结节形成癌细胞小片分散于蛛网膜下腔，并沿血管周围间隙侵入脑内或伴有脑实质内小片分散的癌细胞浸润。此型颅内转移癌名称颇多，常用"脑膜癌病变(meningeal carcinoma)"。癌症患者中发生率约5%，约占颅内转移癌的40%，是恶性肿瘤的晚期表现，预后非常差，若不干预治疗，患者常于4～12周内死亡。眼部发生率为91%，包括视力下降，可表现为最初或最显著症状，几周内恶化，也可在48h内全盲。眼球运动异常，瞳孔对光反射异常，视盘水肿和萎缩。严重的脑膜癌病变中甚至可见癌细胞自视交叉侵犯视网膜。因为眼部症状可为癌性脑膜病变的首发表现，故眼科医师应警惕，但还需要考虑到视盘浸润、颅内占位、颅内静脉窦血栓形成、副肿瘤视神经病变的可能。最常见的视神经转移瘤是腺癌，主要因为其也是最常见的转移至全身所有部位的肿瘤。对任何已知有身体其他部位癌瘤的患者，无论有无其他部位转移的证据，当患者出现视力病变时，都应考虑癌性病变是导致视神经病变的原因。

笔者认为癌性脑膜炎有导致视力障碍的可能，应尽可能查明原因，活检病理检查有助于诊断。临床有会诊病例，眼科医师应警惕。

（童　绎）

参 考 文 献

1. MILLER N R，NEWMAN N J，BIOUSSE V，等 . Walsh and Hoyt精编临床神经眼科学 . 张晓君，魏文斌，译 . 2版 . 北京：科学出版社，2009：202-203.
2. 陈自钊 . 恶性肿瘤患者的某些周身性表现 . 中华内科杂志，1966，14（4）：278-280.

二、母斑病

【病例资料】

例1：结节性硬化病：赵某，男，11岁，福建安溪人。7～8岁时发现视力差，智力尚可，有四肢抽搐史。鼻旁有明显皮质瘤（图11-0-2A）。脑室旁有高密度病灶，超声提示肾囊肿。眼底检查右眼视盘下方及鼻下见两处接近视盘大小灰白色斑块，位于视网膜下（图11-0-2B）。母亲亦有颜面部皮脂腺瘤，临床诊断结节性硬化病。

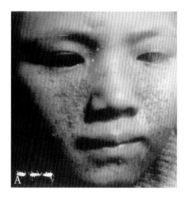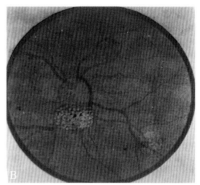

图11-0-2　结节性硬化病

A.患者鼻旁右侧有明显皮质瘤；B.眼底视盘正下方及鼻下方两处与视盘大小相近的灰白色斑块，位于视网膜下。

例2：神经纤维瘤病：陈某，男，12岁。出生后双眼视力减退。眼科检查：双眼视力0.1，双视盘色淡，边界清晰，颅脑MRI显示脑内及视神经、视交叉多发性改变，考虑胶质瘤。CT鞍区占位病变伴视神经增粗。神经科会诊：从其逐渐发病、无明显头痛、MRI显示脑内病变较广泛对称病变、周围无水肿、未见强化等病史及体征推断，不像颅内胶质瘤，考虑先天性或代谢性脑病变。其后复查发现四肢及胸背部均有明显的多处不等色素斑（图11-0-3），祖母背部亦有明显色素斑，支持神经纤维瘤。

例3：神经纤维瘤病：林某，男，10岁，1982年5月10日初诊。出生后半年即发现右眼睑颞侧肿胀右视物不清（图11-0-4）。检查：右0.1，左1.5。右颞侧颜面部有约4cm×6cm质硬的肿胀区，右眼球突出，眼轴右16mm，左12 mm，眶距94mm，右上睑肿胀肥厚，眼底无显著变化。全身胸背部皮肤有较多咖啡色色素环。无家族史，支持von Recklinghausen病诊断。

例4：视网膜小脑血管瘤病：康某，女，42岁。因头痛、呕吐、视物不清、站立不稳于1987年3月10日入院。3月14日，在全麻下行左枕叶开颅小脑半球切除术，病理报告为小脑星形细胞瘤Ⅰ级伴出血。其后约半年双额叶针刺样疼痛。下蹲站立时剧烈头痛，走路不稳，无呕吐。双眼底视网膜静脉充盈，双视乳头水肿，左较显（图11-0-5）。有共济失调症。CT示左小脑占位，显示小脑低密度灶，再行手术见左小脑有囊性改变，脑组织被压，偏左侧囊壁破裂后有淡黄色液体流出，病理报告为左小脑母细胞瘤。1989年3月20日，头颅内肿瘤再发，双眼视力0.2，诊断为继发性双视神经萎缩。家族史如图11-0-6所示。

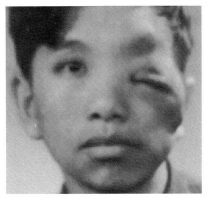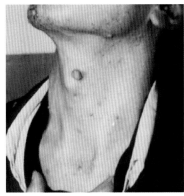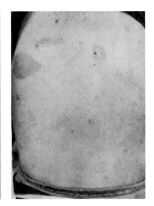

图11-0-3 例2患者，面部神经纤维瘤改变，颈部、背部有明显的多处不等色素斑

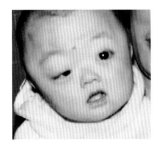

图11-0-4 例3患者，出生后半年
发现右眼睑颞侧肥厚肿胀

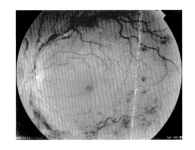

图11-0-5 例4患者左眼底彩照。
眼底视网膜静脉充盈，视乳头水肿

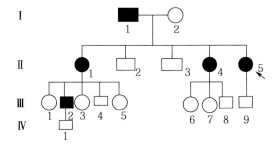

图11-0-6 视网膜小脑血管瘤病患者家系图

I₁右肾癌；Ⅱ₁右下肢病变；Ⅱ₄右眼底肿瘤；Ⅱ₅小脑星形细胞瘤，曾在我院手术病理证实；Ⅲ₂双眼底静脉明显增粗怒张。本家系支持为Lindau病（家族性）。

先后尚见3家系病理证实为小脑母细胞瘤伴有眼底血管怒张及视乳头水肿者。

例5：Sturge-Weber综合征：陈某，男，17岁。双眼失明已7年之久，无家族史。体检：左颜面部血管瘤上超过发际2cm，下至下颌部几乎全波及。颅内枕部钙化，头颅X线上有特征性的车轮状改变(图11-0-7)。视力右眼指数/20cm,左眼无光感。双角膜大小为14mm×14mm,右角膜14mm×14mm,雾状混浊,瞳孔大约6mm,对光反应消失。双视盘呈青光眼性萎缩,右眼压42mmHg,左眼压7.1mmHg。

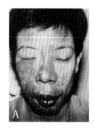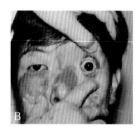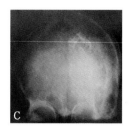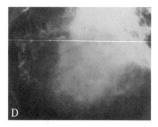

图11-0-7　Sturge-Weber综合征

患者的颜面血管痣(A和B)及颅内枕部钙化(C),头颅X线上有特征性的车轮状改变(D)。

【病例特点与简评】

母斑病亦称为斑痣性错构瘤病,临床特征由出生后或生后不久即发现的皮肤病变或全身多系统包括眼部、中枢和周围神经系统、交感神经系统、内脏的错构瘤所组成。错构瘤可作为先天性异常的一种组织增生疾病,形态像肿瘤,但其并无肿瘤的特性,一般不具有不可遏制的生长特点。

一般母斑病包括结节性硬化病(Bourneille病)、神经纤维瘤病(von Recklinghausen病)、视网膜血管瘤病(von Hippel-Lindau病)及Sturge-Weber综合征等4种。近年有将小脑共济失调-毛细血管扩张综合征(又称Louis-Bar综合征)、先天性视网膜和脑的动静脉血管瘤病(又称Wyburn-Mason综合征)归入其中,则计有6种。

von Hippel(1904)首先指出视网膜血管改变,称视网膜血管瘤病(如例4)。Lindau(1926)指出小脑的血管瘤与其有关,他把中枢神经系统血管网状细胞瘤、视网膜血管瘤与内脏发育缺陷或肿瘤三者综合成为一有联系的疾患,故又称为Lindau病。仅有视网膜血管瘤称为von Hippel病,如又合并中枢神经系统血管瘤者则称为von Hippel-Lindau病。对有家族史的病例,统称Lindau病。像Lindau病这样具有明显遗传性的人体肿瘤,也足以供肿瘤研究者思考。临床经验证明,一个有后颅窝肿瘤表现的患者,如证明有Lindau病家族史,就可确定血管网状细胞瘤的诊断。及时作出诊断对手术治疗具有积极意义。近年来的CT或MRI的应用无疑对诊断有帮助。关于病变的部位,同一家族患者,不论是否伴有视网膜血管瘤或内脏病变,其中枢神经系统病变往往发生在相同的部位,其临床表现亦往往是类似的。看来,遗传对中枢神经系统的影响在同一家族中似乎是在固定的部位发生作用。

Sturge-Weber综合征,从1960年至今笔者已见25例。以不完全型多见,完全型仅4例。25例中,18例罹患青光眼,计:先天性青光眼6例,2例为双眼;慢性单纯性青光眼12例,2例为双眼。慢单青光眼14眼中视力无光感10眼,眼前指数4眼。有16例行头颅X线或CT检查,其中包括7例有癫痫病史者,仅3例发现颅顶部、右枕部呈网状或双波形血管影。6例行染色体检查皆正常。1例男性17岁,左先天性青光眼,视力无光感,同时并发眼部黑变病,眼球摘除,但未见脉络膜血管瘤(当时第二军医大学眼科病理林文秉教授报告)。对颜面部血管瘤患者,应该检查眼部有无改变,特别是眼压的变化。本组病例无家族史,确诊为先天性发病。Sturge-Weber综合征为先天性,接近于三叉神经分布范围的单眼皮肤葡萄酒色斑样血管瘤,伴同侧眼部的脑血管瘤,顶枕叶的软脑膜血管瘤较为常见。对侧轻偏瘫,同向性偏盲。这些血管下方大脑皮质钙化,形成了头颅CT神经成像中的一种特征性的铁轨或电车轨道样表现。脉络膜血管瘤可以是小而独立的,也可以累及整个葡萄膜,使眼底呈特征性番茄酱样外观,渗出性黄斑病变或视网膜改变,可导致视力下降。本文报告1例病例为黑变病而非脉络膜血管瘤。本组青光眼16例,当与房角异常和上巩膜静脉压升高有关。

母斑病罕见,可出现多系统的组织受累,多见不完全型。眼科医师常可首先发现这些疾病的有关体征,若患者仅出现某些神经系统症状难以诊断时,则眼部体征对诊断可提供有力的帮助。在临床实践中,笔者已体会眼科体征对诊断母斑病的临床价值。

(李 欣　童 绎)

参 考 文 献

1. 童绎. 母斑病. 国外医学. 眼科学分册, 1986,(02): 101-107.
2. 童绎. Sturge-Weber二氏综合征的遗传问题. 福建医大学报, 1982,(1): 38-42.

三、皮肤转移性肿瘤

【病例资料】

例1:陈某,男,54岁。左视力明显减退至光感消失,于1964年12月16日入院。入院前有低热、食欲减退。检查:左眼无光感,瞳孔中等散大,直接、间接对光反应均消失,左眼球向上运动轻度障碍,眼底无异常。右视力1.0,右眼无异常发现。拟诊右急性球后视神经病变。头颅X线片无异常,左视神经孔明显扩大。住院后有低热,对症治疗无效后发现腹部、两肋下及腰背部有数个散在结节,约0.8cm×0.8cm大小,略带微绿色,活动度大。病理切片证实为皮肤转移性黑色素瘤,肿瘤科会诊未发现原发病灶,给予己烯雌酚等治疗。住院后9天发现左眼突,口服^{131}Ι 200mCi(1Ci=3.7×10^{10}Bq)后,左眼吸收超过25%,提示左眶内恶性肿瘤,出院后1个月即死亡。

例2:祝某,男,45岁。1963年6月16日,以双下肢瘫痪14d,大小便失禁3d为主诉入院。检查:视力双眼前指数,双瞳孔中等散大,对光反应迟钝。双视盘色泽呈灰白色,颞侧较明显,边界尚清。双下肢肌张力降低,腱反射减退,肛门周围感觉消失。一般情况呈恶病质,双上臂两侧、前胸背、右大腿内侧有散在性可移动、较硬、有压痛的结节,巩膜轻度黄染。皮下结节活检证实为皮肤转移性腺癌。腰椎穿刺脑脊液清晰,细胞数39×10^6/L>5×10^6/L,球蛋白+++,蛋白定量328g/L,奎肯试验呈完全阻塞,原发性病灶未查出。

例3:林某,男,48岁。以全身消瘦、食欲减退、恶心呕吐于1963年入院。内科诊断为神经性呕吐,原因待查。入院后经头颅、胃肠、胸部X线检查均无异常,同时发现双眼呈进行性视力减退至失明。检查双眼视力无光感,双眼原发性视神经萎缩,眼球运动良好。在治疗过程中发现皮下有多数散在结节,病理活检证实为转移性皮肤腺癌(来源不清)。全身体检包括锁骨上淋巴结未触及,眼部无肿块等。因恶病质加重,全身衰竭死亡。

【病例特点与简评】

这里报告3例均为20世纪60年代所见临床资料,且3例均经病理证实为皮肤转移性肿瘤。但肿瘤专科均未能查出原发病灶,提示随访仍颇重要。例1患者在腹部、两肋下及腰背部有数个散在结节,略带微绿色;例2患者双上臂两侧、前胸背、右大腿内侧有散在性可移动、较硬、有压痛的结节;例3患者皮下有多数散在结节。这些皮肤结节均是在眼科治疗无效或者在治疗的过程中发现的,且病理切片证实均为皮肤转移性肿瘤,提示我们在对患者做全身检查时,不要疏忽对皮肤的检查。另外,例2患者当时收入神经科,眼科会诊发现双视力仅为眼前数指,视盘已萎缩,皮下结节活检证实为皮肤转移性腺癌。从病史可知眼部先发病,其后再发现皮下转移性腺癌。尚属罕见。

(童　绎)

第十二章

外伤、手术相关视神经病变

一、非眼部手术围手术期视力下降

【病例资料】

女，16岁，脊膜瘤术后左眼视物不清2个月来诊。2004年11月，因左下肢麻木、无力2个月，加重1周在当地医院神经外科检查：双下肢肌张力略增强，腱反射+++，左下肢肌力Ⅳ级，双踝阵挛(+)，巴宾斯基征(+)。脊椎CT $T_8 \sim T_9$ 椎管内占位。2004年11月24日，行椎管内占位切除手术：俯卧位，静脉复合麻醉，手术取正中后位入路，将 $T_8 \sim T_9$ 椎管内肿瘤完整取出，手术经过4h许。病理诊断为脊膜瘤。术前双眼视力正常，术后全麻清醒后即发现左眼无光感，左眼睑肿胀明显，眼球固定。

眼科会诊：视力右眼1.2，左眼无光感。右眼正常，左眼睑肿胀，眼球各方向运动均障碍，眼底视网膜水肿明显，黄斑部似有樱桃红点。当地医院诊断为左眼眶尖综合征，视网膜中央动脉栓塞不能除外，立即给予甲泼尼龙冲击及注射鼠神经生长因子等。我院诊断为左眼缺血综合征。诊断依据：脊柱手术史，术中俯卧位，手术时长4h许，术后全麻清醒后即发现左眼视物不见；术后左眼呈眼缺血改变，最后视神经萎缩失明。

【病例特点和简评】

围手术期视力下降(perioperative visual loss, POLV)可以发生在非眼部手术的术中或术后，很罕见，一旦发生将会给医患双方带来不良的后果。从发病机制上来看，POLV实际上是一组有相似表现而病因不同的疾病统称，不同的研究中，纳入的病例组成有所不同。缺血性视神经病变(ischemic optic neuropathy, ION)，视网膜缺血和皮质盲是三种最常见于POLV的疾病。围手术期垂体卒中非常少见，其也可以导致视力下降，可视为POLV的一种类型。以上四种疾病全部属于神经眼科疾病范畴，因此，从事神经眼科的医师更要多加注意。

在手术类型中，骨科手术(0.028% ~ 0.031%)和心脏手术(0.06% ~ 0.11%)中POLV发病率较高。在整形外科、普通外科、泌尿外科、妇产科、耳鼻喉头颈外科手术中均有病例报道，但发生率较低。

ION是POLV的最常见的原因。很多因素如动脉灌注压降低、血管收缩、心输出量下降、贫血、氧饱和度降低、前倾体位眼球直接受压、栓子等均可造成ION。其核心机制是动脉灌注压下降，血流阻力增高或血液的血氧能力下降等血流动力异常导致视神经供氧不足。

依据发病的部位不同，ION分为前部和后部缺血性视神经病变(AION, PION)。两者的临床表现不同。AION主要累及眼球附近的睫状后短动脉系统，多发生视盘水肿；而PION则累及眶内视神经的血供，常无明显的眼底改变等体征。虽两者均可见于各科手术术后，但

AION较多见于心脏手术的术后,而PION则多见于脊柱手术颈廓清除术等术后。压迫是导致视网膜供血不足的最常见的原因。患者保持压迫眼球的体位,或者术后球后出血等皆可压迫导致视网膜供血不足。可有血栓或者栓子形成,也可导致视网膜动脉系统阻塞,发生视网膜动脉阻塞(retinal artery occlusion,RAO)。RAO发生率比ION更低,ION表现为单眼的视力下降,可降至光感甚至更低。患眼RAPD(+)、视网膜灰白色混浊、中心凹有樱桃红点提示RAO的发生,但视网膜睫状动脉供血尚可。眶周围组织、眼眶等也可因为压迫因素而造成水肿。

皮质盲为枕顶叶视觉中枢梗阻或者其上行通路存在梗阻所致,枕顶区视觉皮质区处于大脑中动脉和大脑后动脉分布的分水岭交界处,易受到血管收缩的影响,这是皮质盲易于发生的解剖因素。常见的皮质盲病为各种缺氧缺血所致,临床表现为无痛性视力丧失,眼底检查无明显异常,瞳孔对光反应正常,通过中枢神经系统的CT检查或者MRI检查可以发现梗阻的区域,可帮助诊断。

垂体卒中可发生在垂体腺瘤的基础上,可因垂体腺瘤的突然梗阻或者出血,导致垂体突然增大压迫鞍旁结构,可突然出现头痛、恶心、呕吐等症状,可有单侧或双侧视力丧失。

脊柱手术导致ION的重要危险因素之一是前倾体位。可导致腹部静脉压升高,继而导致眼眶内静脉压升高,增加了PION的发生风险。术后失明是脊椎手术罕见的并发症,常与俯卧位增高眼压、手术持续时间长、大量出血导致低血压、血液黏滞性增高等因素引起前部或后部缺血性视神经病变有关。Stevens等报告2例脊椎手术后缺血性视神经病变患者视力有改善,大部分脊椎手术后失明的患者,治疗后视力均无改善,如本例。

脊椎内肿瘤使脑脊液中的蛋白含量增高,脑脊液黏稠度变大,且蛋白颗粒或脱落的瘤细胞均可阻滞脑脊液在蛛网膜颗粒的流通。上述情况可使颅内压升高,引起视乳头水肿,笔者曾报道的视乳头水肿者3例,其CSF蛋白质均高,分别为5.67g/L、2.57g/L、1.94g/L。在行腰椎穿刺的67例中,除上述3例外,CSF蛋白>5g/L者还有7例,但他们并未发生视乳头水肿,推测CSF中蛋白颗粒的大小、病程的长短、肿瘤所处的部位以及其他某些因素也可能参与或影响颅内压的升高,另外肿瘤的类别也可有不同的影响。本次报道的3例中2例视乳头水肿明显者为血管内瘤及室管膜瘤,而上述7例中有6例均为神经鞘膜瘤,1例为神经纤维瘤。肿瘤类别与CSF蛋白的作用关系有待深入探讨。

本例病理报告为脊膜瘤,惜未做腰穿脑脊液蛋白测量。

ION的危险因素如低血压、失血量大等因素需要在术前、术中注意避免,而RAO好发于前倾体位的脊柱手术中,皮质盲最常发生在心血管手术中,垂体卒中的危险因素是术前存在的垂体腺瘤。这些疾病的特点需要引起相关医务人员的重视,充分给予患者知情权是最好的预防方案。

(李学晶　童绎)

参 考 文 献

1. 吴元,聂红平,晏晓明.非眼部手术围手术期视力下降.中华医学杂志,2016,96(27):2199-2201.
2. 李学晶,童绎,杨薇.脊膜瘤术后致单眼失明1例.中国中医眼科杂志,2010,20(4):228.
3. 王伟娟,张凡,郭颖,等.脊椎内肿瘤病人的眼部并发症.眼科,2004,9(5):274-276.

二、下齿槽神经封闭引起视网膜中央动脉栓塞

【病例资料】

男,43岁,患右侧三叉神经痛多年。1969年1月,在某院用无水乙醇行下齿槽神经封闭。第1次封闭后症状消失达半年之久,后因复发行第2次封闭,缓解3个月再度发作。每次注射方法及剂量均相同,先注入2%普鲁卡因2ml,再注入无水乙醇0.1ml,但第3次注入无水乙醇0.1ml时,患者突感右侧颜面部疼痛难忍,右眼胀痛,双手抱头辗转于地上,呈极度痛苦状,并诉右眼看不见。即刻行眼科检查,右眼仅有光感,球结膜充血,瞳孔散大,对光反应迟钝,视盘色泽尚红润,边界稍不清,视网膜呈灰白色,视网膜中央动脉极度变细,考虑视网膜中央血管痉挛栓塞。经血管扩张剂等治疗无效。1974年5月,复查,右眼无光感,左眼1.5,右瞳孔散大约8mm,右视盘呈灰白色,视网膜动脉均明显细小而狭窄,部分呈白线状,黄斑有硬性灰白色渗出物,周边视网膜有块色素沉着,左眼部无明显异常。心电图检查,右房室肥厚,心肌劳损。

【病例特点与简评】

本例因右侧三叉神经第三支疼痛,1—8已拔除,本例第1、2次两次封闭,疼痛有缓解,而第3次封闭时却发生即刻疼痛难忍,伴同侧眼失明,可能与患者有恐惧心理,对封闭失去信心有关。文献中有类似报告,笔者先后遇数例,由于颜面部注射后引起者,均发生在第2次和第3次,而非第1次,其原因尚需要进一步探讨。

由于治疗三叉神经痛可有多种方法,目前该治疗已少用,如应用时应注意注射器回抽无回血。应特别警惕。

(童 绎)

参 考 文 献

童绎,施金钻.下齿槽神经引起视网膜中央动脉栓塞1例报告.福建医药杂志,1984,(1):56.

三、左筛骨骨折致眼球嵌入筛窦

【病例资料】

林某,男,25岁,福州人。从1m多高脚架摔下,左眼被木头击伤,当即视物不清,左眼肿胀明显,眼部、鼻腔、口腔出血,眼科门诊以眼球破裂伤于1997年12月5日收入院。

检查:神志清醒,右眼睑肿胀明显,上下睑1/3处睑裂断裂,结膜出血、水肿,在局麻下行左眼球探查,发现眼球陷入鼻侧骨壁内筛窦,急检头颅、鼻窦CT等,发现左眼内壁及筛板骨折,左眼球嵌入筛窦,眼环正常,视神经可见,眶内周围混杂密度影,中央见多个空泡影,余周围未见骨壁骨折。

急请耳鼻喉科会诊,左局麻下行鼻侧切开眼球复位术、眶内壁重建术,术中见眶内侧壁筛骨纸板已粉碎,眼球坠入筛窦,术中将游离破碎的小骨片去除,将眼球推入眼眶内,用左甲骨封闭眶内壁缺损,鼻腔内填入抗生素纱条2根,术终左眼前手动,眼压Tn,球结膜出血撕裂明显,上下内外的肌肉完整,行眼睑及球结膜缝合术。

1997年12月24日,左眼视力0.6^{+2},左上睑呈完全性下垂,眼球可轻微运动,上下方较侧

方运动尚好,后行高压氧及神经营养等治疗。

【病例特点与简评】

该例患者从1m多高处摔下,左筛板完全性骨折致眼球嵌入筛窦,较罕见,眼球尚完整,无明显损伤,经及时治疗,观察半个月,视力尚恢复至0.6。

(庄　鹏　童　绎)

参 考 文 献

孔令训.外伤后眼球脱入筛窦一例.中华眼科杂志,1981,20(6):373.

第十三章

神经眼科相关的先天遗传病

一、共济失调性毛细血管扩张症

【病例资料】

曾某,男,7岁,福建莆田人。1981年9月4日,因走路不稳、四肢无力、讲话含糊不清就诊神经科。检查:神清,对答尚切题。1981年11月1日,复诊。双眼视力1.0,双球结膜睑裂部毛细血管明显弯曲,上下方球结膜无血管扩张,眼球运动呈迟滞状,无眼球震颤。Romberg征阳性。头颅正常侧位片无异常,气脑造影显示小脑萎缩。初步诊断:脑蛛网膜炎,最后根据临床表现,特别是双球结膜鼻颞侧毛细血管明显扩张,结合气脑造影小脑萎缩及小脑性共济失调、Romberg征阳性等,确诊为Louis-Bar综合征。

【病例特点与简评】

Louis-Bar综合征(1941)又名共济失调性毛细血管扩张症。多呈常染色体隐性遗传,为常累及神经血管、皮肤、单核巨噬细胞、内分泌系统等的原发性免疫缺陷病。表现为婴儿起病的进行性共济失调及眼部皮肤的毛细血管扩张,易发生鼻窦和呼吸道感染,可能与胸腺发育不全导致免疫缺陷有关。

本病特征包括进行性小脑性共济失调构音困难,进行性球结膜和面颊部毛细血管扩张,特殊眼球运动,鼻窦及肺部感染。

眼症:毛细血管扩张首先局限于球结膜,在球结膜的鼻颞侧有细小、对称性、光亮的红色线条,眦部球结膜静脉明显,上下球结膜不受侵犯,眼球运动缓慢,向上、向外注视时可中途停止,呈间断状。头部转动时眼球不随意向对侧运动,然后缓慢地恢复原位。眼球运动性运用不能,视动性眼球震颤消失,集合功能欠缺。其他尚有向上注视时迅速眨眼、凝视性眼球震颤等。

其他可见进行性对称性小脑性共济失调,婴儿期即可见有舞蹈样动作,约有2/3病例伴有智力障碍,常见侏儒、小脑性构音障碍、慢而间断的语言。10岁左右患儿因共济失调仍不能行走,皮肤毛细血管扩张和小点状色素沉着,在面部、颈部、耳、腭、腘部、肘前、手背及足背区毛细血管扩张。易罹患慢性复发性上呼吸道感染,血清选择性IgA、IgE缺乏。

(童 绎)

参 考 文 献

童绎,高静娟.眼综合征.福州:福建科学技术出版社.1981:201-203.

二、Goldenhar综合征

【病例资料】

例1:男,9岁,出生时即发现双眼球表面有肿物,耳畸形,口大等。无家族史。视力右眼1.2，左眼眼前数指。右眼角膜缘6点位有半圆形灰白色混浊。左眼角膜缘2～7点位有8mm×10mm半圆形近似皮肤样物。右眼外下方眶缘可触及肿物呈圆形，大小为13mm×11mm，可移动。口角外侧明显扩大，双耳屏前有副耳，下颌骨发育差(图13-0-1)，脊柱检查无异常。右眼角膜皮样瘤术后病理证实为皮脂样瘤。

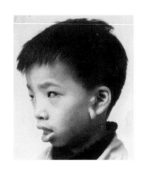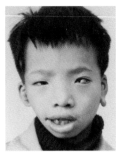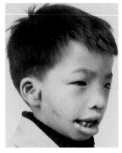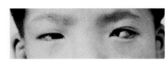

图13-0-1 患者面部外观，可见左眼角膜缘2～7点位有半圆形近似皮肤样物，口角外侧明显扩大，双耳屏前有副耳，下颌骨发育差

例2：男，25岁。出生后眼、耳均有肿物，随年龄增长而长大。颜面骨发育不对称，左颊部有肉芽组织增生如副耳状。双耳屏前有较大副耳，尚对称。双外眦部球结膜下有黄褐色肉样组织增生，全身包括脊柱无异常(未拍片)。

【病例特点与简评】

Goldenhar综合征又名眼耳脊椎发育不良综合征，包括眼球皮样瘤或脂质皮样瘤、耳前附属赘生物及耳屏前盲端瘘管。Goldenhar于1952年整理19例，并于1963年提出"眼、耳、脊椎发育不良"。该病是一种先天性畸形，典型症状包括：①眼球皮样瘤或脂质皮样瘤；②耳前赘生物、耳屏前瘘管；③脊椎骨或颜面骨发育异常。该病眼症可多样性，全身症状不一致，可有口腔牙齿、耳、颜面、脊椎，甚至心脏、腹部等器官畸形。耳屏赘皮几乎是所有报告病例中皆有的特征，而耳屏前瘘管却较不常见，听力丧失则约有一半病例。其中耳前或下颌处的赘肉是较常见的畸形，是诊断本病的重要体征。皮样瘤病理一般可见皮肤、毛发、汗腺、皮脂腺及脂肪组织，其上皮细胞可以层叠或角质化，眼科角膜皮样瘤术后病理报告均为皮脂样瘤。临床表现是诊断的主要依据，但影像学检查有助于支持诊断。运用超声进行胎儿产前诊断有助于提前发现显著缺陷，由于无明确基因与该病相关，因此，产前脱氧核苷酸对其检测无诊断意义。该病属一种累及全身多系统的复杂疾病，临床表现多样化，关注眼部表现的同时应注意全身多系统是否有异常，以避免漏诊。许氏等报告1例非寻常Goldenhar综合征，男，17岁，患有多种先天性畸形，右眼睑皮样瘤、结膜下纸质皮样瘤、虹膜缺损、先天性白内障、球结膜肉瘤样组织、右耳小、低耳位，耳前皮肤赘皮，先天缺牙，多发性齿瘤，玻璃体发育不全，右侧下颌骨发育不全，颈背脊椎侧弯，腰椎脊柱裂等。本病无家族遗传倾向，染色体检查也无异常，唯有借助于详细的观察与整体知识才能识别这类疾病，也唯有借此才能对症候群学(syndromology)有突破的发展。

有关该病至今原因不明，多数认为与胚胎发育早期在20～25mm时障碍有关。Goldenhar综合征则无明显遗传，甚至有观点认为如发现这类患者，父母可以再育而不会发生类似病患，这无疑对遗传咨询有意义。

（童　绎）

参 考 文 献

1. 童绎, 高静娟. 眼综合征. 福州: 福建科学技术出版社, 1981, 118: 131-132.

2. 盛倩, 童绎, 秦虹. Goldenhar综合征一例. 中国实用眼科杂志, 2009(6): 680.

3. 郭珍, 王欢, 张琳. 双眼Goldenhar综合征合并左耳畸形1例. 中国眼耳鼻喉科杂志, 2019, 019(003): 200-201.

三、隐眼症

【病例资料】

男, 于2013年7月17日(出生后仅2d)来诊, 父母无家族联姻史, 母孕期无任何疾病史。

眼部检查: 左眼睑为皮肤完全遮盖, 其下方触及转动的眼球(图13-0-2)。右上睑内侧有少许缺损, 右角膜大小无异常, 内侧及偏内上角膜有灰白色混浊, 瞳孔小, 对光反应不明显。有尿道下裂(图13-0-3), 全身未见四肢畸形等。随访半个月, 因多器官衰竭而死亡。

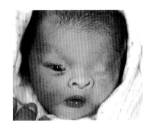
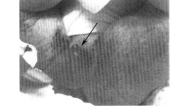

图13-0-2　患儿左眼无睑裂，右上睑内侧少许缺损　　　图13-0-3　尿道口位置异常（箭头处）

【病例特点与简评】

隐眼症即眼球完全被皮肤遮盖而无睑裂, 属常染色体隐性遗传疾病。有的患儿仅有眼球遗迹或完全无眼球。此患儿属有眼球, 对于此种情况, 应尽早手术, 因为得不到光的刺激, 患儿的视力会随着年龄增长而逐步衰退直至失明。可惜此患儿伴有其他先天异常, 并因多器官衰竭而亡。

（郑贵海　童　绎）

四、Smith-Lemli-Opitz综合征

【病例资料】

1973年, 笔者曾见一家族4例。

例1: 男, 19岁。自幼视力下降, 生父无眼病, 母患同样疾病。检查智力明显减退。发育差, 身高145cm, 体重43kg, 头小, 横径43cm。视力: 双眼前手动, 内眦赘皮明显, 角膜直径垂直和水平均为9mm, 双晶状体呈乳白色混浊, 未见全身心、肝、肾异常。

例2: 男, 8岁(同母异父)。智力低下, 身高115cm, 头围43cm, 前额凹陷, 角膜直径8mm, 双眼晶状体呈乳白色混浊, 左晶状体皮质有部分吸收, 前后囊有散在絮状灰白色混浊

残迹,双内眦赘皮明显。

例3:男,4岁(同母异父)。智力低下,身高未量,头围43cm,右睾丸小,双眼球凹陷状,内眦赘皮,角膜直径8mm,双晶状体呈乳白色混浊。

例4:其母,42岁。智力低下呈幼稚型,外貌犹如猿人状,前额部扁平凹陷,身高139cm,体重40kg,头围48cm。视力右眼前手动,左眼前数指。双眼球呈凹陷状(右侧明显),内眦赘皮,睑裂缩小,角膜直径8mm,右眼球向上方偏斜,右晶状体混浊,大部分吸收,仅残留少许,眼底隐约可见,左眼无晶状体(已手术)。

【病例特点与简评】

Smith-Lemli-Opitz综合征(1964)又名脑肝肾综合征,是先天胆固醇合成障碍造成的多发畸形综合征,为常染色体隐性遗传,常见于同胞儿,和三体综合征相类似,但染色体组型无异常。

临床症状:眼部呈一字眉(连眉),双侧上睑下垂,明显的内眦赘皮,斜视,眼球震颤,白内障,脱髓鞘视神经病变。

其他:①小头畸形,脑小,体矮,智力低下,发育障碍,婴儿常有呕吐;②肝大,肝脏内血管发育不全;③肾脏畸形,多囊肾,肾皮质囊肿;④鼻孔向上,鼻梁宽,颌小,后腭裂弓,低位耳,外耳道畸形;⑤指(趾)畸形,第五指短,第二、三并指(趾)等;⑥尿道下裂,隐睾,先天性心脏病。

本家族4例,其共同特征为智力明显减退,发育均极差,显示头颅小,双眼视力减退至0.05以下,双眼内眦赘皮明显。角膜均明显变小,双晶状体混浊,当时由于条件所限,仅行一般白内障等处理,未能行染色体及基因检测,从家族史可见呈染色体显性遗传,实属罕见。

(童 绎)

参 考 文 献

童绎,高静娟.眼综合征.福州:福建科学技术出版社,1981:303-305.

五、眼咽型肌营养不良

【病例资料】

例1:张某,女,67岁,北京人。主诉双眼睑下垂,逐渐发生已10多年,有声音嘶哑,早于眼征。检查双上睑下垂轻度,眼球运动良好,有家族史,其母及二姐亦有上睑下垂及声音嘶哑(图13-0-4),新斯的明试验阴性。

例2:陈某,男,65岁,福州人。主诉双上睑下垂有20多年,在其后亦有10多年,逐渐发展有声音嘶哑,有明显家族性。先证者发病至今已观察20年,2010年因吞咽困难、呼吸衰竭去世,曾行新斯的明试验阴性,家族中3人行基因检测,结果未能检出异常。该家系可说是大家系,有的成员在国外,能明确描述且证实上睑下垂及吞咽困难的有11例,尚在继续观察中(图13-0-5)。

【病例特点与简评】

眼咽型肌营养不良(OPMD)是一种迟发性常染色体显性遗传性的营养不良,多为成年发病,表现为进行性加重的上睑下垂、吞咽困难、肢体近端肌无力。1915年Taylor首先

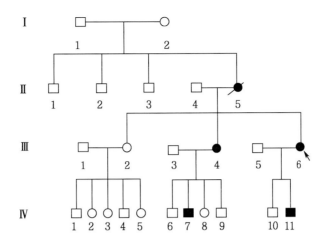

图13-0-4　例1家系图

Ⅲ₄、Ⅳ₇、Ⅳ₁₁3例皆抽血送检基因,结果均符合文献报告(14q11.2-q9.13)。

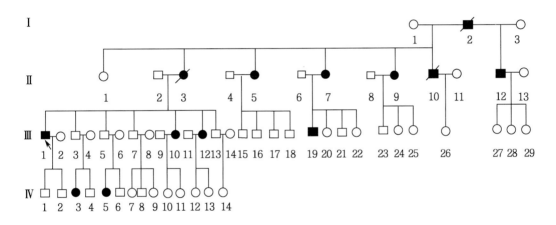

图13-0-5　例2家系图

Ⅰ₂、Ⅱ₃、Ⅱ₅、Ⅱ₇、Ⅱ₉、Ⅱ₁₀、Ⅱ₁₂、Ⅲ₁、Ⅲ₁₀、Ⅲ₁₂、Ⅲ₁₉、Ⅳ₃、Ⅳ₅同时有上睑下垂、声音嘶哑、吞咽困难。

报告,多见于40～50岁发病,基因定位于14q11.2-q9.13,亦有14q11的poly(A)binding protein musclear 1 protein(*PABPN1*)基因短序列(GCG)8～11重复扩增引起眼咽型营养不良。

　　眼睑下垂和吞咽困难是眼咽型肌营养不良的必有的两个临床特征。绝大多数患者以上睑下垂为首发症状,逐渐发展为双侧对称性上睑下垂,很少完全下垂。吞咽困难开始见于吞咽固态食物,逐渐发展到吞咽液态食物。常见眼外肌麻痹,但并非全部患者可出现。即眼外肌完全麻痹少见,绝无瞳孔异常表现。亦可有面肌受累而萎缩,随着病情缓慢进展数年甚数十年后,可出现四肢近端肌受累,常出现无力状及构音不清,通常心肌、平滑肌不受累。

　　笔者共见3个家系,2个家系行基因检测,1家系未查出,1家系基因与文献相符:在电镜下可观察到眼咽型肌营养不良的特征性病理改变,病理检查可见肌纤维数量明显减少,残留纤维显著变性,特征性的核内包含物,而未见破碎红色肌纤维及线粒体异常。

(杨　薇　童　绎)

参 考 文 献

1. 胡静,李娜,赵哲,等.眼、咽型肌营养不良的临床及病理特点分析.卒中与神经疾病杂志,2006,27(1):12-14.

2. 魏素琴,刘崇哲.中西医结合治疗眼咽型肌营养不良症.中西医结合眼科杂志,1994,12(2):67-69.

3. 谢瑞满.实用神经眼科学.上海:上海科学技术文献出版社,2004:336.

第十四章

其 他

一、肝豆状核变性的角膜K-F环

【病例资料】

例1：王某，男，28岁，福建霞浦人。有肝硬化、讲话不清、走路不稳年余。眼科会诊排除Wilson病，要求检查有无角膜K-F环，裂隙灯下见角膜缘角膜后弹力层附近有棕黄色色素沉着，宽约4～5mm，近角膜缘浓，近瞳孔领稀疏。晶状体未见混浊，眼球运动良好。血液检验铜蓝蛋白降低，确诊肝豆状核变性。

例2：陈某，男，22岁。主诉讲话言语不清、伸舌不灵、走路不稳。神经科怀疑Wilson病，请眼科会诊查K-F环。用手电筒斜照法即可见角膜缘有色素沉着呈黄褐色，裂隙灯下明显可见色素沉着在后弹力层和内皮细胞层，符合K-F环诊断，随访血铜蓝蛋白明显降低。确诊Willson病。

例3：陈某，女，18岁，福建长乐人。口齿不清伴双肢体抖动感。查：肌张力增高，流口水。无肝硬化症。眼科裂隙灯检查可见角膜缘棕黄色略带绿色沉着，符合肝豆状核变性诊断。确诊Willson病。

例4：林某，男，27岁。肝硬化已2年多，无锥体外体征。眼科检查角膜缘有棕黄色色素沉着，支持肝豆状核变性诊断，确诊Willson病。

例5：李某，男，9岁，福建长乐人。1994年11月2日，初诊。有肝硬化年余，其姐亦有类似肝病。有肢体多动症。神经科请眼科查K-F环。裂隙灯下可见角膜缘后弹力层棕黄色粗粒状沉着，但不明显。其姐14岁亦来检查发现K-F环色素较第一次明显。该例曾经由其他眼科医师检查，当时未发现色素环。笔者仍强调在暗室用裂隙灯检查为宜。有的早期病变不明显，随诊后发现，所以笔者也强调可疑者如当时未发现K-F环，嘱以后1～3个月复查1次为宜。

例6：夏某，男，15岁，福建宁化人。有手抖、走路不稳，有一姐亦有类似病史，考虑有Wilson病。姐弟二人眼科会诊，裂隙灯下均见角膜缘后弹力层附近有棕黄色略带黄绿色素沉着，符合K-F环，支持Wilson病。同时见双晶状体葵花状混浊。

例7：蒋某，男，15岁。2004年1月9日，初诊。主诉有肝病，8岁多时肝功能异常已2年余。检查有关K-F环。裂隙灯弥散光下不明显，切法侧面可见后弹力层有少许棕黄色色素沉着。晶状体透明。支持K-F环已存在，后确诊为Wilson病。

【病例特点与简评】

肝豆状核变性又称Wilson病，K-F环系Kayser(1902)和Fleischer(1903)两者先后指出，其后即称为Kayser-Fleischer环(K-F环)，至今已有100多年。国内由林文秉教授首先报告，该病系由于铜代谢缺陷所致。现已知本病基因定位 *13q14.3*，典型者有锥体外系症状、肝硬化和角膜周边色素环(即K-F环)，属神经遗传病范畴，又系一种多脏器受累的全身性病变。临床上有复杂多变的表现，个体差异亦很大，起病形式或急缓不定，特别是早期可仅表现一个脏器损害，且又为非特异性，常易误诊。国内误诊率可高达45%～50%，有统计误诊病种类可达10多种甚至更高，主要在神经系统或消化系统病范畴。

1. K-F环的部位　一般均指位于角膜缘，早年国内有些书刊曾称位于角膜或角膜缘与巩膜交界处。常有将角膜缘外结膜上少许色素沉着误为K-F环。角膜色素环的正确位置是在角膜周边部的角膜后弹力层或基质深层或近内皮细胞层，明显者采用裂隙灯斜照法即可见，裂隙灯切面即可集中定位在后弹力层附近，一般提及角膜色素沉着可有2～4mm，外侧浓，内侧淡。

2. K-F环的颜色　早年多采用国外报道的黄绿、棕绿、玉红、青蓝等19种颜色。国内1965年神经病理学家黄克维教授病理证实后提出的为黄棕色或略带绿色。根据笔者对100多例的临床观察，支持黄教授的黄棕色略带绿色的观点，国内河南、广州同道也支持。近年来，笔者发现5例有黑色素状沉着，推测与微量元素铁等有关。

3. K-F环的性质　现已证实角膜后弹力层内含有铜质为主，其他尚有少量铁等。

4. K-F环的临床意义　肝豆状核变性的早期诊断和及时治疗至关重要，临床前期的预防性治疗能在大脑、内脏等器官尚未发生严重的器质性病变前，将沉积在体内的铜排泄出去，如能坚持终身服药，可获正常人寿命。在神经系统症状或肝硬化出现前，K-F环亦可出现于无症状的家族成员。K-F环几乎仅出现在肝豆状核变性，偶见原发性胆管性肝硬化，因此，一旦发现K-F环，对于该病诊断具有特征性价值。

裂隙灯检查K-F环仍不失为一种简单易行的方法，对早期色素沉着不显著者，应随访而确诊。国内有1例早期检查为灰黄色不清晰，3个月后随访发现色素环加宽、加深，由灰黄色变为灰褐色甚清晰的病例。个人认为，只要明确定位于角膜周边部后弹力层有色素沉着，即使其轻度也有临床诊断意义。笔者有多个家系患者于传染病院因肝病治疗无好转，疑及肝豆状核变性，转诊眼科会诊而发现K-F环确诊。

笔者建议将K-F环称为角膜色素环，该环以黄棕色为主或略带绿色(图14-0-1)，单环多见，有锥体外系征或肝病者，应做常规裂隙灯检查初筛，家族中可疑者均可检测以初筛。

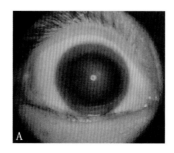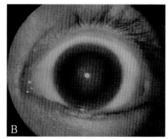

图14-0-1　角膜缘K-F环

角膜缘可见黄棕色的色素环(A～F)。

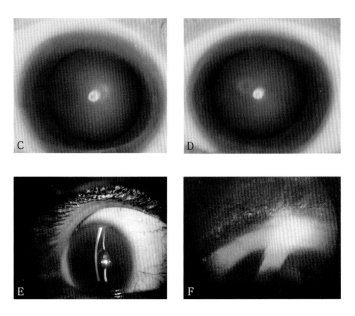

图14-0-1（续）

（童 绎）

参 考 文 献

1. 童绎.原发性胆管性肝硬化引起的角膜色素环.中华眼底病杂志,1994,(4):206.

2. 童绎.提高对肝豆状核变性患者角膜色素环的检查诊断水平.中华眼底病杂志,2004,20(1):24.

3. 童绎.K-F环对肝豆状核变性的诊断.中华眼底病杂志,1991,7(2):108-110.

二、Wernicke脑病

【病例资料】

例1：女，30岁。主因间断性腹痛，伴恶心、呕吐2个月，加重1d入院。患者于入院前2个月顺产产子后，出现全腹胀痛，疼痛较剧烈，伴恶心、呕吐，呕吐物为胃内容物，伴排气、排便不畅，外院考虑为肠梗阻，给予胃肠减压、灌肠、补液、静脉营养治疗。治疗后患者肠梗阻症状逐渐好转，但仍未痊愈，可进食流质，间断有排气、排便。入院前一天，患者腹痛加重，伴恶心、呕吐，呕吐物为胃内容物，查腹部X线片为小肠梗阻，对症治疗未见明显好转，以急性完全性肠梗阻收入院。既往体健，无遗传病史。

查体：体温37.1℃，脉搏82次/min，呼吸频率20次/min，血压120/80mmHg。外科情况：腹胀，可见胃肠型、蠕动波，未见腹壁静脉曲张，全腹散在压痛，无反跳痛及肌紧张，肝脾肋缘下未触及，未触及腹部包块，叩诊无移动性浊音，无肝、肾区叩击痛，未闻及振水音。可闻及少许气过水声，肠鸣音亢进。辅助检查：血常规：白细胞 6.95×10^9/L，红细胞 3.34×10^{12}/L（↓），血红蛋白93g/L（↓），血小板 352×10^9/L（↑）。肝功能：总蛋白54.3g/L（↓），白蛋白32.8g/L（↓），球蛋白21.5g/L，前白蛋白：79mg/L（↓），胆碱酯酶：3 764U/L（↓），肌酐：23.0μmol/L（↓），血清 Na^+ 127.8mmol/L（↓），K^+ 3.37mmol/L（↓），Cl^- 88.5mmol/L（↓），血糖

3.54mmol/L(↓)。腹部X线片：小肠肠管积气，轻度扩张伴气液平。结肠未见积气、积便。腹部CT：末段回、盲肠壁增厚。胃肠造影：腹部小肠积气伴小液平，盲、升结肠高密度对比剂，回盲部结构显示不清，相邻肠壁增厚。肠梗阻导管造影局部小肠明显狭窄、盆腔小肠局部狭窄。

入院诊断：①急性完全性肠梗阻；②重度营养不良；③电解质、酸碱平衡紊乱；④低蛋白血症。

外科治疗情况：入院后给予肠梗阻导管植入，补液、葡萄糖、血浆、白蛋白，纠正电解质紊乱，肠梗阻症状缓解。

神经科情况：入院前长期不能进食，静脉营养支持。入院后22d患者出现头晕、旋转感、视物晃动、不稳、复视。听觉过敏，不伴耳聋、耳鸣，舌部麻木，无意识、记忆力、定向力障碍，无抽搐。神经科查体：神清，语利，高级神经活动正常，双瞳孔3mm，光反应(+)，双眼水平、旋转及跳动性眼震，左眼内斜视，双眼左视呈水平复视，右视呈垂直复视，四肢肌力Ⅴ级，病理征(−)，指鼻、跟膝胫试验(+)，余脑神经正常。颅脑MRI(图14-0-2)：弥散加权成像(DWI)示双侧丘脑高信号，T_2高信号。以急性梗死首先考虑。

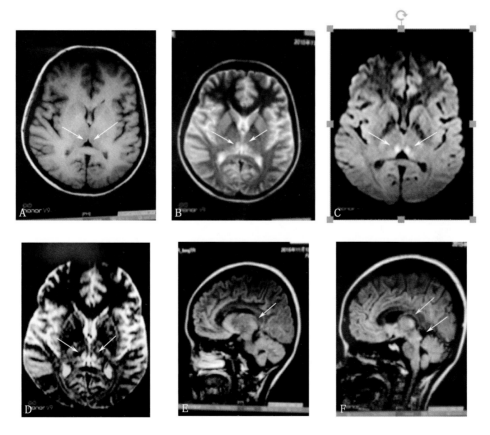

图14-0-2　例1患者颅脑MRI

A，B.双侧丘脑区对称性小片状稍长T_1稍长T_2信号；C.DWI双侧丘脑区对称性小片状高信号；D.表观扩散系数(ADC)双侧丘脑区对称性小片状高信号；E，F.液体抑制反转恢复序列(FLAIR)丘脑、中脑顶盖区高信号(矢状位)。

经维生素B_1和维生素B_{12}治疗5d后头晕、旋转感、视物晃动并复视好转。经补充营养、多种维生素治疗2周复查症状改善,但仍有复视,双眼眼震。1个月后随访,头晕、复视症状消失,双眼仍有水平眼震。

出院诊断:①急性完全性肠梗阻;②重度营养不良;③电解质、酸碱平衡紊乱;④低蛋白血症;⑤Wernicke脑病。

例2:女,72岁。因发热、胆管、胆囊结石手术后40余d仅静脉输液,不能进食,出现神经错乱、昏迷。MRI显示(图14-0-3):中脑、中脑顶盖区、脑桥、丘脑稍长T_2信号;FLAIR中脑导水管周围高信号;FLAIR双侧丘脑区对称性小片状高信号;DWI双侧丘脑对称性小片状高信号。经维生素B_1治疗意识转清醒,但遗留认知障碍,精神异常。

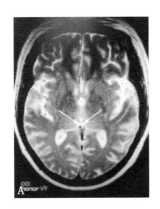
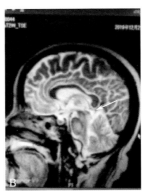
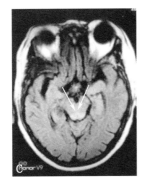
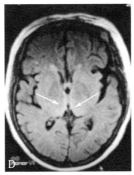
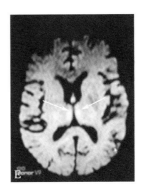

图14-0-3　例2患者颅脑MRI

A、B.中脑、中脑顶盖区、脑桥、丘脑稍长T_2信号;C.FLAIR中脑导水管周围高信号;D.FLAIR双侧丘脑区对称性小片状高信号;E.DWI双侧丘脑对称性小片状高信号。

血液中维生素B_1含量低于正常可明确诊断,因条件所限本病例未行该项检查。但该病的特征性表现与良好的治疗反应,并未影响该病的诊断。该病的诊断,病史很重要。需与脑炎、脑血管病、胰性脑病、肝昏迷、谵妄状态、酮症酸中毒、精神障碍等鉴别。

【病例特点与简评】

1. Wernicke脑病定义　Wernicke脑病是一种维生素B_1(硫胺素)缺乏引起的代谢性脑病。临床上表现为三联征(眼震眼肌麻痹、共济失调、精神障碍)或四联征(除上述外,再加周围神经病），可合并自主神经病变。

2. 病例特点

（1）例1特点：①青年女性30岁；②眼征是最常见的首发症状，占总数67.74%；③典型的三联征、四联征，伴头晕、精神症状、意识障碍；④病例以消化道疾病肠梗阻起病。

（2）例2特点：①女性72岁；②手术后40余d仅静脉输液，不能进食；③有神经错乱、昏迷；④经治疗意识转清醒；⑤遗留认知障碍，精神异常。

3. 病因

（1）维生素B_1吸收障碍：各种原因致食欲严重减退，肠梗阻、胃肠吻合术，小肠结肠次全切术，重型胰腺炎静脉高营养，妊娠剧吐。

（2）慢性消耗疾病：恶性肿瘤晚期，慢性消耗性疾病程度较重者。

（3）治疗不当：患者在长期静脉支持的过程中未注意及时足量补充B族维生素，进而导致Wernicke脑病的发生。

4. 发病机制　维生素B_1完全依赖外援供给，维生素B_1在体内以硫胺素焦磷酸盐（thiamin pyrophosphate, TPP）的形式存在，而其作为α酮酸氧化脱羧酶系中的辅酶及转酮酶参与葡萄糖旁路的代谢。Wernicke脑病中，TPP依赖的酶系含量显著下降，如丙酮酸脱氢酶、α酮酸戊二酸脱氢酶和转酮酶等。糖代谢障碍使神经细胞能量缺乏。由于磷酸戊糖旁路代谢障碍，烟酰胺核苷酸和氢离子的产生减少，其影响神经纤维的磷脂类的合成与更新，使周围神经和中枢神经组织脱髓鞘和轴索变性。

5. 辅助检查　该病最易受损的部位是丘脑内侧和第三脑室旁区域，主要表现为乳头体、第三脑室、丘脑中背侧核、中脑导水管周围区域对称性异常信号影，颅脑MRI轴位FLAIR像导水管周围出现脱髓鞘样变化，是Wernicke脑病特征性的MRI表现之一。

Wernicke脑病颅脑MRI三脑室及中脑导水管周围有长T_1、长T_2信号，治疗后随访，MRI长T_1、长T_2信号可消失或减退，该长T_1、长T_2信号的对称性分布有早期诊断价值，有助于除外其他疾病。另有报道颅脑MRI脑桥、丘脑异常信号，晚期乳头体、中脑被盖、小脑蚓部及大脑萎缩和第三脑室扩大，其中以乳头体萎缩最明显。该病例为双侧丘脑异常信号。

6. 治疗　治疗关键在于及时补充维生素B_1，阻止疾病的进展，逆转无结构变化的脑损伤。治疗延误常危及生命或遗留严重后遗症，表明Wernicke脑病可逆生化过程的同时存在不可逆的神经病理变化。作者曾遇到2例Wernicke脑病，分别由于肠瘘及胆石症长期不能进食，出现眩晕、耳鸣、昏迷且未及时诊治，经抢救遗留严重小脑性共济失调或植物状态后遗症。诊断确定后立即给予维生素B_1 100mg，肌内注射，1次/d，不必短期给予大剂量维生素B_1。疗程视原发病及进食情况而定，口服维生素B_1疗程最少1年，一般1~2年，同时补充烟酸和其他B族维生素。对禁食2周以上者，需预防性补充维生素B_1。治疗2周症状无改善者，基本可除外Wernicke脑病。

总之，Wernicke脑病的诊断病史尤为重要，主要依据较长期进食不良史，从禁食至发病时间为（27±8.4）d。有特征性临床表现。早期治疗属可治愈的疾病，如治疗延误则预后较差甚至死亡。部分患者遗留记忆力减退，甚至转为Korsakoff精神病（近事遗忘、虚构、错构、失定向）。

（邵义泽）

参 考 文 献

1. PERLMAN S. Symptomatic and disease-modifying therapy for the progressive ataxias. Neurologist, 2004, 10(5): 275-289.

2. 黄光, 唐煜, 王俊芳. 急性Wernicke脑病的MRI表现. 中国神经免疫学和神经病学杂志, 2011, 18(2): 137-139.

3. RUGILO C A, URIBE ROCA M C, ZURRU M C, et al. Proton MR spectroscopy in Wernicke's encephalopathy. AJNR. Am J Neuroradiol, 2003, 24(5): 952-955.

4. ANTUNEZ E, ESTRUCH R, CARDENAL C, et al. Usefulness of CT and MR imaging in the diagnosis of acute Wernicke's encephalopathy. AJR. Am J Roentgenol, 1998, 171(4): 1131-1137.

5. HALAVAARA J, BRANDER A, LYYTINEN J, et al. Wernicke's encephalopathy: is diffusion-weighted MRI useful. Neuroradiology, 2003, 45(8): 519-523.

6. 邵义泽, 陈秀菊, 杨松琪. 慢性消化系统疾病引起Wernicke脑病31例临床分析. 中国中西医结合外科杂志, 2015, 21(4): 413-415.

三、眼睑带状疱疹

【病例资料】

例1:张某,男,65岁。右颜面部上睑有带状疱疹,发病后约5d,右眼视力0.8,右眼睑肿胀,眼球向各方向运动均明显障碍,球结膜稍充血,眼底正常。予阿昔洛韦及静脉滴注促肾上腺皮质激素,后改用泼尼松,经2个月余治疗,眼睑可睁开,眼球各方运动基本恢复。

例2:林某,男,42岁。右额部带状疱疹后约3d,右视力明显下降。检查:右视力眼前手动,右眼底可见视网膜小动脉明显细小,黄斑部可见樱桃红点,后极部明显水肿。右F-ERG b波振幅下降,右F-VEP P_{100} 波潜时延长,左眼皆正常。经治疗,右眼视力恢复至0.06。

例3:李某,男,35岁。右额部带状疱疹后约1周左右,自觉右视力减退,右0.1,右瞳孔稍散大,对光反应迟钝。右F-VEP潜时延长,振幅降低,CT显示右视神经眶内段不规则增粗,密度不均,提示视神经病变。经糖皮质激素静脉滴注及阿昔洛韦等治疗,最后视力恢复至0.6,遗留视神经色淡。

眼睑带状疱疹引起神经眼科并发症少见。笔者于1965—2011年历年来共见到17例。所有病例均因患眼睑带状疱疹引起,一般均在发病后1周左右伴发,最早仅3d。皆单眼罹患,右眼8例,左眼9例。男13例,女4例。年龄最小17岁,最大年龄80岁。以眼球运动障碍最多见。动眼神经完全性麻痹1例,不完全麻痹6例,其中尚伴有轻度对侧偏瘫。展神经麻痹1例。眶上裂综合征1例。多脑神经麻痹1例(包括动眼神经、滑车神经、展神经、三叉神经)。视神经病变3例。视网膜中央动脉栓塞1例。3例因虹膜睫状体炎继发性青光眼致盲。2例因疼痛难忍摘除眼球。1例男性78岁未能随访。17例中11例同时有角膜浸润。3例发病期间伴发心肌炎。所有病例均经抗病毒药阿昔洛韦、更昔洛韦等局部或全身治疗,尚给予糖皮质激素点滴等治疗,所有眼肌麻痹患者皆在3个月内治愈。3例视神经炎均有好转,视力恢复达0.3~0.4,均遗留视神经萎缩。1例视网膜中央动脉栓塞,视力从眼前手动恢复到0.04。3例心肌炎对症治疗短期即治愈。

【病例特点与简评】

眼睑带状疱疹指三叉神经眼支急性剧痛和眼睑皮肤疱样排列的水疱发生。当病毒侵及三叉神经鼻睫支,常引起疱疹性角膜炎,并累及眼眶结构才发生。带状病毒潜伏在三叉神经感觉支神经节中,直至带状疱疹病毒被激活后方引起发病。带状病毒最常引起眼球运动障碍,一般报告占10%。本组最多见计有10例,其中8例同时罹患角膜炎,经抗病毒药及糖皮质激素治疗约3个月,均完全恢复眼球运动,未遗留任何并发症,与国内报告相同。有观点认为眼肌麻痹有一定的自限性,或由于炎症病变扩张至眶上裂或海绵窦所致。本组1例引起眶上裂综合征,1例引起全眼肌麻痹,伴发视神经病变少见,本组17例中有3例视力均恢复至0.3~0.4。

应提及的是本组有3例——男性2例、女性1例均超过65岁,因继发性青光眼疼痛难忍,2例经眼球摘除术后疼痛有减轻,但仍维持2~3个月,病程长,有称为疱疹性神经病的一种特殊类型。亦有报告并发半月状神经节或眶蜂窝织炎蔓延及相邻的脑膜,进而侵犯颅底动脉,发生肉芽肿或动脉内膜炎继发血栓形成,引起大脑半球缺血性梗死而致对侧偏瘫,本组亦有1例属此型。尚见并发心肌炎者。

有人提及眼睑带状疱疹后在1年内会有发生意外的危险,而本组随访的12例未见有此现象,但仍应预防重视。

总之,眼睑带状疱疹患者一定要及时诊治,除常见角膜并发症易于治疗外,神经眼科并发症中眼球运动麻痹治疗尚易得到好的疗效,合并视网膜中央动脉栓塞、视神经病变等治疗则较困难。

眼部带状疱疹典型者通常在三叉神经第1支,伴有成簇性的炎性疱疹。

眼征中除眼睑受累外,常见眼部并发症为浅层角膜炎、虹膜睫状体炎。神经眼科常见眼球不同程度的麻痹,眼部疼痛亦是带状疱疹顽固征。

今将所见带状疱疹的神经眼征并发症附图为下(图14-0-4~图14-0-7)。

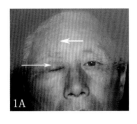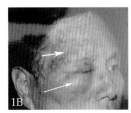

图14-0-4　患者右侧面部皮疹及眼睑表现

A.右上眼睑下垂(细箭头)。右侧额前部、颞部、眼睑周围皮肤可见暗红色皮疹,未过中线(粗箭头)。B.右下眼睑及周围皮肤肿胀光亮(细箭头)。右侧额前部、颞部、眼睑周围皮肤可见暗红色皮疹,未过中线(粗箭头)。

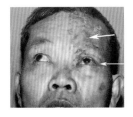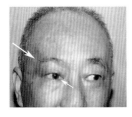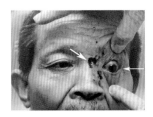

图14-0-5　带状疱疹神经眼征并发症表现

左侧前额、颞部、眼睑周围皮肤可见暗红色皮疹,未过中线(粗箭头)。左眼结膜充血、上睑稍下垂,眼球向内上运动受限(细箭头)。

图14-0-6　带状疱疹神经眼征并发症表现

右侧额前部、颞部、眼睑周围皮肤可见少量暗红色皮疹,未过中线(粗箭头)。右眼球向内运动受限(细箭头)。

图14-0-7　带状疱疹神经眼征并发症表现

左侧近内眦部皮肤可见深红色色素沉着,未过中线(粗箭头)。左眼结膜充血(细箭头)。

(张洪星　童绎)

参 考 文 献

1. 杨仕林,王枫,尤志菲,等.眼带状疱疹继发眶尖综合征一例.中华神经科杂志,2017,50(9):3.
2. 张洪星,童绎.眼睑带状疱疹致神经眼科并发症17例分析.中国实用眼科杂志,2014,32(13):47-48.

四、糖原贮积性肌肉病

【病例资料】

张某,男,56岁。

检查: 双视力0.1,双上睑下垂,双眼球向下明显障碍,呈凝视麻痹状,角膜透明,瞳孔对光反应存在,眼底周边部有脉络膜萎缩,F-ERG a波振幅下降,四肢、肘、膝等感觉减退,小脑征阴性。肌电图(EMG)呈肌源性损害可能性大,颈肌及四肢部分肌肉呈肌性损害。胸部X线片正常,心电图正常,脑脊液检查阴性,血尿素氮10.8mmol/L(3.0~7.5mmol/L),血液检测mtDNA无异常。病理检查:左肱二头肌石蜡切片,镜下见各肌束呈散在性肌纤维萎缩及节段性肌系列溶解,内核纤维增多,间质结缔组织轻度增生,有个别细胞浸润。电镜检查:左肱二头肌少量肌纤维轻度萎缩,个别肌节排列紊乱,肌纤维弥漫性糖原增多,轻度不等,分布于肌原纤维间和肌膜下。以肌膜下为主,未见明显肌纤维坏死,无炎性细胞浸润,肌纤维内脂滴线粒体和质网轻度增多,间质胶原纤维轻度增生。

诊断: 糖原贮积性肌肉病。

【病例特点与简评】

本例为罕见的糖原贮积性肌肉病,伴有双上睑下垂双眼球向下明显障碍,呈凝视麻痹状,因有电镜检查证实,以此报告供参考。

(童　绎)

参 考 文 献

1. MILLER N R,NEWMAN N J,BIOUSSE V,等.Walsh and Hoyt精编临床神经眼科学.张晓君,魏文斌,译.2版.北京:科学出版社,2009:444.
2. 谢瑞满.实用神经眼科学.上海:上海科学技术文献出版社,2004:85-87.

五、尿毒症及血液透析相关视神经病变

【病例资料】

男,61岁,退休工人。因左眼视物不见3d,伴无尿于2019年2月至眼科就诊。

检查发现左眼视力手动/20cm,视盘水肿伴盘周线状出血(图14-0-8A)。因患者无尿症状,嘱其先至肾内科诊治。检查发现肌酐656μmol/L,诊断为慢性肾功能衰竭,开始进行血透治疗。20余d后,患者全身情况控制,于2019年3月因左眼视力下降伴遮挡感1个月至眼科住院。

眼科检查: Vod 0.8,Vos手动/20cm,红绿可辨。NCT:OD 15mmHg,OS 17mmHg。双眼结膜无充血,角膜透明,前房清、偏浅,瞳孔圆约3mm,左眼直接对光反应迟钝,左眼RAPD(+),晶状体混浊。眼底:右眼视盘界清色红无视杯,左眼视盘界欠清色淡,盘周可见线状出血较前减少,血管走行可,动脉细,黄斑部未见反光(图14-0-8B)。

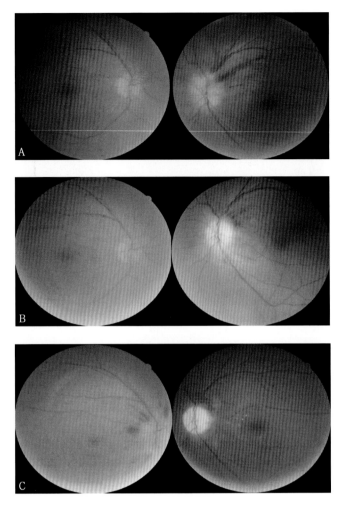

图14-0-8　不同发病时期眼底照片
A. 左眼发病3d; B. 左眼发病1个月; C. 右眼发病半个月, 左眼视神经萎缩。

辅助检查: 2019年2月20日(发病约10d, 开始血透治疗后), 外院FFA提示: 右眼动静脉期视盘上方局部强荧光, 左眼动静脉期视盘毛细血管扩张, 晚期强荧光(图14-0-9)。2019年3月住院期间, 视盘OCT: 左眼神经纤维层增厚(图14-0-10)。F-VEP: OU波时未见明显延时, 波幅轻度下降。F-ERG: OU 30Hz反应时波幅中度下降。眼眶MR平扫+增强: 未见异常。颅内段+球后血管+颈部血管多普勒超声: ①双侧颈动脉内-中膜不均增厚伴右侧斑块; ②球后动脉血流搏动指数偏高。胸部CT、血液检验: 排除其他免疫、感染、肿瘤等疾病。监测血压: 最高149/92mmHg, 最低105/55mmHg。

诊断: 尿毒症相关性视神经病变(UON); 双眼混合性白内障; 慢性肾小球肾炎; 肾功能衰竭(血液透析状态); 肾性贫血; 2型糖尿病; 高血压3级; 肾癌术后(右侧)。

给予营养神经、局部及全身改善循环、抗氧化等治疗1周。出院时左眼视力提高至0.1。视野(30-2): 右眼正常范围, 左眼弥漫性视野缺损, 下半视野为重, MD-28.96dB(图14-0-11)。

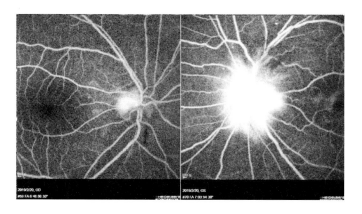

图14-0-9　左眼发病10d，外院FFA：右眼动静脉期视盘上方局部强荧光，
左眼动静脉期视盘毛细血管扩张，晚期强荧光

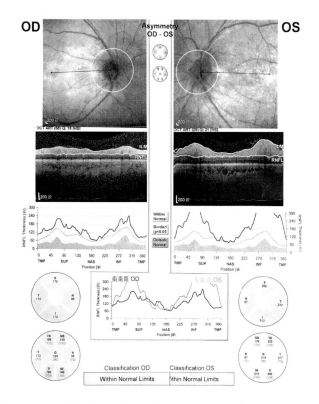

图14-0-10　左眼发病1个月，视盘OCT：左眼神经纤维层增厚

　　3个月后(2019年5月)，患者因右眼视力下降半月余再次就诊。患者患2型糖尿病17年，注射胰岛素，血糖控制欠佳。高血压病4年，服药后血压控制可。6年前因右侧肾癌行右肾切除术，术后口服索坦(舒尼替尼)2个月后肌酐升至200μmol/L。之后反复出现尿蛋白阳性、血肌酐逐渐升高，出现双下肢水肿。至2018年7月，肌酐升至410μmol/L，被诊断为慢性肾小球肾炎、慢性肾病4期、肾性贫血，行左前臂动静脉内瘘成形术，准备血液透析(血透)治疗。但患者拒绝血透。

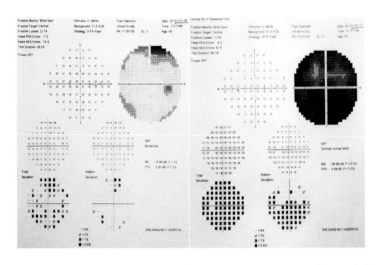

图14-0-11 左眼住院治疗1周后视力提高至0.1，视野（30-2）：右眼正常范围，
左眼弥漫性视野缺损，下半视野为重，MD-28.96dB

眼科检查：Vod 指数 /30cm，Vos 0.1，红绿可辨；眼压正常。双眼结膜无充血，角膜透明，前房清、偏浅，瞳孔圆约3mm，双眼对光反应迟钝，右眼 RAPD（+），晶状体混浊。眼底：右眼视盘水肿，盘周可见线状出血；左眼视盘界清色淡，双眼底血管走行可，动脉细，黄斑部未见反光(图 14-0-8C)。视野(30-2)：双眼弥漫性视野缺损，右眼 MD-30.43dB，左眼 MD-25.31dB(图 14-0-12)。视盘OCT：右眼神经纤维层增厚明显，左眼神经纤维层变薄。

补充诊断：右眼非动脉炎性前部缺血性视神经病变(NAION)。

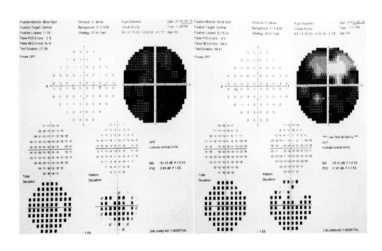

图14-0-12 右眼视力下降半月余，视野（30-2）：双眼弥漫性视野缺损，
右眼MD-30.43dB，左眼MD-25.31dB

【病例特点与简评】
分析患者第二次视力下降事件发生于规律血透期间。患者存在一些NAION发病危险因素：①局部解剖因素：拥挤视盘；②基础疾病：慢性肾病、贫血、高血压及糖尿病，贫血进

行性加重；③血透期间反复低血压：血透前随机血压130/88～150/93mmHg，血透后血压维持在105/67～123/78mmHg，血透第2天晨起口服降血压药物后，血压低至90/50mmHg。

因此，笔者与肾内科医生积极配合，全身治疗方面包括：①纠正贫血状态；②缩短血透时间，血透后第2天停降压药，并密切监测血压，防止低血压状态。眼科予口服甲泼尼龙减轻水肿，局部球后注射阿托品针等治疗。随访：2019年6月21日，复诊，Vod 0.15，Vos 0.15，双眼视盘界清色淡。

患者第一次视力下降时伴随无尿，考虑双眼UON。需与前部缺血性、药物副作用相关性、颅内压增高相关性及颅内感染相关视神经病变等鉴别。UON是极为罕见的肾衰竭表现，是跨学科急诊，需要肾病科和眼科医生之间的协作。发病机制不明确，随着血液透析的快速启动和代谢物的去除，视功能可部分改善。贫血、动脉粥样硬化和高血压可能是重要的诱发因素。血透、激素或两者的组合可用于治疗UON，激素的剂量和持续时间尚未标准化。

自1986年以来，已有约30例透析低血压引发的NAION被报道，视功能预后仍很难被认识，贫血和高血压可增加NAION发病率。血透期间控制血容量、改善贫血和密切检测血压可预防NAION的发生。

（王剑勇 姜 波）

参 考 文 献

1. LEE K G，VAITHILINGAM I. Bilateral optic neuropathy-a rare uraemic manifestation of end-stage renal disease. NDT Plus，2011，4(6)：455.
2. MAIO T，LEMOS J，MOREIRA J，et al. Visual impairment after haemodialysis. Neuroophthalmology，2019，43(1)：43-48.

六、福建地区莱姆病的眼底表现

【病例资料】

例1：男，40岁，因左眼视物不清2月余来诊。右1.2，左0.3(无法矫正)。左眼内斜视。眼球向外运动明显障碍。黄斑中心凹光反射消失，有轻度水肿和少许渗出物。右眼底未见异常。左侧周围性面瘫。2个月前右手臂有环形红斑，曾被小虫咬伤。血清莱姆病特异性抗体试验1：64、钩端螺旋体显凝试验及灭活血清反应素(USR)试验均为阴性。因高热入院，突感胸闷。心动过缓，心脏听诊闻及奔马律。神志昏迷，后心脏停搏死亡。

例2：男，18岁，左眼视力减退1周。右1.5，左0.3(无法矫正)。眼内外均无明显阳性所见。左P-VEP潜时延长，振幅下降。中心暗点约10°。其后右眼视力亦降至0.1。头颅CT阴性。按双眼急性球后视神经炎治疗，效果不显。后至北京诊治，免疫荧光试验(IFA)阳性。二次IgM为1：128，一次IgG为1：16，一次IgG为1：128，经青霉素等治疗眼征无好转。福建省卫生防疫站复查莱姆病抗体阴性，但发现钩端螺旋体显凝试验阳性。黄疸出血型1：200++，秋季热型1：200++，经头孢菌素等治疗，双视力0.06，双视神经萎缩，复查钩端病显凝试验1：20++。

【病例特点与简评】

莱姆病(Lyme disease)是20世纪70年代中期在美国康涅狄格州莱姆镇发现的一种蜱媒

疾病,其病原体为 *Borrelia Burgdorferi*。DNA杂交试验证明它是疏螺旋体属下一新种。它是一种多系统、多器官的炎症综合征。我国自1986年以来已发现19个省(区)存在该病。福建省自1990年以来已从19个县市查出该病,证明其流行很广。该病除被蜱叮咬后出现典型皮肤损害——慢性游走性红斑(ECM)有特异的临床诊断价值外,其余临床表现均无特异性。眼部表现若缺乏流行病学调查与血清辅助诊断,难与其他病因所致鉴别。

发病前有明确的林区野外作业史和蜱叮咬史,患者所在地区人群中存在莱姆病感染或当地已确定存在莱姆病的自然疫源地,当地蜱类携带有莱姆病病原体。

莱姆病间接IFA阳性,抗体反应滴度≥1∶128,或早晚期双份血清的抗体反应滴度呈4倍或以上增长;钩端螺旋体显凝(MA)试验和梅毒USR试验均为阴性。

例1:患者因左眼视物不清来诊,眼底发现有中浆病改变,同时尚见同侧周围性面瘫与展神经麻痹,当即高度怀疑在流行病区(闽北建阳)有无该病的可能。同时复检血清行莱姆病抗体检测,结果为1∶64,虽未达到诊断标准,但结合有典型ECM,诊断莱姆病当无问题,最后死于心脏病。

例2:患者先后患双眼急性球后视神经炎,曾在北京检测莱姆病血清抗体阳性,在福州复查为阴性。但钩端病两型(秋季型和黄疸出血型)均在1∶200++,因此应考虑该病混合性感染。

Lessel等从神经眼科角度报告6例莱姆病的神经眼科体征:1例脑膜炎伴发视乳头水肿;2例有视神经炎,其中1例有视神经视网膜炎;3例有展神经麻痹。作者等认为早期认识莱姆病的神经眼科体征有助于对本病的诊断和治疗,对那些不仅有面瘫,而且有单侧或双侧展神经麻痹、视盘水肿、视神经炎、视神经视网膜炎和视神经萎缩者,眼科医师均应疑为莱姆病。

笔者尚见1例葡萄膜大脑炎病例,患者为医务人员,在莱姆病流行区工作,虽无明显虫叮咬史,无ECM史。但血清莱姆病特异性抗体为1∶128。

由于莱姆病呈世界性分布,而世界上不同国家和地区有着特定的生物群落,因而多国莱姆病的临床表现不尽相同。国内有无区别值得临床医师重视。仅就莱姆病的眼底表现来看:福建地区15例中有11例呈中浆病样改变;双眼有8例,单眼3例;同时并发面瘫有6例;展神经麻痹有5例;发病年龄在18~40岁。国内王光璐等在51例88眼莱姆病眼底分析中指出,视网膜血管炎占78.4%,合并增殖性改变为主。北京海军总医院30例眼底病变中亦未提及中浆病样改变是否与地区性有关,当深入研究。福建地区对原因不明的中浆病、视盘炎、视神经视网膜炎等15例作为对照,行莱姆病血清IFA检查,仅1例阳性,充分说明该病分布严格的聚集性和地区性。

本组15例眼底改变,中浆11例,视盘炎2例,视神经视网膜炎1例,视乳头水肿继发性视神经萎缩1例,周围性面瘫6例,展神经麻痹5例。因此,如果遇到考虑有周围性面瘫,同时有单侧或双侧展神经麻痹、视盘水肿、视盘炎、视神经视网膜炎和视神经萎缩者,眼科医师必须警惕有莱姆病可能。

(庄　鹏　童绎)

参 考 文 献

王光璐, 张风, 孟淑敏, 等. 莱姆病的眼底表现及其治疗. 眼科与耳鼻咽喉科, 1993(02): 82-84, 126.

七、急性特发性生理盲点扩大综合征

【病例资料】

男,38岁,右眼上方阴影遮挡感20d。20d前突然发现右眼上方黑影遮挡感,阴影区域内完全看不见,20d来范围未扩大;能看见的视野范围偏暗、偏黄,视力无明显下降;在亮处,周边视野闪电感。曾就诊于两个医院眼科门诊,查视力双眼1.0,右眼视野呈生理盲点扩大,考虑视神经炎。予预约眼眶MRI平扫+增强,同时予甲泼尼龙6片,1次/d治疗。治疗1周自觉视野无改善予停药。其间复查视野。

甲状腺肿瘤病史:5年前行甲状腺癌扩大根治术(双侧甲状腺切除+双侧中央区、左颈侧淋巴结清扫术),病理提示甲状腺乳头状癌;2个月后行甲状腺癌扩大根治术(右颈部淋巴结清扫术);术后行2次^{131}I治疗,1次免疫球蛋白治疗。目前口服左甲状腺素100μg,1次/d治疗。

眼科检查(发病第2天):VOU 1.0(矫)。NCT:OD 13mmHg,OS 14mmHg,色觉正常。OU前节无殊,对光反应灵敏,右眼RAPD(+),眼底未见异常(图14-0-13)。

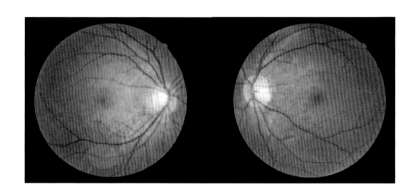

图14-0-13 发病第2天眼底照片,未见明显异常

辅助检查(发病第2天):视野(30-2):右眼生理盲点扩大及颞侧暗点,MD-9.36dB(图14-0-16)。F-VEP:双眼波形重复性可,P$_{100}$波隐含期未见明显延时,右眼波幅未见明显下降。

发病第4天,第二家医院辅助检查:黄斑OCT:右眼黄斑鼻侧外层结构缺失(图14-0-17)。视盘OCT:视网膜神经纤维层(RNFL)厚度正常。自发荧光检查:右眼盘周高荧光,左眼正常(图14-0-14)。

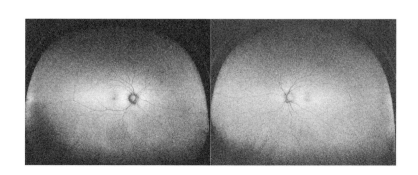

图14-0-14 发病第4天,外院自发荧光检查:右眼盘周高荧光,左眼正常

　　发病第15天：OU FFA+ICGA：FFA OD盘周局部强荧光，晚期双眼视盘着染。ICGA晚期盘周局部强荧光。

　　发病第20天门诊：视野随访比较：暗点范围逐渐往鼻下方扩大（图14-0-16）。眼眶MRI平扫+增强：未见异常。

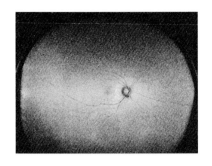

图14-0-15　发病6个月，右眼视盘自发荧光无明显变化

　　实验室检查：血常规、C反应蛋白（CRP）、红细胞沉降率（ESR）、术前四项、凝血功能、TORCH八项、抗核抗体、肿瘤指标阴性。

　　诊断：OD急性特发性生理盲点扩大综合征（AIBSES）。

　　治疗：泼尼松片14片，1次/d起序贯减量、改善微循环、营养神经等对症治疗。

　　随访：发病6个月复诊，右眼视力1.0，OCT提示右眼黄斑鼻侧外层逐渐修复。视盘自发荧光、视野变化不明显（图14-0-15、图14-0-16、图14-0-18）。

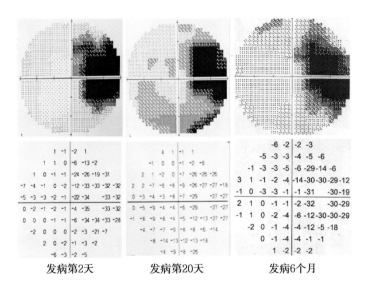

发病第2天　　　　发病第20天　　　　发病6个月

图14-0-16　发病不同阶段，右眼视野（30-2）结果无明显改变

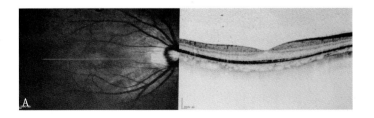

图14-0-17　发病第4天，外院黄斑OCT检查
A.右眼，黄斑鼻侧外层结构缺失；B.左眼。

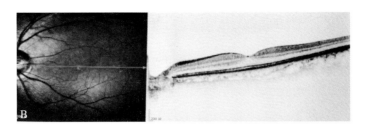

图14-0-17（续）

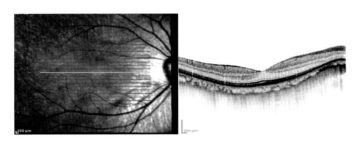

图14-0-18 发病第6个月，OCT提示右眼黄斑鼻侧外层逐渐修复

【病例特点与简评】

在临床表现上，一过性白点综合征(MEWDS)、急性黄斑神经视网膜病变(AMN)、急性特发性生理盲点扩大综合征(AIBSES)、假-拟眼组织胞浆菌病综合征、多灶性脉络膜炎(MC)、点状内层脉络膜病变(PIC)、急性区域性隐匿性外层视网膜病变(AZOOR)均有闪光感、生理盲点扩大，并有急性外层视网膜功能减退，归结为视网膜光感受器外节的功能障碍。

AIBSES是一种较少见的外层视网膜疾病。1988年，Fletcher等首次报道了7例生理盲点扩大但无视盘肿胀的患者。研究认为，AIBSES属于原发的脉络膜毛细血管炎性病变，发病机制不明，推测炎症反应可激发视盘周围的脉络膜毛细血管闭塞，由此引起外层视网膜障碍，产生视野中的生理盲点扩大及其周围的暗点。临床症状为突然视物模糊或自觉黑夜遮挡及视力下降，伴有闪光感。中心视力一般轻度下降，大多0.4～1.0。眼底无明显异常，晚期视盘周围晕环状或颞侧局限性瘢痕。视野为包含生理盲点的颞侧暗点，波及黄斑可引起视力下降。FFA在发病早期(6周内)，造影晚期可有视盘着染、视盘周围强荧光；ICGA在发病早期，造影晚期可见弥漫的小的弱荧光斑；AF在发病早期视盘周围病变强荧光，2～4周逐渐消退；OCT示视网膜外层病变，外界膜、视锥-视杆细胞、基底层缺失。AIBSES主要和MEWDS及AZOOR鉴别。MEWDS病变范围主要位于血管弓外或中周部，可累及后极部；病变早期能在中周部看到明确的多发白点病变，急性期病变呈点状分布、无视盘周围的弥漫病变，病变早期见造影早期白点呈弱荧光，晚期呈强荧光。AZOOR在亚急性或慢性AZOOR的FFA、OCT和ICGA可出现三区段模式(trizonal model)表现。文献提示15个月后发病眼生理盲点扩大及盘周高荧光可持续存在，对应视网膜外层病变持续存在。

本病例提示生理盲点扩大不一定是视神经疾病。此外，因患者有肿瘤病史，需定期随访，尚不能完全排除视网膜副肿瘤综合征。

（王剑勇　姜波）

参 考 文 献

1. WATZKE R C. Clinical features and natural history of the acute idiopathic enlarged blind spot syndrome. Ophthalmology, 2002, 109(7): 1326-1335.

2. TRESE M G J, COHEN S R, BESIRLI C G. Recovery of outer retina in acute idiopathic blind spot enlargement (AIBSE). Am J Ophthalmol Case Rep, 2016, 1: 13-15.

八、Turner综合征

【病例资料】

女，22岁。眼内眦赘皮明显，两眼分离过远，分散性斜视，集合功能不足，眼球轻度突出，双眼内上方近穹隆部可见结膜皮样脂肪瘤(病理证实)。验光：右 −4.00DC×180°→0.2，左0.05，−3.00DC×180°→0.2。

全身检查： 发育迟缓，身材矮小，智力差，颈部隆突，鼻部扁平呈特殊面貌。18岁月经初潮，不规则量少，每2～4个月1次。妇科检查为幼稚型子宫，乳房未发育，无阴毛等第二性征。

【病例特点与简评】

Turner综合征(1938)又名Albright综合征Ⅱ，指先天性卵巢发育不良所致的疾病，是一种先天性染色体异常。由于卵巢功能异常，女性第二性征发育水平低或不发育，一般智力不受影响。儿童期发病。发病率约为1/5 000。本病常见为第45个染色体、核染色质呈阳性，而且仅有一个X染色体(X0)。

卵巢生殖腺发育不全，缺乏生发成分，即缺乏上皮层的增生作用，卵巢纤维化呈条索状，输卵管细，子宫呈幼稚型。眼部：两眼分离过远，集合功能不足，展神经麻痹，内眦赘皮。其他有身材矮小呈幼稚型，第二性征未成熟或缺乏：外生殖器幼稚型、原发闭经、毛发稀少、缺乏阴毛等。本病例大多数体征均具备，确诊无疑。

患儿12岁以前可以用生长激素治疗，12岁以后用雌激素治疗，对改善患者的身高及第二性征发育有一定的作用。

（童　绎）

参 考 文 献

童绎，高静娟. 眼综合征. 福州：福建科学技术出版社，1981：333-334.

九、Waardenburg综合征

【病例资料】

例1：李氏家系男，17岁，福建仙游人，1987年1月初诊。右耳听力自幼减退。家族中一弟一妹都有先天性聋哑及双侧黄虹膜，另一妹正常(图14-0-19)，父母非近亲婚配。耳科检查诊断为先天性耳聋，鼻根宽，双眼虹膜呈黄色，内眦明显向外移位。眼底呈橘红色。

例2：黄氏家系女，4岁，福建闽侯人，1988年1月初诊。

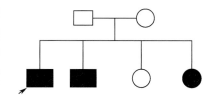

图14-0-19　例1家系图

出生后双亲发现其聋哑,虹膜呈黄色,瞳孔大小相等,眼底无异常。双侧上肢皮肤有散在性白斑。脑干诱发电位证实为先天性耳聋,父母及患儿在他院行染色体检查,核型正常。

例3:陈氏家系女,2岁,福建长乐人,1988年6月初诊。出生后发现聋哑及黄虹膜,眼部未见内眦移位、眉毛丛生等改变。眼底正常,左上睑有毛细血管瘤,脑干诱发电位证实先天性耳聋。

本组3家系5例患者,男2例女3例。5例均有黄虹膜,其中1例为单眼,1例为部分虹膜黄色。5例皆有耳聋,其中3例神经性耳聋。1例内眦部移位,鼻根部宽及眼底呈橘红色,此乃色素缺乏所致。1例伴双上肢皮肤散在性白斑。1例有左上睑皮肤毛细血管瘤,未见白发及眉毛丛生等。

【病例特点与简评】

本病为单基因遗传,根据Waardenburg分析16个家系认为属常染色体显性遗传,其外显率不一致,也可以出现不外显情况,完全型者罕见,亦有常染色体隐性遗传或突变基因型方式表现的。刘训建报告一家系连续5代中9人患此病。刘轶凡报告一家系4代中12例,男11例、女1例患本病,符合常染色体显性遗传。国内也有复发病例报告。本文3家系均在一代发病,考虑其发病为散在性,可能是基因突变所致的先天性异常,或常染色体显性遗传的第一代。李氏家系同胞中3人发病,1人正常,其表现度完全相同,考虑为常染色体显性遗传不全外显率或常染色体隐性遗传。其所以有不同的表现可能和基因多效应相关,因本病只是单基因遗传,务必行常染色体检查,本组1例父母及患者均行染色体检查,结果无异常。

(童 绎)

参 考 文 献

1. 刘训建. Waardenburg综合征一家系. 中华眼科杂志, 1986, 22(04): 210.

2. 童绎, 高静娟. 眼综合征. 福州: 福建科学技术出版社, 1981: 353-354.

3. 刘轶凡. Waardenburg氏综合征一家系报告. 中华眼科杂志, 1983, 19(01): 42.

十、动眼危象

【病例资料】

王某,男,20岁,1994年11月2日初诊。有强迫症3年多,长期服用马普替林、三氟拉嗪、舒必利、氟哌啶醇及苯海索等。眼科检查为双眼有时突然向上翻转(图14-0-20),可达片刻,非常不适,自觉无法解脱,后停用这类药物,改用从心理上给予安慰或嘱服中药等,以上阵发性症状即可缓解。

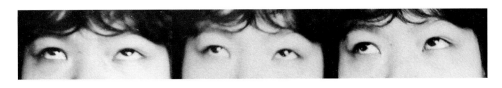

图14-0-20 正常向前注视时双眼向上偏斜

【病例特点与简评】

动眼危象(oculo-gyric crisis),发病机制仍不明。既往主要见于脑炎后、帕金森病患者,现主要系由药物副作用所表现,多见于服用精神安定剂。典型者发作为以恐惧或压抑感开始,引起强迫性固视,典型临床表现为双眼向上偏斜,有时亦可向侧方偏斜,罕见有向下偏斜。此种痉挛是不随意的,可持续数分钟之久,再发频率可日益增加。抗胆碱能药可使思维紊乱及眼球偏斜迅速终止。国内眼科及神经眼科对此重视不够,笔者多年所见此现象,现不完全统计已有12例,多见儿童及青壮年,因睡眠欠佳,精神心理科常诊治为抑郁症等。停用或改用其他类抗忧郁药或服中药均可好转。

(李学喜　童　绎)

参 考 文 献

1. MILLER N R, NEWMAN N J, BIOUSSE V, 等. Walsh and Hoyt精编临床神经眼科学. 张晓君, 魏文斌, 译. 2版. 北京: 科学出版社, 2009: 403.

2. 童绎, 高静娟. 眼综合征. 福州: 福建科学技术出版社, 1981: 112.

十一、急性小脑炎引起眼球扑动症

【病例资料】

男, 27岁, 福建龙岩人。1990年12月14日入院, 因饮白酒约半斤(250g), 次日出现全身乏力、精神不振。下午步态不稳, 头部不随意摇动。已有10d。检查: 全身及头颈部持续性抖动, 说话轻度含糊不清, 双眼球扑动状。指鼻试验快速轮转及跟膝试验笨拙, 锥体束征阴性, 脑膜征阴性, 感觉正常。双眼视力0.5, 双眼球无明显快、慢相, 呈扑动状, 眼底无异常。头颅CT阴性, 断层显示左枕叶血流灌注减少, 脑脊液无显著变化。脑电图轻度异常, 小脑病变系由于酒精中毒所致, 给予地塞米松、胞磷胆碱等治疗, 20^+ d症状基本消失, 恢复正常。

【病例特点与简评】

急性小脑炎或称为儿童急性小脑性共济失调,是感染性疾病或疫苗接种后导致的急性共济失调综合征。临床表现包括头痛、步态不稳、共济失调综合征,大多预后良好。最常见的病原体是病毒,儿童多见于水痘病毒、流行性腮腺炎病毒等,EB病毒和支原体可能是成人期最常见的前期感染病原体。

急性起病儿童多见有前驱感染史。最常见症状为头痛、恶心、呕吐、肢体及躯干共济失调、常伴构音障碍、眼球震颤、肌张力和腱反射低下等小脑体征,可有发热和颈强直。脑脊液压力及成分多无变化,急性期可有蛋白及淋巴细胞数轻度增高。糖及氯化物多正常。CT有助于早期发现颅内压增高,小脑水肿及脑干受压征。根据典型临床表现,实验室检查及MRI所见可诊断。本例成年发病实属少见。

治疗主要为对症治疗,重症者或症状加重时,应用激素可减轻水肿,在出现梗阻性脑积水时可行外科脑室引流。为良性病程,其有自限性,不遗留永久性功能障碍,重症可遗留共济失调、语言障碍或震颤等。

(童　绎)

参 考 文 献

王佳伟. 急性小脑炎 // 王维治, 神经病学(上册). 2版. 北京: 人民卫生出版社, 2013.

十二、非器质性视力下降

【病例资料】

非器质性视力下降临床上不罕见,今将所见不完全统计48例分析如下:

48例中,10岁以下15例,11～20岁23例,21岁以上10例。在48例中均有各种诱因。中小学学生功课多,学习紧张,老师与家长的不适当教育等,均为突然单眼视力下降。临床开始均误诊为急性球后视神经炎,个别病例亦考虑有无心因性,后经矫正视力、视野、眼底等检查均无异常,经过详细观察与患者所述及日常生活等,疑为非器质性,经暗示均能在短期内视力恢复。有个别为患者家长诱导暗示其视力下降,嘱至大城市大医院检查。这些病例多数有眼睑肿胀、球结膜下出血等。来自西藏地区在福建接受培训的中学民族班中,突然发生女同学单眼视力减退至眼前数指,经急性球后视神经炎治疗后,无明显好转。其后又有同班女同学2人及男同学2人,共计5人皆发生类似视力明显减退。经暗示均治愈。尚有3名退伍军人出现视力下降,经全面系统检查,皆无异常,经暗示解释均治愈。1例县医院放射科医生,不热爱专业,自称视力减退,嘱住院行激素治疗,患者不同意入院,不接受激素治疗。经系统全面检查,眼部视力减退未找到原因,暗示后很快即治愈。1例男性40岁,锅炉下工作,因爆炸受轻伤,眼部并未累及,但突然发现视力下降至无光感。多次F-VEP检查均无异常,双瞳孔对光反应良好,眼底无异常。经3个多月治疗,均无效。后转另一医院行中西医综合治疗,1周多双视力突然恢复至1.0,如何解释尚不清。曾见1例小女孩,每年要从上海至北京就诊于中医眼科专家,后经多位医师验证,为一例典型的非器质性视力下降。从笔者所举的这些病例中,充分显示不同时期、不同年代、不同身份均会有各自的要求,也曾见3例癔症性弱视患者,均为女性,18～23岁间发病,有1例在诊室中即突然癔症发作,一般均可询问出诱因。

【病例特点与简评】

诊断非器质性视力下降,必须经过详细、全面的眼科系列检查,包括视力、矫正视力、眼底、视野、VEP及OCT等,甚至还要行头颅CT、颅脑MRI等,这些检查无异常或少许变化都无法解释视力减退时,方可考虑非器质性。由于新的仪器设备的应用,该病的诊断还是易于解决的。重点在于医师一定要对患者的工作、生活及思想状态有一定了解,细致观察及解释,对患者有高度责任感才行。该病的治疗还是以心理治疗为主,包括解释、暗示及中西医结合治疗,等等。

(李　欣　童　绎)

参 考 文 献

1. 张晓君,景筠. 同仁神经眼科实证病例分析. 北京:科学出版社,2010:318-320.
2. MARTIN T J, CORBETT J J. 实用神经眼科学. 魏文斌,张晓君,译. 北京:中国协和医科大学出版社,2016:186-194.

十三、眶尖综合征

【病例资料】

笔者不完全统计,共计现有24例眶尖综合征,结果随访中其治疗后视力均不理想,尚需对该病进一步研究。特别应对其病例探讨,如蝶窦黏液囊肿引起的眶尖综合征,早期极易误诊,本组有2例,最后确诊而手术,1例失明,1例视力仅在0.06。

【病例特点与简评】

眶尖综合征是以眼球突出、眼球运动障碍及视力下降为主要症状的眶部神经及血管损伤性病变。

眶尖区一般是指眼球后方的圆锥区域,是供应眼部血管、神经和肌肉集中的部位,是眼眶与颅脑直接相通的地方。该处有两个重要结构:一为眶上裂;二为视神经孔,位于眶上裂的内侧。两者仅隔较薄的蝶骨小翼后根。有第 Ⅱ ~ Ⅳ、Ⅴ 1、Ⅵ 对脑神经及眼动脉、静脉从中穿行。此处受累主要表现视力受损,因此,眶裂综合征加上视功能受损即为眶尖综合征。

病因有多种,1982—1998年有关眶尖综合征有36篇共95例,其中眼眶本身引起有40例,鼻源性29例,脑源性21例,其他5例,多为眼眶、鼻部和脑部的外伤,炎症或肿瘤,血管病变等累及眶尖部所致。北京宣武医院83例89眼眶尖综合征病因中,占位性占29例,外伤性21例,非特异性炎症16例,感染性10例,医源性疾病4例,血管性3例。从中可见以占位性最多,外伤性次之,第三位是非特异性炎症。病因显然与医院的优势学科有关。

根据有第 Ⅱ、Ⅲ、Ⅳ、Ⅵ 对脑神经及与第 Ⅴ 对脑神经第一支受累的临床表现,结合头颅影像的检查,作出眶尖综合征的诊断并不困难。早期诊断、及时治疗与预后可能有一定关系,预后还与其发病性质有关,在患有糖尿病、酒精中毒、恶性血液病和免疫抑制的患者中要注意除外有无真菌感染的可能。

(朱益华　童绎)

参 考 文 献

张晓君,景筠.眶尖综合征.神经眼科实证病例分析.北京:科学出版社,2010:209-212.

十四、急性出血性结膜炎并发Parinaud综合征

【病例资料】

女,20岁,1986年6月13日突然发现双眼红痛,经治疗后好转,发病后15天开始自觉全身无力,四肢酸痛,麻木,继之出现双眼下视困难,当时正值福州地区红眼病流行。家中成员多人均有罹患。检查见双眼呈上斜视状,向下凝视困难,向内外侧转动良好,全身无病理征,应用静脉滴注地塞米松及维生素B族及中药口服等,10天后病情好转,双眼球向下可转动,仅有轻度障碍。

【病例特点与简评】

Parinaud综合征病变是由中脑四叠体上丘部,中脑导水管或近联合处等损害所致。主要病因有肿瘤、炎症、血管性病变等。临床上可见眼球向上向下或上下方运动障碍,一般以向上运动障碍最为明显常见。若病变累及双侧被盖部,则可表现为向下麻痹。1986年夏季在福州地区发生红眼病流行,罕见1例引起Parinaud综合征,1986年8月—1986年9月在福州地区的红眼病流行,笔者曾与福建省卫生防疫站合作,检测由腺病毒引起。

(童　绎)

参 考 文 献

1. 陆曦,童绎.急性出血性结膜炎并发Parinaud综合征1例报告.福建医药杂志,1989,2:54.
2. 陈锦良,周承芬,高文贤,等.一次由腺病毒引起流行性红眼病及生物学特征.福建医药杂志,1992,6:60-61.

十五、真菌性鼻窦炎引起单眼剧痛

【病例资料】

女，5l岁。左眼眶痛伴头痛9个月，疼痛以眉棱骨部位为重，向左侧太阳穴发散，常呈发作性，每次持续2h之久，以夜间疼痛多见。发作时左眼球结膜充血，伴鼻塞流涕等。曾诊断为青光眼、眶上神经痛、炎性假瘤，经多种方法包括抗生素/皮质酮类激素等治疗无效。2006年3月，以眼痛原因待查收入院。

检查：双眼视力0.8，眼内外检查无异常，眼压正常。左眶缘有压痛感，鼻窦CT片显示：左上颌窦炎。有糖尿病史8年，血糖控制在正常范围。神经科会诊无异常。耳鼻喉科会诊：上颌鼻穿刺培养有霉菌，经功能性鼻内镜手术及冲洗、抗真菌药物治疗，奇异的眼部疼痛明显缓解。

【病例特点与简评】

鼻腔及鼻窦的霉菌病，以上颌窦为最多见，其次为筛窦蝶窦。眼症中常见眼球或眼眶发胀，严重者尚有复视及视力障碍，前者可能是神经反射引起，后者可能是曲霉菌直接侵入眼眶引起眼球发胀。有的患者以头痛或眼部痛为唯一初发症状。本例误诊达9个月，多家医院诊治无效，较罕见。

1965年，Hora将真菌性鼻窦炎分为侵袭性和非侵袭性，急性侵袭性鼻窦真菌病多由毛霉菌等引起，通称为鼻脑毛霉菌病。该病起病急，早期有发热引起视力下降。眼部症状的原因有两种，其一为病变的直接占位效应导致动眼神经麻痹，其二为病菌毒素的浸润导致视神经增粗，视力下降或丧失。笔者认为眼痛或眶周疼痛，即使无阳性所见，亦应重点检查鼻窦并考虑为霉菌所致。

（宋剑涛　童绎）

参 考 文 献

1. 宋剑涛，郭欣璐，童绎.真菌性鼻窦炎致单眼剧痛一例.中国实用眼科杂志，2008，26(1)：26.
2. 李东明，李新伦，黄芩，等.头面部疼痛与鼻眶脑真菌病——附4例临床病理分析.中国疼痛医学杂志，2015，02：144-145.

烟雾病 (Moyamoya)